XV Congrès International de Médecine

Lisbonne — 19-26 Avril 1906

Section XIII

Obstétrique et Gynécologie

I.ᵉʳ FASCICULE

LISBONNE
IMPRIMERIE ADOLPHO DE MENDONÇA
1906

XV Congrès International de Médecine

LISBONNE, 19–25 AVRIL 1906

XIII

XV Congrès International de Médecine

LISBONNE, 19-26 AVRIL 1906

Section XIII

Obstétrique et Gynécologie

LISBONNE
IMPRIMERIE ADOLPHO DE MENDONÇA
1906

Organisation de la Section

Présidents d'honneur

OBSTÉTRIQUE

MM.

ALFREDO DA COSTA, professeur d'obstétrique à l'Ecole de médecine, Lisbonne.

PAUL BAR, professeur agrégé à la Faculté de médecine de Paris.

GIOVANNI CALDERINI, professeur ord. d'obstétrique et de gynécologie à l'Université de Bologne.

FREDERICK JOHN McCANN, M. D., F. R. C. S., M. R. C. P., physician to the Samaritan Hospital for women, etc., Londres.

J. A. DOLÉRIS, accoucheur des Hôpitaux, Paris.

A. MARTIN, professeur à la Faculté de médecine de Greifswald.

ERNESTO PESTALOZZA, professeur d'obstétrique et de gynécologie à la Faculté de médecine de Florence.

SEBASTIAN RECASENS, Madrid.

ETTORE TRUZZI, professeur ord. d'obstétrique et de gynécologie à la Faculté de médecine de Padoue.

SOBRAL, CID, professeur à la Faculté de médecine de Coïmbre.

GEORGE H. WASHBURN, professeur d'obstétrique, Tufts Medical School, Boston

GYNÉCOLOGIE

MM.

ANTONIO D'AZEVEDO MAIA, professeur à l'Ecole de médecine, Oporto.

CUSTODIO CABEÇA, Lisbonne.

AUGUSTE E. CORDES, docteur par la Faculté de médecine de Paris; M. R. C. P. Lond. etc., Genève.

JEAN LOUIS FAURE, professeur agrégé à la Faculté de médecine de Paris, chirurgien de l'Hôpital Tenon, Paris.

FRITZ FRANK, directeur de la Prov. Heb.-Lehranstalt, Cologne.

RICARDO SUAREZ GAMBOA, membre de l'Académie de Médecine de Mexico.

JEAN GRAMMATIKATI, professeur de gynécologie et d'obstétrique à l'Université Royale de Tomsk.

EUGENIO GUTIERREZ, professeur de gynécologie à l'Institut Rubio, membre de l'Académie royale de médecine, etc., Madrid.

JAMESON JOHN MACAN, M. A., M. D. etc., Cheam, Surrey.

THOMAS JONNESCO, professeur de clinique chirurgicale à l'Université de Bucarest.

PFANNENSTIEL, Geheimer Medicinalrath, Director der Universitäts-Frauenklinik, Giessen.

S. POZZI, professeur de clinique gynécologique à la Faculté de médecine de Paris.

SABINO COELHO, professeur de pathologie externe à l'École de médecine de Lisbonne.

TUFFIER, professeur agrégé à la Faculté de Médecine, chirurgien des Hôpitaux, Paris.

Comité d'organisation de la Section

Président	M. Candido Pinho.
Vice-Présidents..............	MM. Alfredo da Costa, Azeredo Maia et Sabino Coelho.
Secrétaire responsable	M. Daniel de Mattos.
Secrétaires adjoints...........	MM. Augusto Monjardino et Costa Sacadura.
Membres......................	MM. Custodio Cabeça, Julio Franchini et Sobral Cid.

Rapports officiels

1. — Nomenclature obstétricale.
   Rapporteur : M. Karl Hennig, Leipzig.
2 — Auto-intoxications gravidiques.
   Rapporteurs : MM. Pinard, Paris ; Candido Pinho, Oporto.
3. — Indications et technique de l'opération césarienne.
   Rapporteurs : MM. Giovanni Calderini, Bologne ; Alfredo da Costa, Lisbonne.
4. — Traitement des rétro-déviations utérines.
   Rapporteurs : MM. Richelot, Paris ; ✝ Souza Refoios, Coïmbre.
5. — Traitement des myomes utérins
   Rapporteurs : MM. Tuffier (Paris) et Rouville, Montpellier, A. E. Martin, Greifswald.
6. — Diagnostic et traitement des ovarites.
   Rapporteur : N. N.
7. — Les résultats de l'hystérotomie : intestinaux, nerveux et sexuels.
   Rapporteur : N. N.

Sujets recommandés

1. — Chirurgie conservatrice des ovaires.
2. — Tuberculose des annexes.
3. — Métrites.
4. — Prolapsus utéro-vaginaux.
5. — Diagnostic précoce de la grossesse.
6. — Insertion du placenta dans le segment inférieur de l'utérus.
7. — Symphyséotomie.
8. — Rapports de l'appendicite et de la grossesse.
9. — Traitement des déchirures du périnée.
10. — Pyélonéphrite et grossesse.
11. — Traitement du cancer utérin.
12. — Grossesse et cancer de l'utérus.
13. — Thérapeutique des infections puerpérales.

XV CONGRÈS INTERNATIONAL DE MÉDECINE

(LISBONNE — AVRIL 1906)

SECTION D'OBSTÉTRIQUE

ET DE GYNÉCOLOGIE

Rapports officiels

THÈME I — NOMENCLATURE OBSTÉTRICALE

Par M. le Prof. KARL HENNIG (Leipzig)

Élu par le Comité exécutif de remplir cette charge, je suis convaincu qu'on a voulu simplifier les expressions scientifiques, aussi concernant notre sujet, de même manière dans laquelle Linné a décerné l'idiome latin pour dénommer les êtres, principalement pour les royaumes végétal et zoologique, où même de nos jours les noms donnés par les différents districts indigènes de l'Europe sont nés selon leurs idiomes du territoire, d'où ressort une incertitude et velléité presque babylonique au mépris de l'entente universelle.

Pour les fonctions *gynécologiques* M. *R. Kossmann*, de Berlin, a déjà pourvu les médecins des dénominations correctes. J'emprunte à ce savant scrupuleux et philologue quelques mots de physiologie et de pathologie obstétricales; ils se trouvent dans la *Monatsschrift für Geburtshilfe und Gynækologie*, de A. Martin et M. Saenger, part. I, p. 578; p. II. cah. 6, et en détail p. III, p. 503-524. Kossmann reconnaît, comme nous, la nécessité et l'urgence d'une nomenclature purifiée et universellement intelligible.

L'art des accouchements en général

LATIN	GREC	FRANÇAIS	ALLEMAND	ANGLAIS	ITALIEN
Ars obstetricia	[illegible] accouchement, [illegible]		Geburtshilfe	Midwifery	Ostetricia

Anatomhysiologie

LATIN	GREC	FRANÇAIS	ALLEMAND	ANGLAIS	ITALIEN
Pelvis	[illegible]	Le bassin	Das Becken	Pelvis	Il bacino, la pelvi
Inclinatio			Die Neigung		Inclinazione
Ilia (vox classica)		On dirait	Darmbeine	Hip bones	Ossa innominati
Ramus ossis pubis			Schoossbeinast		Branca del pube
Introitus pelvis			Der Beckeneingang		Lo stretto superiore
Uterus	[illegible]	La matrice	Die Gebärmutter, der Fruchthälter	Womb	Utero
Cervix uteri, collum	[illegible]	Col de l'uterus	Der Mutterhals		
Vagina	[illegible]	Le Vagin	Die Scheide	Vagina	
Perineum		Le perinée	Der Damm, das Mittelfleisch	Perineum	Perineo
Linea media et alia est obscurgorum l. vaterennesslaxis(?)			Raphe, Linie, jedenfalls Mittellinie	Medial line	Linea di mezzo
Ovaria	[illegible]	Les ovaires	Die Eierstöcke	Ovaries	Le ovaje
Mammae	[illegible]	Les mamelles	Die Brüste	breasts	Le poppe, mammelle
Colostrum			Vormilch		
Lactare	[illegible]	Allaiter, donner le sein	Stillen, säugen	To nurse	Allattare, dar la poppa
Lacte depellere	[illegible]	Sevrer	Entwöhnen	To wean	Slattare
Nutrix	[illegible]	Nourrice	Amme	Wet nurse	Balia
Menstruatio, menses, menstruum	[illegible]	Le flux menstruel, les règles	Menstruation, Periode, das Monatliche	Monthly courses	Le purghe, i mestrui, mestruazione, flusso mestruo

Objectivité-Foetation-Befruchtung

LATIN	GREC	FRANÇAIS	ALLEMAND	ANGLAIS	ITALIEN
Graviditas	[illegible]	Grossesse	Schwangerschaft	Pregnancy	Gravidanza
Partus	[illegible]	Enfantement	Geburt	Birth	Parto
Embryo	[illegible]	Fœtus, fruit	Leibesfrucht	Embryo, foetus	Embrione, feto
Gemini	[illegible]	Jumeaux, gemellés	Zwillinge	Twins	Gemelli, binati, sotelli binate
Trigemini	[illegible]	Trigemeaux	Drilinge	Three twins	Tre bambini
Membranæ ovi		Annexes	Eihäute		

LATIN	GREC	FRANÇAIS	ALLEMAND	ANGLAIS	ITALIEN
Liquor amnii cet.	[illegible]	Eaux de l'amnios	Fruchtwasser		
Chorion			[illegible], urzottenhaut		Corion
Amnion			Schafhaut		
Allantois	(ideo. amnion)		Harnhaut		Allantoïde(?)
Placenta secundinae	[illegible]	Arrière-faix, gâteau, placenta, part — le délivre	Mutter- oder Fruchtkuchen, placentaghaut	Afterbirth	Secondine, placenta
Funiculus umbilicalis	[illegible]	Cordon ombilical	Nabelstrang, -schnur	Cord, navelstring	Cordone, bellicorno
Partus	[illegible]	Les suites	Schlundkhen		
Dolores	[illegible]	La douleur, les [illegible]	Wehen	Pains	Le doglie
Dolores praesagientes — praeparantes e dilatantes — expressantia e expulsivi — conquassantes — ad secundinas — ex partu	[illegible]	Tranchées antécédentes, contre			Eccbolico, diletta Tranchesrialli placenta, accm minando
					Osteoletion
Osteophoion (in cranio)		L'ossification	Frontallage		Presentazioni
Situs foetus		Présentations	Kopflage	Head-presentation	Pr. della testa
Situs capitis praevius		Prés. de la tête	Schädellage		Pr. del vertice
Situs breginalis	[illegible]	Prés. du vertex	Stirnlage	Prés. of forepart of the head	
Situs frontis		Prés. du front a. occiput bregma	Gesichtslage	Face presentation	Pr. della fronte
Situs faciei e facialis		Prés. de la face	Fusslage, Unterfleckung etc.	Footling presentation	Prés. dell' estrem. pelvico
Situs pedalis eleminatus, Agrippinae		Prés. de l'extrémité pelvienne	Stellungen		Posizioni
Positiones		Positions			
I. pos. dorso sinistrorsum versus		I.ᵉ pos. mento-iliaque [illegible] I.ᵉ pos. occipito-cotyloïd. gauche I.ᵉ sacro-iliaque gauche			
II. pos. dorso dextrorsum versus		II.ᵉ pos. mento-iliaque [illegible] II.ᵉ pos. occipito-cotyl. dr. ne droite II.ᵉ sacro-iliaque droite			
Situationes (obliq.), habitus		Situations	Haltungen		Situazioni
Sit. latero-capitis membranae		Sit. de la face	[illegible], Armvorlage, ecc.		Serpolina
Secundire		Arrière-faix	Nachgeburt	Afterbirth	Secondine Uscita della placenta
Solutio placentae	[illegible]	Délivrance	Lösung Nachbursung	Childbed	Puerperae
Puerperium		Les couches	das Wochenbett		

LATIN	GREC	FRANÇAIS	ALLEMAND	ANGLAIS	ITALIEN
Puerpera	[illegible]	Femme en couche	Die Wöchnerin	Woman lying-in	Donna di parto, puerpera
Membrana caduca v. serotina		Caduque, membrane de [illegible]	Hinfällige Haut		Decidua
Lochia rubra		Porte	scharfer, rother Wochenfluss	Bloody flux	Profluvio, lochi sanguigni
Fluor, lochia alba		Les blanches [illegible]	gelber Wochenfluss	Whites	Fiore bianco, lochi siensi, [illegible] bianchi

Exloren

LATIN	GREC	FRANÇAIS	ALLEMAND	ANGLAIS	ITALIEN
Exploratio	[illegible]	Examen, le toucher	Untersuchung	Examination	Esame, ricerca
		Inspection	Besichtigung		
Striae gravidarum		Stries de la grossesse	Schwangerschaftsnarben	Scars	Macchie rosse [illegible] bianche
Chloasma, ephelis	[illegible] je voglio, giallo	Chloasme	Leberfleck	Chloasma	Cloasma
Pityriasis versicolor	[illegible]		Kleienflechte		Pitiriasi
Oedema	[illegible] je vuoto, si gonfia	OEdème	Geschwulst, Anschwellung	Swelling	Edema
Varix, ices		Varices (s. pl.)	Krampfadern	Varix (pl. varices)	Varici (s. pl.)
Tumor	[illegible]	Ballonnement	[illegible] Bauch, mächtiger Leib	Swelling	
Phlegmasia alba dolens	[illegible]		[illegible] Schenkelgeschwulst	Phlegmasia	Flegmasia s. flegmasia
Ascites	[illegible]	Hydrops ascites	Bauchwassersucht	Dropsy in the belly	Ascite
Palpatio		Palpation, palper abdomen	Betastung		
Fluctuatio			Schwappung		Fluttuazione
Percussio			Ausklopfen		
Undulatio		Ondulation	Wellenschlag	Undulation	Ondulazione
Membra foetalia, motus		Mouvements (passifs, [illegible])	Kindesbewegungen; Bewegungen actives	Movements	Movimenti e moti del feto
Mobilitas		Mobilité	Beweglichkeit	Mobility	Mobilità
Ingüitaso		Balottement, [illegible]	Rückprall		Rimbalzo
Auscultatio			Behorchen, Hören		
Strepitus foetinus		Bruit de l'enfant	Kindgeräusch	Crackling	Strridore del peritoneo
Souffre uteri gravidi		Bruit de souffle	Blasen, Pfeifen, singen	Rustling	Soffio uterino
Souffre foetinus		Bruit de cordon	Nabelschnurgeräusch	Hiss of the navelstring	Soffio ombelicale
Ictus foetinus		Bruit du cœur du fœtus	Herzton der Frucht	Throbs of the heart	Battito del cuore
Mensuratio		Mensuration	Messung	Measuring	Misurazione
Thermometria	[illegible]		Wärmemessen		Termometria
Pelvimetria			Beckenmessung		Pelvimetria con barbara
Pelvimetron		Pelvimètre	Beckenmesser	Pelvimeter	

LATIN	GREC	FRANÇAIS	ALLEMAND	ANGLAIS	ITALIEN
Circinus mensorius		Compas d'épaisseur	Dickenmesser	Beckenmesser	Compasso di spessore
Conjugata s. diametros vera		Conjugata	wahre Durchmesser, die Ein…		Diametro obliquo posteriore dello stretto superiore

Exploration interne

LATIN	GREC	FRANÇAIS	ALLEMAND	ANGLAIS	ITALIEN
Indagatio manualis et instrumentalis	[illegible]	Toucher vaginal, anal	innere Untersuchung	Internal [illegible]	
Exploratio combinata		Investigation combinée	combinierte Untersuchung	Combined inquiry	ricontro combinato
Status ovuli		La poche des eaux	die Fruchtblase		
Exploratio per speculum	[illegible]	Sondage (pour quelques cas grossesse extra-utérine)			
Catheterismus	καθετ[illegible]	Cathétérisme			sondage
Asepsis	[illegible]	Asepsie	Reinhalten		Asepsi

Partie

LATIN	GREC	FRANÇAIS	ALLEMAND	ANGLAIS	ITALIEN
Infectio	[illegible]	Infection, [illegible]	Ansteckung	Infection	infezione
Febris puerperalis		Fièvre puerperale	Kindbettfieber	Puerperal military fever	febbre puerperale
Polyperitonitis	[illegible]	Péritonite puerperale	[illegible]-Bauchfellentzündung		
Streptococci	[illegible]	Grenuble	[illegible] Pilze	Granules	Granelli [illegible]
Staphylococci	[illegible]		Traubenpilze		Stafilococchi [illegible]
Bacteria	[illegible]	Bactéridies	Stäbchenpilze	Bakteria	Bacchettini
Desinfectio, purincatio, lotio	[illegible]	Lavage	Ausspülung	Washing	Lavatura
Locus dunter		Endroit [illegible]	Die Leitstelle	Leading spot	Il fuoco saldatore
Sutura sagittalis [illegible]	[illegible]		Naht	Suture	Sutura
Fontanellae		Fontanelle	Fontanelle	Fontanel	Fontanella
Partus abnormis, anomalus		Dystocie			

Vices de conformation de la mère

LATIN	GREC	FRANÇAIS	ALLEMAND	ANGLAIS	ITALIEN
Uterus séptus, bipartitus, bilocularis	[illegible]		Zweihöhlig	Biparted, two-parted	Utero bisecto
Uterus bicornis		Bicorne	Zweihörnig	Bicorn, bifid	Bicorno
Uterus duplex	[illegible]	Didelphe, didyma	Doppelt	Double	Diletto, doppio
Conglutinatio os externum	[illegible]	Oblitération du col	[illegible] verklebter Muttermund	Imperforate mouth	Duperrio
Hernia	[illegible]	Matocele	Schlörzenbruch	Hernia	Ernia
Prolapsus uteri, vaginae		Procidence, métroptose	[illegible], Ausfall	Hysterocele	Caduta

LATIN	GREC	FRANÇAIS	ALLEMAND	ANGLAIS	ITALIEN
Retroversio uteri		Rétroversion	Rückbeugung	Retroversion	Retroversione
Retroflexio	[illegible]	Rétroflexion	Rückbeugung	Retroflexion	Retroflessione
Atresia hymenalis		Persistance du [illegible]	[illegible] Jungfernhäutchen	Imperforate hymen	Imene chiuso
Hymen biforis	[illegible]	biforé	Zweilöcherig		Biforato
Hymen fimbriatus	[illegible]	Frangé	Gefranst	Fringed	Franziato
Hermaphroditismus	[illegible]	Hermaphroditisme, Androg[illegible]	Zwitter	Bastards	Ermafrodit
Salivatio (morbida)	[illegible]	Ptyalisme	Speichelfluss	Salivatio	Salivazione
Nausea	[illegible]	Nausée	Ekel, Übelkeit	Sickness	Nausea
Vomitus	[illegible]	Vomissement incoercible	Erbrechen unstillbare	Vomiting	Il vomito
Hydrorrhoea	[illegible]		Wasserfluss		Flusso acqueo, [illegible]
Metrorrhagia (ro sanguinatio)	[illegible]	Métrorrhagie, perte [illegible]	Blutung der Gebärmutter	Bloody flux, hemorrhage	Emorragia dell'utero
Abortus, partus annulatus	[illegible]	[illegible] couche avortée	Fehlgeburt	Abortion, miscarriage	Aborto
Partus praematurus	[illegible]	Naissance avant terme	Frühgeburt		
Partus serotinus		Accouchement [illegible]	Spätgeburt		Parto tardivo, serotino
Partus praeceps	[illegible]	Acc. abrupte	Sturzgeburt	Precipitate birth	Sconciatura, parto precipitato
Nephritis	[illegible]	Néphrite	Nierenentzündung	Nephritis	Nefrite
Eclampsia	[illegible] vox dubia	Éclampsie	Geburtskrampf	Puerperal convulsions	Convulsioni
Ruptura uteri	[illegible]	Rupture de l'utérus	Gebärmutterzerreissung	Rupture of the uterus	Rottura dell'utero
Ascites	[illegible]	Hydropisie abdominale	Bauchwassersucht	Dropsy in the belly	
Chorea	[illegible]	Danse de St. Guy, chorée	Veitstanz	St. Vitus dance	Ballo di S. Vito
Polypus	[illegible] a plusieurs pieds	Polype		Polypus	Polipo
Polypus placentaris		Pol. placentaire	Placentarpolyp		
Placenta succenturiata		Placenta succenturiata	Nebenkuchen	Supplemental placenta	
Hydramnios	[illegible]		Wassersucht des Eies		Idramnio
Prolapsus funis	[illegible]	Chute (procidence) du [illegible]	Vorfall der Nabelschnur		Caduta, prolasso
Situs obliquus	[illegible]	Présentation du cordon	Vorliegend		Antiposizione del cordone ombilicale
Mola	[illegible]	Môle, vésiculaire [illegible]	Mondkalb, Traubenmole	Mole, mooncalf, graviditas molae	Mola (didrigica)
Placenta praevia		Placenta adhérent à [illegible]	Vorliegender Kuchen		Placenta previa
Placenta praematurae soluta		Placenta détaché avant [illegible]	Zu früh gelöster Kuchen		Placenta intempestivamente sciolta
Dolores nimis		Masque de parturi[illegible]	Ängstliche Geburt	Masked labour	Parto protezionale
Dolores insufficientes		Travail faible	Wehenschwäche		

LATIN	GREC	FRANÇAIS	ALLEMAND	ANGLAIS	ITALIEN
Monstra fœtalia					
Foetus ingens	[illegible]	Hypertrophie	Übergrösse	Hugeness	Volume sopragrande
Intrafoetatio		Fœtus in fœtu	Eine [illegible]		
Hydrocephalus	[illegible]	Hydrocéphale	Wasserkopf	Waters head	Idrocefalo
Spina bifida (-fida, est [illegible])	[illegible]	Poche hydrorhachidienne	Rückenmarkswassersucht	Vertebral dropsy	Idropisia di spondilo
Hygroma cysticum	[illegible]	Poche cellulaire	Cystenhygrom		
Cystis mesenterica		Poche mésentérique	[illegible]		Igroma della noca, della schiena (sacrale)
Hydrops scroti ovarii	[illegible]	Poche des reins	[illegible]		Cistide mesenterica
Retentio urinae vaginalis		Tumeur de la vessie [illegible]	Nierencysten	Kystes of the kidneys	Idropisia nefretica
Amorphus		Amorphe	Harnverhaltung		Vescica sorvescpita
sterno-thoracopagus, ischiopagus, pygopagus	[illegible]	Monstre double	Knospendruch	Amorpha	Amento
Diprosopi			[illegible]wicklung (zweiköpfig [illegible])		Bicefalo,
Dicefali					Tricefalo
Syncefali					
Gemini implicati		Jumeaux entrelacés	Intrahäutige Zwillinge	Twisted twins	Gemelli implicati
Positio [illegible]					
Situs transversus, obliquus		Présentation du tronc, [illegible] paule	Quer- und Schieflage	Cross position	Presentazione trasversa
I. positio capite sinistrorsum verso		Céphalo-iliaque gauche	Querlage: Kopf links	Head left	I. pos. cefajo fileto sinistra
II. dextrorsum		droite	II — rechts	Head to the right hand	II — destra
Versio spontanea			Selbstwendung		
Evolutio spontanea		Dégagement [illegible]	Selbstentwickelung		
Graviditas extrauterina		Grossesse extra-utérine	[illegible] ausserhalb der [illegible]		Svolgimento spontaneo, Gravidanza extrauterina
Graviditas tubaria		Grossesse tubaire	Eileiter-Schwangerschaft	Pregnancy of Fallopian tube	
Deverticuly tubae		Conduits accessoires	Anhangsrohr	By-corners	Diverticoli
Uteri deformis	[illegible]	Vice de conformation de [illegible]	Beckenfehler	Morbid condition of pelvis	Vizi di conformazione, bacino anomalo
Pelvis nimis larga		Bassin trop large	Zu weites Becken	Large-sized	
P. contracta, angusta	[illegible]	B. rétréci, étroit, [illegible]	Enges Becken	Contracted form of pelvis	B. ristretto
P. asymmetrica, inaequalis			Ungleichseitiges B.		Asimmetrico

LATIN	GREC	FRANÇAIS	ALLEMAND	ANGLAIS	ITALIEN
P. plana		B. aplati	Plattes B.	Flat basin	Bacino appianato
P. oblique ovale		Obliquement ovalaire	Schräg ovoid	Diagonal narrow	Ovale oblique
P. ankylotica	(ἔρεος = courbe)	Ankylotique			
P. coxalgica		Coxalgique			B. coxalgico
P. transversim coarctata		B. transversalement rétréci	Quer verengt	Cross narrow, contracted	B. trasversalmente stretto
Osteo- Steatoma Sarcoma	[illegible]	Ostéosarcome			
P. infundibuliformis		B. en forme d'entonnoir	Trichterbecken	Funnelshaped b.	Forma d'imbuto
P. spinata	[illegible]	B. épineux	Stachelbecken	Stickle b.	B. acuminato
Pelvis osteomalacica	[illegible]	[illegible]	Knochenerweichung ver...		Pelvi osteomalacico
P. spondylolisthetica	[illegible]	Bassin à glissement	Wirbelgleitbecken	Slipped basin	B. spondilolistico

<h3 style="text-align:center">Thérapeutique</h3>

LATIN	GREC	FRANÇAIS	ALLEMAND	ANGLAIS	ITALIEN
Lavatio vasculorum, irrigatio uteri et seminterapia	[illegible]	Bain et lotion, irrigation utérine...	Spülungen, Einspülungen des...		Semicupi
Iniectio vasis uteri	seringue intra-utérine	Tamponnement, dilatation... tale ou à ballon de caoutchouc	und instrumentelle...		Iniezione
Repositio	[illegible]	Redressement	Das Zurückdrücken	Setting, reduction	Tassa, rimettere, ridurre
Symphyseotomia	[illegible]	Symphyséotomie	Schwangerschaft	Symphyseotomy	Sinfisiotomia
Coffer		Bistouri bifque	Sichelmesser	Falcated knife	Coltellone falcato
Partus praematurus artificialis		Accouchement prématuré	Künstliche Frühgeburt	Untimely birth	Parto prematuro artificiale
Abortus eduarum		Avortement artificiel	Künstlicher Abortus	Abortion professional	Aborto provocato, forzato
Corrodens, specillum	σάρξ	La sonde	Die Kerze, Sonde	Taper, probe, sound	Verruca, cero, trula incerata, siringa elastica, sardio, specillo
Punctio	παρακέντησις	Ponction de l'œuf (de quatre)	Einstechung	Tapping	Puntura dell'uovo
Expressio vis a tergo	[illegible]	Expression obstétricale	Druck von oben	Expression	Espressione
Extractio	[illegible]	Extraction	Ausziehung	Extraction	Estrazione
Partus expugnatus		Accouchement forcé	Gewaltsame Entleerung	Dilatation (inserting) of an uterus	Parto forzato
Versio	[illegible]	Version	Wendung	Turning	Versione

LATIN	GREC	FRANÇAIS	ALLEMAND	ANGLAIS	ITALIEN
V. cephalicus		V. céphalique	Spitzer Kiel	On the head	Cefalica
in pudore, pudicus				breech	[illegible]
in genu				knee	
				kneeling [illegible]	
			[illegible]		[illegible]
		Périenne	[illegible]	[illegible]	[illegible]
Concussio [illegible]		Bréalien	Die Schlinge	The loop	Laccio
Lasquent, vectis		Le lacs	[illegible]	[illegible]	Il forcipe
Forceps	à lotë	Le forceps	Der Hebel	Lever	La leva
Vectis	à vephes	Le levier	[illegible] Haken	Crotcn [illegible]	[illegible]
Uecus		Le crochet mousse	Spitzer Haken		[illegible]
Hamus		Le crochet aigu	[illegible] Torpm	[illegible]	Terella
Terebra, [illegible], perforatis pium	à [illegible]	Tréudicateur, perceur [illegible]			
Forfex	à [illegible]	Curette de Simon	Schoere	Shears	Il forbicione
Pugio	[illegible]	Poçon	Dolch	Dagger	Pianale
Forceps dentata, vectis	[illegible]	Tinie crochet, pince à tenelle	[illegible]		
Terebra extractoria, cochleat [illegible]		Tire bis	[illegible]	Forsil [illegible]	Trépano estrattivo
Encéphalea	[illegible]				Cefalotomo
Compressor capitis		Coupe de la tête	[illegible]	Cephalotrite	Trottatomo
Decapitatio	[illegible]	Décapitation	[illegible] Schlüsselbaken		
Hamus decollans		Décollation, crochet [illegible]			
Anchoaster [illegible] [illegible]	[illegible]	[illegible]	[illegible] Zwein's		
Embryothlasis	[illegible]	Morcellement	Zerstückung	Dismemberment	Smembramento
Exenteratio [illegible]	[illegible]				
[illegible] embryotomia	[illegible]	Ravalement	Verkleinerung	Breaking up the child	
Boutophori (basilyst)	[illegible]		[illegible]		
Perceptoria		[Scio = cutter]	[illegible]		
	[illegible]		[illegible]		
	[illegible]		[illegible]		

LATIN	GREC	FRANÇAIS	ALLEMAND	ANGLAIS	ITALIEN
Extirpatio uteri gravidi	ἐκτέμνω	Extirpation de la matrice enceinte	Herausnehmen mit Entfernung der Gebärmutter	Gynaecotomy with removal of the pregnant uterus	Operazione del Parto
Laparotomia			Bauchschnitt		
Omphalotomia			Entfernung der Nachgeburt		
Gastrohysterotomia	τέμνω — incision	Section césarienne	Kaiserschnitt	Cesarian operation	Operazione Cesarea
Placenta adhaerens, accreta		Adhésion du placenta	Verwachsene Nachgeburt	Inserted placenta	Myometrite [illegible] della pla-centa
Pl. inclusa, retenta		Placenta retentio	Liegengebliebene Placenta		Incarceramento
Ruptura ad membranas		Tendance pourprée	Eihäute [illegible]	Curved uterus	Lacerazione uterina
[illegible]		Racines restantes	Ausschaben	Scraping out	Raschiatura
[illegible]		Traction sur le [illegible]	Ausstossen entwichener Körper [illegible]		
Ruptura perinaei	la [illegible]	Lacération du périnée	Dammriss	Rupture of perineum	Lacerazione del perineo
Fistula	ἡ σύριγξ	Fistule	Fistel	Fistula	Fistola
Polymastia	ἡ μαστός	La mamelle multiple	Die Vielbrüstigkeit	Supernumerary breasts	Multiplici poppe
Mastitis		Inflammation du sein	Entzündung der Brustdrüse		
Neonatus, -a	ὁ νεογνός	Le nouveau-né	Das Neugeborene	The new-born	Neonato, -a
Tumor capitis	ὁ ὄγκος	Tumeur	Aufgetriebener des Kopf	tumour	Tumore
Kephalaematoma	αἷμα κεφαλικόν	Tumeur sanguine céphalique du fœtus	Blutgeschwulst	Cephal-haematoma	Cefalematoma
Lues congenita	ἡ φύσις τοῦ [illegible]	La syphilis	Lustseuche	Syphilis	Sifilide

P. P. — Remettant ainsi cette fiche au public médical [illegible] prête assez de lacunes, je n'ai pu trouver les expressions suffisantes pour tous les objets, j'ai donc cru oser créer quelques-unes selon les [illegible] étymologiques, et j'espère trouver apologie en égard d'elles.

THÈSE 2. — AUTO-INTOXICATIONS GRAVIDIQUES

Par M. le Prof. CANDIDO DE PINHO (Porto)

La doctrine des *auto-intoxications* en général est suffisamment avancée, pour qu'il soit nécessaire d'insister sur des points généraux de physiologie ou de pathologie.

En admettant l'affirmative qu'il y a intoxication, chaque fois qu'il se produit une modification dans la constitution chimique du milieu interne, personne ne peut contester que «toute femme enceinte est une intoxiquée». Cette intoxication peut exister à l'état latent, si l'élasticité fonctionnelle de l'organisme, représentée par le coefficient de ses défenses et de sa sensibilité morbide, héréditaire ou acquise, n'est pas enfreinte au delà de certaines limites; mais les incidents qui surgissent à chaque instant, pendant le cours de l'état de la grossesse, l'allure particulière que revêtent ses manifestations hygides ou pathologiques, finalement les résultats uniformes de l'analyse chimique et des observations cliniques ne laissent pas de doute sur la valeur de cette affirmation.

Quelques agents de cette intoxication étaient connus déjà depuis longtemps. C'est ainsi que, depuis Andral et Gavarret on savait que les quantités d'azote total et d'urée, éliminées par les enceintes, n'atteignaient pas la quantité moyenne de celles rendues par les non enceintes. Et, bien plus, sur deux enceintes, dont l'une en état de santé et l'autre malade, on sait que c'est cette dernière qui présente toujours une diminution plus accentuée de ce chiffre. Il ne peut pas y avoir, dès lors, la plus légère hésitation à affirmer que «toute grossesse importe un ralentissement de nutrition et par suite une intoxication.»

Mais quelle immensité de notions devenaient indispensables pour éclairer la valeur de ce phénomène et définir ses rapports.

Il suffit de considérer les linéaments d'une rapide esquisse historique. En présence d'un état morbide dont la caractéristique dominante était révélée par l'urine, la première interprétation qui s'offrait était qu'un ou plusieurs de ses éléments étaient les causes pathogéniques de manifestations que les pathologistes et les cliniciens reconnurent comme présentant des caractères spéciaux et incontestables. Toutes ces interprétations avaient pour base et point de départ une *insuffisance rénale*.

A bref délai cependant, la physiologie expérimentale, procédant à la résection des reins, sur des femelles pleines et non pleines (Blumreich), vint démontrer qu'il n'y avait pas de différence pour la période du temps nécessaire à la manifestation de convulsions dans aucun des cas, et pourtant que *l'urémie* n'était l'agent exclusif, ni peut-être principal d'un état pathologique en même temps si bien caractérisé et si complexe (Schmorl).

En même temps, une connaissance plus approfondie de la physiologie et de la pathologie de la glandule hépatique vint démontrer l'importance de cet organe dans la constitution du sang et son action sur les poisons endogènes ou exogènes; et ce nouveau facteur, amplifiant notablement la sphère d'interprétation, a donné origine aux théories qui s'appuient sur *l'insuffisance hépatique*.

Cependant, on accumulait un nombre important de notions sur le rôle des glandules de sécrétion interne, sur les défenses de l'organisme, sur le métabolisme nutritif, sur les propriétés des humeurs, sur l'activité des cellules et des tissus; de manière que, étant constituée sur des bases très amples la doctrine générale des intoxications, le syndrome gravidique dérivant d'altérations de cet ordre, a reçu l'interprétation la plus large et la plus complète à laquelle on pouvait aspirer en médecine courante, nonobstant quelques points qui restent encore un peu obscurs.

Dans cette période, qui est l'actuelle, la question de l'auto-intoxication de la grossesse s'agrandit dans l'ensemble de toute sa complexité; ses origines, ses manifestations et ses terminaisons rencontrent une interprétation parfaitement coordonnée dans la notion bien précise d'une *insuffisance anti-toxique*. En quoi consiste et de quoi dépend cette insuffisance? Mais, en premier lieu, et selon l'ordre logique, en quoi consiste et de quoi dépend l'auto-intoxication de la grossesse?

Écartons pour l'instant de notre tableau tout ce qui se rapporte à la physiologie et à la pathologie des auto-intoxications en dehors de l'état de grossesse et, encore dans cet état, omettons toute référence qui constitue matière courante dans l'étude générale de ce chapitre de pathologie. Cependant, nous ne pouvons laisser de signaler dans un rapide examen les origines plus ou moins bien connues de cet ensemble de perturbations, qui revêtent dans les grossesses une allure et un cours si particuliers.

Or, sous ce point de vue, nous pouvons classifier les poisons qui se rencontrent dans l'organisme des femmes enceintes en endogènes et exogènes, désignation qui correspond bien à celle de *maternels* et *fœtaux*.

A. POISONS MATERNELS RÉSULTANT 1.º DU RALENTISSEMENT DE LA NUTRITION

L'ensemble des phénomènes étudiés sous cette désignation a acquis récemment une telle netteté, les études confirmatives se sont succédées en tel nombre, qu'on peut dire que la notion que cet ensemble comprend, constitue un élément irréductible de la conscience scientifique de la génération actuelle.

Sauf de petites divergences, on sait que dans l'état de grossesse l'azote total s'abaisse de 16,9 pour %; l'urée de 18 %; la relation azoturique (Keller) 1,5 %.

Les altérations que ces chiffres expriment se classifient bien diminution d'activité de désassimilation des matières albuminoïdes; ralentissement et insuffisance de l'oxydation de ces matières. «Quand le foyer a un tirage excellent et que le feu marche activement, les résidus qui tombent au-dessous de la grille sont des cendres pures; tandis que si les combustions sont ralenties, on trouve au milieu des cendres des morceaux de charbon incomplètement brûlés; les cendres correspondent à l'urée et les débris de charbon aux matières extractives (Charrin). Dans ce ralentissement nutritif collaborent sans doute plusieurs facteurs; cette expression globale enferme des procédés et des mécanismes très divers.

Le mécanisme oxydant est le mieux connu, parce que c'est celui dont l'analyse atteint le plus facilement les résultats; mais, à côté de lui et dans la même chaîne de réactions, fonctionnent d'autres procédés que les recherches modernes découvrent successivement.

C'est ainsi que l'activité des échanges nutritives dépend essentiellement du pouvoir trophique et vaso-moteur du système nerveux et, d'autre part, accuse l'influence de viscères qui ont une action manifeste dans le métabolisme cellulaire (foie, corps thyroïdien, ovaires, etc.), dominant dès lors la constitution des humeurs au moyen de ses sécrétions internes, qui comprennent des matières protéiques, des ferments et des composés alcaloïdiques, dont l'action sur le névraxe est indiscutable.

La pathologie expérimentale n'est pas arrivée encore à décomposer dans ses éléments et réactions mutuels cet ensemble phénoménal; mais ce qu'elle connaît est suffisant pour mettre à l'abri de quelque doute l'action toxique exercée sur l'un ou l'autre organe; suivant la sensibilité héréditaire ou acquise, c'est le *primum movens* des modifications qui, se répercutant de système en système, conduisent à cette expression finale. Chez les enceintes les pigments, le fer, l'alcalinisation des humeurs, la formule cytologique du sang, l'indice cyroscopique des urines subissent des anomalies qui se distinguent par une aberration de l'état normal.

Les formules cliniques: *ralentissement de la nutrition auto-intoxication*, représentent des aspects divers, mais concordants, de réactions vérifiées avec une suffisante rigueur.

L'affirmation que toute femme enceinte est une intoxiquée ne peut pas rencontrer d'objection dans l'état flatteur parfois amélioré, que beaucoup présentent pendant la période de gestation. Car voilà l'analyse qui révèle implacablement la réalité d'altérations qui, selon leur enchaînement, conduisent à des résultats divers.

Mais cela n'est pas étonnant dès que nous savons que la même toxine, selon la quantité contenue dans le sang, conduit à des réactions diverses; en petite quantité elle stimule la cellule; en quantité un peu plus élevée, elle la déprime. Ces réactions du métabolisme cellulaire sont encore une preuve de la réalité de l'intoxication, qui peut rester à l'état latent, mais se présente à la moindre infraction du concert défensif.

2.° DU CANAL DIGESTIF

Les études du professeur Charrin sur les poisons de l'intestin viennent fournir des preuves expérimentales d'une importance supérieure pour l'interprétation des «auto-intoxications de la grossesse.»

L'œuvre de l'illustre expérimentateur est suffisamment connue, pour exclure un exposé détaillé de ses résultats; dans l'allusion que j'y fais, je cherche uniquement une base pour l'interprétation de faits qui se sont passés sous mes yeux. Voici l'exposition de ces faits.

Sur une éclamptique dont j'eus l'occasion de faire l'autopsie, mon attention fut frappée de la dégénérescence vacuolaire du foie,

également observée sur une autre éclamptique dont cette viscère
avait été, peu de temps avant, gardée, et qui est conservée encore comme spécimen de cette altération pathologique. Cherchant
alors d'établir la pathogénie d'une semblable lésion, j'ai consigné
le rapport de collègues expérimentés dans le sujet, lesquels la
réputèrent d'origine microbienne, probablement produite par le
bacillus perfringens, quoique cette identification ne fût pas rigoureuse.

L'impression que ces cas laissèrent dans mon esprit n'était
pas encore éteinte, quand on m'annonça qu'à la Morgue on
avait autopsié une jeune fille, âgée de 19 ans, vierge, tuée par un
coup très grave sur le crâne, laquelle présentait au foie une lésion absolument identique, bien que sa santé ne présentât aucune
altération apréciable. La recherche microbienne, poursuivie dans
ce cas avec une certaine rigueur, révéla encore la présence
d'un bacille, d'une identification impossible, mais probablement
anaérobe. L'imputation d'une semblable lésion à un agent micro-
bien est très contestable; non seulement parce que les voies biliaires sont normalement habitées par des germes ordinairement
anaérobes (Gilbert, Lippmann), mais encore parce que dans l'histoire anatomo-pathologique des lésions produites par ce genre
bacillaire (*b. funduliformis*, *b. perfringens*, etc), je ne trouve aucune semblable. Je vois maintenant, dans les études du prof.
Charrin et de ses collaborateurs, que l'infection de substances re-
tirées du tube intestinal déterminent dans le parenchyme hépatique, outre des signes de caryolise, et exceptionnellement de
dégénérescence graisseuse, la dégénérescence vacuolaire. Il paraît
donc que le rapport de cette lésion avec l'éclampsie est absolument fortuit.

Cependant, les résultats de l'autopsie et les anamnestiques
que j'ai obtenus à l'égard des malades que j'ai observés, confir-
ment que leurs intestins étaient altérés depuis quelque temps, et
que la grossesse était écoulée dès le commencement parmi de
graves troubles de cet appareil, attribués par l'entourage à des
accidents de leur vie irrégulière.

D'une autre malade, j'ai été surpris de la rapidité avec laquelle elle a été tuée en 20 minutes par une dilatation aiguë du
cœur, trois heures après un accouchement qui s'était opéré sans
aucune complication.

J'ai su de la bouche des médecins qui l'avaient soignée depuis l'enfance, et qui l'ont observée quelquefois pendant la gros-

sesse, qu'ils n'avaient jamais surpris aucun symptôme imputable
à quelque altération fonctionnelle du cœur, l'examen de cet organe ne révélant aucune anomalie. Les accidents de la grossesse
que j'ai observés se limitaient à une coprostase rebelle. Enfin,
très analogue à celui-ci est le cas d'une dame, âgée de 30 ans,
bi-pare, qui est morte 15 jours après un accouchement gémellaire,
ayant présenté pendant ce temps les symptômes d'une hyposys-
tolie, que s'est terminée en collapsus du cœur, absolument ré-
fractaire à la médication la plus énergique. Avant la grossesse,
elle n'avait souffert que d'hystérie; le cœur n'avait jamais révélé
d'altération; pendant la grossesse elle avait présenté des petits
signes d'intoxication (ptyalisme, vomissements, prurit) et constipation obstinée.

Dans un autre groupe je pourrais rapporter des cas térato-
logiques (anencéphalie), dont l'enquête la plus sévère n'est arrivée à découvrir, comme élément étiologique profitable, que des altérations des fonctions digestives de la mère.

Je n'ai aujourd'hui aucun doute à considérer toutes ces manifestations comme produites par des auto-intoxications d'origine
intestinale. Il y a longtemps que la littérature médicale consigne
la concomitance de l'éclampsie avec des lésions importantes du
myocarde et des vaisseaux. MM. Schmorl et Dienst, parmi d'autres, décrivent minutieusement non seulement les innombrables
hémorrhagies interstitielles autour des vaisseaux de tout ordre et
presque en tous organes, de préférence dans le foie et le rein,
rapportées par tous les observateurs; mais, en outre, la tuméfaction trouble ou l'aspect cireux, plus rarement la dégénération
graisseuse ou muqueuse des groupes fibrillaires, soit des vaisseaux, soit du myocarde; c'est-à-dire, dans toutes les divisions
du système circulatoire le même ordre de lésions attestant la
présence «d'un toxique qui domine en même temps la coagulabilité
exagérée du sang et les altérations des parois vasculaires et des
viscères» (Dienst). Maintenant, si on compare ces lésions avec
celles obtenues par M. Charrin après l'introduction dans le système circulatoire de poisons retirés de l'intestin, l'analogie est irrécusable. «Les lésions de l'appareil circulatoire, attribuables à la
mise en jeu des poisons formés dans le canal digestif, ne se limi-
tent pas au liquide sanguin. Quelquefois les vaisseaux s'indurent et,
peut-être secondairement aux modifications capsulaires, leur membrane interne s'altère; M. Bittorf a signalé les détériorations des
sigmoïdes de l'aorte. Moins rarement le myocarde s'épaissit; cet

épaississement , qui peut frapper les deux cœurs, se localise de préférence au ventricule gauche. Le plus communément les fibres musculaires conservent en partie leur striation, mais habituellement leurs dimensions dépassent la normale; le sarcoplasme se montre abondant; le noyau est réduit et la caryocinése sensiblement nulle; la dégénérescence se rencontre moins exceptionellement que la véritable inflammation et des extravasations sanguines s'aperçoivent dans le tissu interfasciculaires (Charrin).

La pathologie expérimentale et la clinique se prêtent donc les mains pour l'interprétation univoque de ces phénomènes, et le seul obstacle qui reste à vaincre c'est de trouver la raison en vertu de laquelle l'auto-intoxication dans une malade éclate dans la déflagration éclamptique, et dans l'autre dans une catastrophe cardiaque, ou de quelque autre genre. C'est peut-être dans cette même voie que la pathologie trouvera à l'avenir, certainement prochain, la solution du *locus minoris resistentiæ*. C'est à ce but, au moins, que tendent ses efforts.

«Chez les rejetons porteurs de gastro-entérites, ces lésions ont une fréquence inconnue dans l'histoire cardiaque de l'adulte... l'existence de ces tares, dès ces premières heures, relève souvent de l'intervention des poisons maternels passant au travers du placenta» (Charrin). Quoi qu'il en soit, sous le point de vue pathogénique, toutes ces modalités cliniques terminales sont tributaires de la même origine, et, puisque l'éclampsie a été consacrée comme étalon pour porter jugement de la surcharge toxique des grossesses, nous pourrons dire qu'elles représentent autant d'*équivalents éclamptiques*.

Sans accorder pourtant aux poisons d'origine intestinal un exclusif qui en aucune manière se concilie avec la complexité des reactions que les produits de cette nature provoquent à l'intérieur de l'organisme, il faut réconnaître qu'ils jouent un rôle prééminent dans l'auto-intoxication de la grossesse. Pour ceux qui ont suivi d'un jour à l'autre le développement que ce facteur étiologique a conquis dans la conception pathogénique des intoxications, à tel point qu'il laisse dans l'obscurité tout ce qu'on donnait pour certain dans l'étiologie de maladies telles que les pourpres, la maladie de Basedow, le rhumatisme, certaines vésanies, etc., cette conclusion n'a rien de surprenant.

Les altérations des organes anti-toxiques, foie, corps thyroïde, etc., sont réduites par les opérations réalisées au contact d'éléments toxiques ou microbiens dans le but de les détruire ou de

neutraliser leur action. Le mécanisme selon lequel ces altérations
prennent naissance ne peut être soupçonné qu'en des cas particuliers. Ainsi, dans la stéatose hépatique de l'intoxication phosphorée
il paraît démontré que le premier phénomène c'est la nécrose de
la cellule, réalisée par le toxique. Une fois détruit l'élément cellulaire et annulé par conséquent son action sur les ferments d'origine intestinale apportés par la circulation portale, ceux-ci vont poursuivre le travail dégénératif dans sa forme anatomo-pathologique
caractéristique, non seulement dans cet organe, mais encore dans
tous ceux qui au delà essuyent leur action (Corin).

B. POISONS FŒTO-PLACENTAIRES

Les travaux de MM. Bordet et Metchnikoff en France, et
ceux de MM. Ehrlich et Morgenroth en Allemagne, élargissant
inespérément le domaine de la cytologie, laquelle avait depuis
peu marqué sa place au cadre de la biologie générale, démontrè-
rent d'une manière saisissante que l'activité de la cellule et des
tissus était beaucoup plus ample et complexe que ce que la physiologie jusqu'à ce moment enseignait.

Depuis 1898 les revues et archives sont inondés d'un flot de
recherches sur les cytotoxines, qui est loin d'être tari. Dans l'histoire des sciences médicales je ne connais pas d'époque aussi courte
que féconde. En nous confinant dans le pur domaine de la pathologie, on peut dire qu'il n'y a pas de chapitre dans lequel la connaissance, aussi nette maintenant, de l'action des cytotoxines sur
le mécanisme de l'intoxication n'ait produit un renouvellement profond. Je mettrai de côté dans ce moment tout ce qui concerne
les toxines microbiennes pour serrer de plus près ce qui importe
plus de connaître au sujet de l'action des toxines cellulaires, *cytotoxines*, pour l'interprétation de l'auto-intoxication de la grossesse.

On peut énoncer le phénomène fondamental, sur lequel ap-
puyent toutes les notions sur le mécanisme de l'intoxication par
les cytotoxines, en disant que toutes les fois qu'on injecte dans
un organisme des éléments anatomiques viscéraux, sérum, lait,
etc., il réagit en opposant à chacun de ces éléments ou matières
albuminoïdes une *lysine* ou *précipitine* en étroit rapport avec les
produits injectés. L'injection répétée d'une cytotoxine fait naître
chez l'animal injecté l'anticytotoxine correspondante : la cellule
distingue les diverses albumines, et surtout elle «reconnaît les
siennes» (Charrin).

La réaction des organes et des tissus impressionnés par ces éléments altère d'une manière très complexe le métabolisme nutritif, et partant, tous les humeurs.

«À haute dose les cytotoxines tuent les animaux, à doses moyennes elles exercent une action nocive spécifique sur les organes déterminés, à petites doses elles stimulent l'activité de ces organes. Sous ce rapport elles se comportent comme la plupart des substances toxiques» (Metchnikoff). Il faut chercher la raison de cette différence dans l'adaptation plus ou moins rapide et parfaite de l'activité cellulaire à l'action de la toxine au moyen de substances solubles (précipitines, antitoxines, des composés alcaloïdiques analogues aux diastases) destinées à neutraliser l'action du poison.

L'ensemble de ces réactions constitue une fonction très spéciale — *fonction antitoxique* —, réalisée d'une part par tous les éléments de l'organisme, et de l'autre par des organes spécialisés reconnus comme *organes de défense*.

Ces notions deviennent particulièrement intéressantes au point de vue de l'interprétation des rapports d'une femelle en état de gestation au placenta et au fœtus. Pour ce qui concerne le fœtus, il est certain que les produits de désassimilation résultant de la nutrition de ses tissus seront versés dans la circulation maternelle, en contribuant pour l'augmentation vérifiée de la toxhémie de la grossesse, quoique leur pourcentage soit petit.

Mais beaucoup plus important c'est de décider si, au point de vue de leurs rapports cytologiques, le sérum maternel et le sérum fœtal s'actionnent comme appartenants au même ou à différent type spécifique.

M. Dienst, en tâchant de justifier une interprétation théorique de l'intoxication de la grossesse, embrasse l'opinion que les deux sangs se comportent comme appartenant à des espèces différentes, et dans cette seule condition il trouve l'explication de la présence de lysines et anticorps dans la circulation maternelle.

Les études que je connais de pathologie expérimentale et de chimie biologique ne sont pas de nature à confirmer une semblable hypothèse. Je crois, au contraire, que la physiologie et l'anatomie du placenta indiquent le véritable chemin qui conduit à l'interprétation souhaitée. MM. Letulle et Nathan Larrier, dans des communications à la Société de Biologie (1900-1901), ont formulé les conclusions suivantes: «1.º à l'état normal, le placenta (cobaye, homme) possède une fonction sécrétoire qu'il exerce au moyen de son revêtement plasmodial (syncytium); 2.° il existe au moins un produit sécrété par le plasmode et décelable au microscope, sous forme de boules plasmodiales déversées directement dans le sang maternel, jusqu'à la fin de la grossesse; 3.° ainsi compris, le placenta constitue pour le fœtus non seulement l'organe indispensable à la greffe et aux échanges osmotiques, grâce auxquels il pourra vivre, mais encore un organe doué de fonctions sécrétoires internes émanant de l'ovule fécondé, et, en dernier ressort, de l'ovaire, son centre générateur». D'un autre côté MM. Veit et Schötten (1903) constatent que dans les grossesses le sang maternel est envahi par des éléments fœtaux (villosités, syncytium), et désignent ce phénomène par le terme générique — *Zotten-deportation*. — C'est possible qu'entre les produits décrits par ces observateurs il y ait parfaite identité anatomique et génétique, mais ce qui reste hors de doute c'est que le rôle que tous deux leur assignent conduit à peu près au même résultat. — d'un côté, production d'hémolysines aux dépens des éléments épithéliaux d'origine fœtal (plasmode ou syncytium), lesquelles envahissent le sang maternel et constituent le facteur le plus important de la destruction des tissus utérins observée au niveau de l'insertion du placenta; de l'autre, formation de syncytiolysines destinées à braver l'action des premières. Nous sommes en présence d'un mécanisme bien plus complexe que celui de la simple hématolyse dans les hématomes liquides, si bien décrite par M. Froin (Soc. de Biol. 1904). — «1.° La cellule endothéliale, transformée en macrophage, se charge de l'exode du plus grand nombre des hématies à travers les voies lymphatiques. Et elle accomplit sa tâche, semble-t-il, sans être influencée par les autres actes hématolytiques; 2.° le neutrophile réalise l'hémoglobinolyse, mais agit lentement. Si la quantité d'hémoglobine est telle que la réaction des pigments biliaires s'ensuit, on voit prédominer les grands éléments uninucléés; 3.° le lymphocyte sensibilise le globule rouge pour le dissocier et crée la globulolyse. Toutefois, l'hémoglobine ne s'échappe pas ou abandonne très lentement les particules du stroma, s'il n'y a pas de neutrophiles dans le foyer sanguin; 4.° l'éosinophile vient préserver le globule rouge contre la globulolyse. Il lutte contre la fragilité du stroma globulaire et ralentit l'hématolyse, quand elle est trop active». — Quelque complexe que ce soit, il y a encore à compter sur l'intervention de la sécrétion ovarique, à laquelle dans un instant j'aurai à me rapporter à l'occasion de la théorie de Bandler.

En résumé, à la somme énorme des poisons qui prennent naissance dans l'organisme d'une femme en état de gestation, il y a à ajouter les produits toxiques d'origine placentaire (hémolysines, Zottendeportation) et des produits provenants du catabolisme fœtal.

Aux prises avec la surcharge toxique dérivant de tant de sources, l'organisme de toute femme en gestation a besoin de mettre en action la totalité des ressources défensives dont il se trouve doué. Cependant il faut faire attention à ce que plusieurs de ces ressources sont considérablement déprimées à cause des conditions mécaniques ou physico-chimiques directement résultantes de la présence du fœtus.

Ainsi, la stase intestinale, l'embarras de la circulation abdominale e des membres inférieurs, la compression des viscères, la diminution du champ respiratoire, etc., représentent autant d'obstacles au plein développement du système défensif, ou du moins s'accordent pour sa défaillance prématurée. Ajoutons d'autres conditions qui tendent au même but par un mécanisme différent, mais également efficace; par exemple, la déminéralisation calcaire de la mère en faveur du fœtus. Le système nerveux des femelles au terme de la gestation est plus sensible à l'action des alcaloïdes, parce qu'il se trouve dépourvu de chaux (Charrin). On comprend qu'en vertu de cela son pouvoir régulateur, trophique, inhibitoire, soit amoindri, et la défense qu'il représente préjudiciée.

La complexité du mécanisme toxique exige un véritable *concert antitoxique*: c'est de la parfaite proportionnalité de ces deux procès que résulte l'équilibre de l'économie. En présence d'un agent toxique il faut que l'organisme l'élimine ou le transforme. Ce n'est pas, ce ne peut pas être un seul organe ou appareil qui dans sa sphère d'action embrasse et limite le domaine des réactions que l'ensemble de ces phénomènes suppose; beaucoup de fois il arrive que l'action de l'agent pathogénique accroît considérablement la quantité de matières toxiques accumulées dans les plasmes, dérivant chacune d'une genèse spéciale: — «Le névraxé est impuissant à régler les rotations nutritives; il y a des poisons cellulaires issus des métamorphoses imprimées aux tissus par l'agent pathogène ou des changements causés par la fièvre, les putréfactions digestives, la diminution de certains ferments, des troubles nerveux, hépatiques, rénaux ou des désordres métaboliques…; il existe d'autres éléments qui proviennent de réactions spéciales de l'organisme. A vrai dire, si quelques-uns de ces éléments se révèlent défavorables à un bon fonctionnement, plusieurs sont destinés à protéger l'individu» (Charrin). On ne peut pas aujourd'hui révoquer en doute l'infinité de réactions cellulaires, plusieurs inconnues encore, que tout agent pathogénique éveille, et dont la connaissance a marqué l'avènement d'une nouvelle pathologie cellulaire, bien plus étendue que celle qui a dominé la seconde moitié du dernier siècle. Il est également établi que certains organes ou groupes cellulaires jouent sous ce rapport un rôle si prépondérant et exclusif qu'on peut les regarder comme un grand appareil de défense, doué de ressources infiniment variées. Je ne tâche dans ce moment de faire ressortir leur importance: je n'ai que le dessein de mettre en évidence que je désavoue toutes les interprétations simplistes qui font dépendre d'un de ces organes seulement le syndrome si étendu et varié de l'auto-intoxication de la grossesse. Arrêtons-nous pour un moment devant deux de ces théories.

1.º *Hépato-toxhémie gravidique* (MM. Pinard, Bouffe de Saint-Blaise). Si cette théorie pouvait se renfermer dans les propositions suivantes — «un certain nombre d'accidents et de complications de la grossesse sont sous la dépendance directe de l'état du foie. Le rein n'a qu'une action secondaire, quoique souvent très importante, et l'albuminurie gravidique ne serait souvent qu'une complication et même un signe de l'insuffisance hépatique» (M. Bouffe) — rien ne serait plus exact et rien aussi il n'y aurait à lui opposer. Mais, sitôt que la théorie, en s'élevant de ce point de départ, très restreint, prétend embrasser la pathogénie entière de l'auto-intoxication gravidique dans la formule irréductible et intransigeante de *l'insuffisance hépatique*, elle devient très contestable. Je n'accepte tout d'abord pas l'identification nosographique de ces deux expressions — auto-intoxication gravidique et éclampsie — parce que, comme je l'ai dit, je regarde l'éclampsie à peine comme une des multiples manifestations cliniques de l'auto-intoxication de la grossesse.

Quand même les preuves accumulées pour établir la prédominance du foie dans la production des accès éclamptiques fussent réputées absolument démonstratives, on ne serait autorisé à en faire une théorie générale pour la pathologie de la grossesse. Je crois cependant qu'elles n'ont point une semblable valeur. Les plus importantes sont les preuves anatomo-pathologiques, dont il résulte que le foie présente toujours de graves lésions.

C'est vrai; et les autres viscères? M. Schmorl, auquel on doit une description définitive des lésions locales dans l'éclampsie, a montré: 1.º, au rein; — dégénération parenchymateuse, glomérulite, thrombes; 2.º, au foie; — hémorrhagies multiples et des nécroses; nécrose hémorrhagique et anémique avec des thrombes dans les branches intra et inter-lobulaires de la veine porte; 3.º, au cœur; —hypertrophie du ventricule gauche, hémorrhagies multiples, nécroses et dégénération parenchymateuse; 4.º, aux poumons; hyperémie et œdèmes, nombreux thrombes dans les capillaires et veines, nombreuses embolies de cellules placentaires; 5.º, au cerveau; hémorrhagie ponctuée avec des airs de dégénération près des vaisseaux thrombosés; 6.º, au pancréas et capsules surrénales; hémorrhagies et nécrose. En présence de cet ensemble de lésions pourrait-on soutenir que celles du foie indiquent la prédominance irrécusable de cet organe dans la filiation des symptômes? On pourra dire autant du cœur (M. Dienst), du cerveau (théorie nerveuse), etc. Tout ce qu'on peut affirmer c'est que les lésions de tous ces organes sont contemporaines et parallèles, et en aucune manière issues de celles du foie; outre cela, elles accusent une causalité commune et se présentent chez des malades qui n'ont jamais offert des accès éclamptiques. Cela suffirait pour démontrer que l'éclampsie n'est plus qu'un épisode dans le drame très compliqué de l'auto-intoxication de la grossesse, et que la théorie qui se propose de l'interpréter aura à s'élever à des notions qui reprennent de plus haut des phénomènes beaucoup plus nombreuses et complexes que ceux qui résultent de l'insuffisance hépatique, pure e simple.

Lorsqu'on dit que les accidents particuliers à la grossesse ne peuvent survenir que lorsque le foie sera devenu malade (M. Bouffe), on réduit extraordinairement ce qu'on est obligé à regarder comme des accidents de la grossesse, et d'un autre côté on perd de vue l'enchaînement de l'auto-intoxication, dans lequel le foie ne représente qu'un anneau, quoique important.

2.º *Antagonisme syncytio-ovarien.* Les recherches poursuivies en France, Allemagne et Italie sur les nucléoprotéines du placenta, aussi bien que la connaissance de plus en plus avancée des cyto-toxines ont mené l'esprit de théorisation à demander à cet ordre de notions l'interprétation des accidents de la grossesse. Je couperai court dans une exposition qui serait ici déplacée, et je ne citerai que l'interprétation de Bandler (Amer. Journal of. Obstetrics, April 1903), comme spécimen des théories de ce genre. C'est lui-même qui la résume en ces termes: «That the placenta is a gland giving off into the maternal circulation elements derived from its ectoblastic trophoblast and syncytial cells is far me beyond question. That it acts upon the maternal blood and is in turn influenced by the latter is likewise beyond question. We must pre-suppose some element in the maternal circulation whose function it is to resist, modify, or counteract to a definite extent the action of this placental secretion. To my mind, the ovary furnishes this element. A mal-secretion on the part of the placental gland or, preferably, a relative mal-secretion due to insufficient or abnormal modification of the placental secretion by the elements furnished by the ovaries, furnishes the most plausible and logical explanation of the lesions of eclampsia.» Ce qu'on connaît présentement de la pathogénie du déciduome malin et de ses rapports avec la môle hydatiforme et l'avortement, et, d'un autre côté, les documents irrécusables au sujet des synergies entre les ovaires et quelques autres glandes de sécrétion interne, donnent de l'autorité à cette interprétation. Pour ce qui me regarde je ne laisserai de répéter qu'il n'est pas permis d'invoquer un concept simpliste, quelle que soit sa valeur, comme raison suprême de n'importe quelle manifestation de l'auto-intoxication de la grossesse. D'ailleurs, tel a été le propos de toutes les interprétations jusqu'à ce moment avancées; en visant une manifestation en particulier, elles laissent intact son mécanisme intime, le seul point qu'elles pourraient atteindre, et revendiquent sous leur domaine les manifestations congénères.

En conclusion:

1.º L'auto-intoxication de la grossesse est constituée par la résultante de ces deux courants opposés: (a) accroissement des poisons issus de toutes les sources toxiques; (b) dépérissement du pouvoir défensif de l'organisme, soit par surmenage, soit par faiblesse congénitale. Dans tous les cas elle est sous la dépendance d'une *insuffisance antitoxique*. Quoique il y ait des poisons spéciaux, issus du fœtus et des annexes, ce qui lui confère une spécialité au cadre nosographique des auto-intoxications c'est qu'elle domine toute la pathologie de la femme en état de gestation, en commandant des lésions et symptômes qui en tirent directement leur origine.

2.º Il faut élargir considérablement le tableau classique de

ces manifestations de l'auto-intoxication gravidique (vomissements,
albuminurie, éclampsie, manie, etc.); il y a des accidents cardiaques, des monstruosités, des maladies du rejeton qui lui sont tributaires au même titre. L'unité de leur origine doit commander
l'unité du traitement.

3.º Dans l'exploration de toute femme en gestation il faut
prendre en attention tous les signes qui dévoilent l'insuffisance
anti-toxique, spécialement l'exagération des réflexes tendineux,
l'albuminurie, les désordres intestinaux et le fonctionnement du
cœur.

THÈME 4 — **TRAITEMENT DES RÉTRO-DEVIATIONS UTÉRINES**

Par M. GUSTAVE RICHELOT (Paris)

Prof. agrégé; chirurgien de l'hôpital Cochin; membre de l'Académie de médecine

Avant d'entrer en matière, je dirai qu'il ne faut établir aucune distinction réelle entre la simple *version* et la *flexion* de l'utérus, et que ces deux variétés n'ont, pour ainsi dire, aucune importance. Dans la seconde, une coudure se produit au niveau de
l'isthme, qui a perdu sa tonicité; l'altération nutritive du tissu
utérin suffit à expliquer la fréquence de la rétroflexion. Un seul
point mériterait peut-être de nous arrêter: la flexion n'est-elle pas
une cause plus efficace de stérilité? Je ne sais dans quelle mesure le fait peut être admis, car il n'est pas démontré que la coudure soit un plus grand obstacle à la pénétration du spermato-
zoïde que la «fausse-route vaginale» créée par la version simple.
Et puis, comment juger la question, quand on pense que la déviation existe ou chez des femmes infectées et par là-même stérilisées, ou chez des neuro-arthritiques, des congestives, des scléreu-
ses, souvent inaptes à concevoir avec un utérus parfaitement
droit?

Je vous parlerai donc des rétroversions utérines sans m'attacher à ces nuances de forme. Mais, avant de vous dire ce que
je pense de leur traitement, et pour le rendre clair, il faut bien
m'expliquer un peu sur leur nature même, car ici tout le monde
n'est pas d'accord, et nulle question ne montre mieux de combien
de malentendus fourmille la gynécologie. Ces quelques mots d'étiologie et de clinique seront sans détails superflus, sans compila-
tion, mais ils voudraient vous faire entendre qu'il y a une rétro-

version utérine que beaucoup de chirurgiens méconnaissent, dont ils ne comprennent ni la valeur ni la fréquence, et que le parti pris de voir partout des lésions infectieuses compromet leur jugement et les fait errer sur la thérapeutique.

Parmi les rétroversions, les unes sont *primitives* et les autres *symptomatiques*. Ces termes ne figurent pas dans les traités; j'espère les justifier tout à l'heure.

I. *Rétroversion symptomatique.* — Celle-ci est assurément fréquente. D'elle seule on peut dire que la déviation est «fonction» d'une lésion pelvienne, que les malades «souffrent généralement d'autre chose». Et de fait, il s'agit là d'une attitude vicieuse commandée par l'état des organes voisins, et qui perd toute importance au milieu des lésions qui l'entourent. L'utérus est refoulé par les annexes, attiré par les adhérences; il y a des théories — au moins inutiles — sur la paramétrite postérieure et les conditions de rigidité ou de relâchement des utéro-sacrés. La déviation est adhérente, enclavée, immobile, ou bien, avec des lésions moindres et des exsudats plus minces, elle est semi-mobile et soulevée par le doigt. Il faut comprendre ce qu'on a sous les yeux et ce qu'on doit traiter: une infection du péritoine et des annexes. Alors, de deux choses l'une: ou les désordres sont assez graves pour imposer l'extirpation totale, ce qui dispense de redresser l'utérus, ou l'opération est conservatrice, unilatérale, et le redressement n'a d'ordinaire aucune raison d'être. L'utérus libéré de ses adhérences, bridé par la section et les ligatures du parametrium, garde la position qu'on lui donne; ou s'il retombe, il importe peu, car les annexes malades, l'enclavement, les causes de douleur ont disparu. Aussi n'y a-t-il pas lieu, en général, de songer au redressement, et j'ai été plus d'une fois étonné d'entendre les chirurgiens parler des hystéropexies qu'ils avaient faites en pareilles conditions. L'hystéropexie, dans un temps, a fait fureur; il semblait qu'après toute ablation d'annexe l'attitude forcée donnée à l'utérus par la ventro-fixation fût nécessaire à la statique pelvienne. Il n'en est rien; la malade souffrait «d'autre chose», et puisqu'on a traité les annexites, il faut s'arrêter là.

J'ai bien quelques réserves à faire, car les faits cliniques sont rebelles aux formules trop absolues. Qui peut dire, en un cas donné, que l'attitude vicieuse n'était pas primitive, donnant des congestions et des douleurs pour son compte, et que l'infection

pelvienne n'est pas venue s'y ajouter et compliquer la situation?
Sans doute, chez certaines de nos opérées, les annexites sont légères, l'utérus est bien gros et bien lourd dans la cavité pelvienne,
la tentation est grande et il peut être opportun de le fixer dans
une meilleure position; je reviendrai sur ces cas douteux. Ce qui
reste établi, et ce que les faits démontrent, c'est qu'en présence
de lésions sérieuses des annexes et du péritoine, la déviation disparaît, l'infection pelvienne est au premier plan et c'est elle qu'il
faut traiter.

Et c'est tout; rien de plus à retenir sur cette rétroversion qui
n'en est pas une, et qui mérite, je l'accorde volontiers, d'être
«rayée du cadre nosologique».

II. *Rétroversion primitive*. — Ici commence la confusion. Primitive ne veut pas dire sans lésion d'aucune sorte; mais il s'agit
de savoir si la déviation que j'apelle primitive est, au même titre
que la précédente, consécutive à l'infection, ou encore à des troubles variés dont l'énumération banale traîne dans les livres et les
leçons cliniques, et y fait triste figure.

Étiologie. — La rétroversion dont je parle est parfaitement
mobile. Quand on ouvre la cavité pelvienne, on n'y trouve aucune
adhérence, aucun reliquat d'infection; les trompes sont grêles et
libres, les ligaments souples et minces. Pareille rétroversion se
rencontre *souvent* chez les vierges, les très jeunes femmes avant
toute grossesse, les nullipares plus âgées; elle se voit dans les
mêmes conditions, c'est-à-dire mobile et sans adhérences, chez
beaucoup de femmes qui ont eu des enfants. L'utérus des jeunes
filles est de petit volume, il est cependant globuleux et plus gros
qu'à l'état normal; son col, encore mince et rosé, sécrète abondamment. Celui des femmes de 35 ou 40 ans est congestionné, hypertrophié, scléreux, son col est volumineux, dur, violacé, et l'orifice
externe, sans érosion, laisse échapper un mucus clair qui, mêlé
au mucus vaginal, devient blanc laiteux. Les ovaires sont toujours
scléreux, même chez les plus jeunes femmes, ordinairement poly-
kystiques, parfois énormes et scléreux en masse.

Tel est le type de rétroversion proprement dite, sans additions
ni complications, qui s'observe couramment plusieurs fois par semaine, dans toute consultation gynécologique un peu nombreuse.

Tel est le type que les auteurs ne veulent pas séparer des rétroversions adhérentes, et auxquel ils assignent de parti pris une

commune origine, l'infection. Métrite puerpérale «dans l'immense majorité des cas», parce que c'est souvent après les accouchements qu'on observe la rétroversion, soit qu'elle succède en effet, chez les femmes prédisposées, aux distensions ligamenteuses, soit qu'on découvre alors une déviation antérieure à la grossesse et qui n'avait pas attiré l'attention. S'il n'y a pas eu d'accouchement, c'est encore et toujours la «métrite», n'importe laquelle, pourvu qu'on puisse invoquer «le poids de l'organe» ou le ramollissement du tissu «par régression de l'exsudat». Si la femme est très jeune et à l'abri des causes ordinaires d'infection, qu'à cela ne tienne, c'est la «métrite virginale».

Mais comment la métrite peut-elle être cause de l'attitude vicieuse? A priori, il n'est pas défendu de supposer qu'elle détermine l'inflexion de l'isthme utérin, bien que l'analyse histologique n'en fournisse aucune preuve. Mais alors, cette défaillance du tissu, qu'on nous donne comme une suite naturelle de l'inflammation septique, devrait succéder à toutes les inflammations septiques, au moins à la plupart d'entre elles. Or, nous voyons par centaines défiler sous nos yeux les métrites infectieuses, avec leurs cols érodés, déchirés, suppurants, et par centaines nous voyons les utérus correctement placés dans le petit bassin; la déviation n'est pas, à vrai dire, exceptionnelle, mais elle est un accident au milieu des métrites infiniment plus nombreuses, j'entends les vraies métrites, celles qui nous offrent les stigmates non douteux d'une infection microbienne.

D'autre part, la déviation est tout aussi fréquente chez les femmes qui n'ont pas trace d'infection, ou qui n'en ont que des signes contestables. Je sais bien qu'ici nous ne sommes pas d'accord: la doctrine du *tout à l'infection* domine la gynécologie moderne, voire la pathologie tout entière. Cependant, quand j'ai sous les yeux une femme jeune ou d'âge moyen qui n'a jamais eu d'affection pelvienne avec fièvre, dont le col dépourvu d'érosion donne un mucus clair, dont l'utérus est mobile, je ne crois pas qu'elle ait jamais eu d'infection, ou si quelque saprophyte a jamais tenté d'envahir ses voies génitales et joué un rôle dans ses douleurs passées, j'estime que l'invasion a été bien discrète, ses résultats bien éphémères, et j'ai peine à lui attribuer des altérations de tissu capables de modifier profondément la statique pelvienne. Quand, mis en demeure d'intervenir pour mettre fin aux douleurs et à l'impotence fonctionnelle, je trouve, en ouvrant l'abdomen, un utérus tombé dans le Douglas, des trompes fluettes, des ovaires mobiles et pas le moindre filament qui les attache au péritoine, je dis qu'il n'y a aucun vestige de cette lymphangite pelvienne que donnent souvent les blennorrhagies les moins graves et les plus ignorées. Quand l'intégrité des ligaments s'ajoute à ce tableau, je dis qu'il faut aimer les hypothèses pour admettre qu'ils ont été enflammés un jour et sont revenus à leur transparence, à leur minceur primitives.

Malgré les objections qu'on m'a faites, je refuse de croire à l'infection et à son rôle prépondérant, dans les cas où je n'en vois pas trace; et je ne puis m'associer à cet esprit qui simplifie et résout tous les problèmes par une étroite pathogénie microbienne, qui par là-même se dispense d'une analyse plus rigoureuse des faits, qui jamais enfin ne s'est donné plus libre carrière que dans l'interprétation de la «métrite virginale». Les microbiologistes les plus avisés ont démontré, par des expériences bien conduites et réfutant celles de leurs devanciers, que chez une femme saine, à plus forte raison chez une vierge, la flore des voies génitales est inoffensive, que l'orifice externe du col marque la limite de la zône bactérifère, qu'il faut au moins l'accouchement pour servir de prétexte aux pullulations microbiennes, ou la blennorrhagie pour vaincre la résistance de la muqueuse cervico-utérine. Rien n'y fait: là où l'histologie et la bactériologie restent muettes, les chirurgiens pérorent, parce que c'est plus commode et surtout plus moderne, parce que c'est faire preuve d'idées surannées que d'observer avec soin les phénomènes de congestion utérine, d'hypersécrétion glandulaire et de nervosisme que présentent beaucoup de jeunes filles avant toute contamination et dès l'âge de leur puberté.

Avant d'aller plus loin, je répète que ces rétroversions mobiles et sans infection démontrable sont des cas fréquents. Je ne décris pas en ce moment une forme exceptionnelle qu'on rencontrerait çà et là et qu'on pourrait m'accorder à titre de concession; je décris la forme courante que tous les auteurs décrivent, que tous les chirurgiens ont vue, et qui malheureusement, dans leurs écrits, figure pêle-mêle, sous le même fatras étiologique, avec les rétroversions flanquées de salpingites supposées.

A côté de l'infection, les pathologistes admettent volontiers les causes mécaniques. Rien ne séduit leur esprit comme les hasards de position ou d'habitude, l'influence des mouvements ou de la pesanteur. J'avoue que l'abus des causes mécaniques me paraît pitoyable. Parmi celles qu'on donne à la rétroversion, je laisserai de côté les plus ridicules: décubitus prolongé, vessie trop pleine, constipation, etc., pour examiner seulement la plus raisonnable, à savoir la distension des ligaments par le fait de la grossesse.

Les ligaments restent lâches, après l'accouchement, par «défaut d'involution». On veut bien reconnaître qu'il y a des subinvolutions aseptiques. Mais il ne suffit pas de représenter le fait par un mot, il faudrait nous dire pourquoi les ligaments restent lâches. Il y a des femmes qui n'ont jamais accouché et qui ont de la rétroversion, d'autres en ont pour une seule grossesse, d'autres ont accouché plusieurs fois et n'en ont pas trace. N'est-ce pas la preuve qu'il faut une «prédisposition», un terrain favorable sur lequel agit la distension à titre de cause adjuvante? Or, choisissez: nous avons d'une part une circonstance fortuite, la distension ligamenteuse, qui ne produit rien à elle seule, d'autre part une qualité particulière des tissus sans laquelle rien ne se produit, et qui suffit, dans nombre de cas, pour que la rétroversion apparaisse; de quel côté est la vraie cause de la déviation utérine, le fait essentiel qui détermine sa nature, c'est-à-dire la place qu'elle doit occuper dans nos classifications?

Nous voici arrivés à cette notion du «tempérament morbide», si méprisée des chirurgiens; question sur laquelle nous ne savons rien, paraît-il, comme si c'était ne rien savoir que de comparer, de grouper les faits cliniques, et de tirer de ces rapprochements féconds des idées saines en thérapeutique.

Rien de plus habituel que de voir la rétroversion coïncider avec la mobilité du rein, l'entéroptose, les hernies, la procidence des parois vaginales. Il y a là, de toute évidence, une étiologie commune, un lien qui unit entre eux des faits de même ordre et d'égale fréquence. Et ce lien, c'est la tendance au relâchement des tissus fibreux, qui appartient au neuro-arthritisme et constitue un de ses caractères les plus nets. Les femmes dont nous parlons sont des arthritiques nerveuses.

Je ne fais là ni une simple hypothèse ni une abstraction dépourvue d'intérêt; j'observe en conscience, et je demande que la recherche du détail, l'étude de la lésion locale et la poursuite du microbe ne nous empêchent pas de regarder nos malades; et je ne puis m'empêcher de dire qu'en présence d'une rétroversion mobile, je suis sûr de trouver les manifestations habituelles de neuro-arthritisme: migraines, douleurs articulaires, points névralgiques, dyspepsie, constipation, hémorrhoïdes, eczéma, varices, troubles hystériformes. La déviation utérine se rencontre naturellement au milieu de cet ensemble. Je l'ai appelée primitive parce que la laxité des ligaments est en relation directe avec le tempérament morbide et que l'attitude vicieuse n'est pas la conséquence banale de l'encombrement du petit bassin par des tumeurs annexielles ou du tiraillement exercé par des adhérences. Mais elle n'est pas *sine materia*: elle accompagne l'utérus congestionné, dysménorrhéique des jeunes filles et la sclérose précoce de leurs ovaires; plus tard on la retrouve avec la «métrite parenchymateuse», la «métrite hémorrhagique» et la «métrite douloureuse chronique», c'est-à-dire avec les utérus hypertrophiés, scléreux, dans lesquels l'histologie décèle une hyperplasie régulière des glandes et du stroma de la muqueuse, des fibres conjonctives et des fibres lisses de la paroi, sans rupture des travées, sans infiltration leucocytaire, sans trace d'invasion microbienne; avec ces utérus que Bouilly s'étonnait de trouver gigantesques dans les cas de métrorrhagies «d'origine ovarienne», à côté de ses «ovarites chroniques» réputées infectieuses, et dont il disait, non sans quelques embarras: «L'hypertrophie de l'utérus fait essentiellement partie de l'histoire des ovarites sclérokystiques», et il faut bien se demander «si les lésions utérines sont primitives ou secondaires, si elles relèvent toujours d'une infection ou dépendent de troubles de nutrition liées à l'état nerveux».

Ainsi, la déviation utérine doit être classée parmi ces dystrophies d'origine arthritique que je me suis efforcé de décrire et sur lesquelles je reviens souvent. Mais il ne suffit pas d'avoir établi que la rétroversion mobile des arthritiques nerveuses a une existence propre, indépendante de l'infection (¹), et une place marquée dans le cadre nosologique; il faut encore montrer qu'elle joue un rôle dans les douleurs et l'impotence fonctionnelle de la femme, et que non seulement en théorie, mais aussi en pratique elle n'est

---

(¹) Qu'on ne me dise pas l'arthritisme lui-même est devenu depuis quelque temps une maladie microbienne et transmissible (Guyot); où sont maintenant ces dystrophies utérines indépendantes de l'infection? La théorie microbienne de l'arthritisme n'est pas pour m'inquiéter; elle n'empêchera pas la goutte d'être ronde ni l'arthritisme d'être une disposition morbide qu'on se porte en naissant, un mode de nutrition de l'organisme altéré par des vices héréditaires. Qu'il y ait des toxines ou des microbes à l'origine de ces troubles héréditaires, peu m'importe. Il n'en reste pas moins que la cause oubliée de longue date a créé dans les tissus, dans les centres nerveux régulateurs de la nutrition, des aptitudes pathologiques spéciales qui sont leur tempérament morbide. Les lésions qui s'ensuivent, d'ordre vasculaire et nerveux, ne portent plus trace d'une origine infectée et ne ressemblent pas à celles que provoque une invasion microbienne récente. Et c'est faire une erreur de pratique et une erreur de classification, que d'assimiler ces lésions dystrophiques, indépendantes des agressions du dehors, aux infections proprement dites, évoluant sous nos yeux.

pas quantité négligeable. Un coup d'œil jeté sur son évolution clinique me permettra d'en faire la preuve.

Séméiologie.—Ceux qui refusent à la rétroversion la moindre place au soleil, ont bientôt fait de décrire ses symptômes: ils ne sont autres que les symptômes connus de la salpingite et de la pelvi-péritonite sous leurs formes diverses, ou encore les «symptômes généraux de la métrite», ou encore, le «syndrome utérin». C'est bien simple; on met ensemble, dans le même panier, tous les accidents qui dérivent: 1.º, de la métrite infectieuse chronique, pesanteur pelvienne, douleurs lombaires et leucorrhée muco-purulente; 2.º, des annexites refroidies, sensibilité locale, poussés su baiguës; 3.º, de la congestion et de la sclérose utérines des arthritiques nerveuses, crises douloureuses à forme névralgique, dysménorrhée, métrorrhagies, flux catarrhal, poussées leucorrhéiques inter-menstruelles, cystalgie et rectalgie; 4.º, enfin, tous les phénomènes généraux, toutes les localisations du neuro-arthritisme, dyspepsie, constipation rebelle, névralgies diverses. Lisez les traités connus et estimés, vous y verrez tous les troubles nerveux, palpitations, ballonnement, névralgie lombo-abdominale, intercostale, sciatique, coccygienne, céphalique et faciale, sans oublier la mélancolie, la neurasthénie, l'hystérie, l'épilepsie, la chorée, la toux, l'aphonie et les vomissements, défiler devant vous en un tableau digne de Molière. Voilà ce que provoque toute souffrance utérine; cherchez dans le tas ce qui revient à la rétroversion. Vous voyez bien qu'elle n'a aucune individualité, aucune valeur.

Je me suis efforcé jadis de débrouiller ce chaos, et d'attribuer à chaque lésion utérine ce qui lui appartient. J'ai soutenu que la vraie métrite a pour uniques symptômes la pesanteur pelvienne, les douleurs lombaires et la leucorrhée muco-purulente. Chez les femmes peu nerveuses, la douleur est souvent très atténuée ou même nulle, et seule la leucorrhée abondante les porte à nous consulter: les symptômes généraux n'existent pas, et la guérison locale de la métrite est le seul problème à résoudre. D'autre part, on trouve souvent à côté de la métrite, et sans relation avec elle, les diverses manifestations de l'arthritisme, et il faut se garder de prendre ces troubles généraux pour des signes éloignés de l'infection pelvienne, puisqu'avec des lésions toutes pareilles d'autres malades n'en ont pas trace. Seulement, chez ces nerveuses, si la métrite ne crée pas l'état général, elle intervient pour l'aggraver:

la pesanteur pelvienne devient douleur vive, la congestion utérine excitée par l'état du col provoque des réflexes plus intenses, les troubles gastro-intestinaux sont plus rebelles, le nervosisme est exagéré. De là résulte que, dans beaucoup de cas heureux, la guérison locale rétablit dans une large mesure l'équilibre physiologique et rend aux femmes le calme et la santé. Seules, les nerveuses les plus graves n'ont droit qu'à des améliorations passagères, car la métrite est leur moindre défaut.

Il en va de même avec la déviation utérine. D'une part, les stigmates de l'arthritisme, qu'il serait puéril d'appeler «symptômes généraux de la rétroversion», mais que celle-ci aggrave et entretient. Prenons comme exemple un des phénomènes les plus habituels chez les rétroversées, la constipation. Il est certain que l'atonie ou le spasme des voies digestives, la rétention des matières, la colite muco-membraneuse, n'ont aucun rapport nécessaire avec l'utérus dévié, et sont d'une grande fréquence dans les deux sexes, en dehors de toute affection du petit bassin. Mais j'admets aussi, avec Albert Mathieu, le réflexe à long circuit partant de la lésion pelvienne, et qui provoque ou entretient, chez la femme prédisposée, le spasme du gros intestin; j'admets que l'appétit languissant et l'alimentation diminuée exagèrent le nervosisme et, par un cercle vicieux, favorisent la production du spasme; à preuve, dit Albert Mathieu, les améliorations nombreuses qu'on doit aux interventions chirurgicales. Voilà comment la déviation peut retentir sur d'autres organes, et fournir un appoint aux désordres éloignés.

D'autre part, les troubles pelviens: règles douloureuses, ordinairement profuses; dans l'intervalle des époques la femme n'est, pour ainsi dire, jamais bien portante, elle se plaint de pesanteurs, de fatigues, de douleurs sourdes ou lancinantes, irradiant au périnée, aux cuisses, à la région lombaire, elle ne peut rien faire comme tout le monde. Surviennent des crises violentes, qui rendent la marche impossible et forcent la malade à s'étendre. L'utérus rétrodévié est globuleux et dur; à certains moments le toucher est extrêmement pénible, et tout l'appareil génital est d'une exquise sensibilité. J'ai déjà noté l'intégrité du col, son aspect normal ou violacé, son mucus clair. Les poussées congestives, habituelles au moment des règles, viennent souvent dans leur intervalle, tantôt soudainement et par caprice, tantôt avec une véritable périodicité, au milieu de l'espace intermenstruel — règles de quinzaine ou hypersécrétion glandulaire sans hémorrhagie — et cet acte coordonné, périodique, ces fausses règles où apparaît si bien l'influence du système nerveux, sont absolument caractéristiques de la dystrophie utérine. Tels sont, avec des nuances dans leur intensité, les troubles pelviens de la rétroversion. Le tableau que je viens d'en tracer est exactement celui de la congestion utéro-ovarienne des arthritiques nerveuses ; déviation et congestion, sans être inséparables, sont liées étroitement l'une à l'autre.

Ceci n'est pas pour nous convaincre, au premier abord, que la rétroversion ait une existence clinique indépendante. Le fait est que les arthritiques nerveuses n'ont pas besoin d'avoir l'utérus dévié pour souffrir de congestion et de crises névralgiques ; d'autre part, il y a des rétroversions facilement tolérées. Chez des femmes qui ont un rein mobile, par exemple, on rencontre, en les examinant, une rétroversion dont elles ne se plaignaient pas ; la douleur du rein leur suffit. D'autres fois, la ptose rénale est elle-même indolore, mais leur estomac, leur foie sont malades ; il semble que leur système nerveux soit occupé ailleurs. Tout se voit, chez les nerveuses ; mais ces cas-là n'effacent pas les autres. Que le renversement ou l'inflexion de l'organe gêne la circulation, tiraille ou comprime des filets nerveux, peu importe le mécanisme, il est facile de démontrer que l'attitude vicieuse provoque ou entretient la congestion douloureuse. Les gynécologues qui nous ont précédé, moins savants que nous sur l'infection, savaient bien qu'en mettant un pessaire on fait cesser tout à coup les douleurs et que la femme est soulagée comme par enchantement. Comment se fait-il que des chirurgiens aient perdu cette notion classique et semblent nier l'évidence, le fait de tous les jours, en disant qu'il n'y a pas de traitement propre à la rétroversion et que le redressement n'est pas utile ? Combien de femmes n'ai-je pas vues à qui un mauvais pessaire, appliqué tant bien que mal, rendait cependant de tels services que sans lui elles ne pouvaient plus marcher, et que grâce à lui elles avaient une vie supportable ! Et quand elles sont vraiment traitées, quand le redressement est réel et définitif, que de guérisons durables ! Je le sais par expérience, et je le montrerai tout à l'heure. Sans doute, il ne faut pas perdre de vue la femme ; certaines nerveuses le sont à un tel point qu'il est impossible de leur rien promettre. Cependant, si l'indication est bien nette, si la localisation pelvienne, la douleur spontanée et la sensibilité utérine au toucher paraissent dominer l'état névropathique, on a des succès inespérés, et j'ai vu des femmes assez nerveuses pour n'inspirer aucune confiance, guérir simple-

ment à la suite de l'hystéropexie, et m'annoncer longtemps après
la persistance de leur bonne santé.

Une autre considération plaide en faveur du redressement :
la stérilité. Il me semble que, dans certaines conditions, c'est une
raison qui peut suffire. J'ignore dans quels cas et dans quelle mesure la déviation en arrière contribue à la stérilité, mais le fait
n'est pas niable, et je devais l'indiquer en passant.

Il faut donc, en somme, redresser les rétroversions, ou plutôt,
il y a des rétroversions qu'il faut redresser. A l'appui de cette
proposition, j'apporterai des exemples et des preuves.

Traitement. — Il y a cinq ans, lorsque j'ai recommandé, à la
Société d'Obstétrique, de Gynécolgoie et de Pédiatrie, un procédé de
redressement sur lequel j'insisterai tout à l'heure, j'ai soutenu que
certaines rétroversions «sont par elles-mêmes une maladie, une entité
morbide, où on voit l'utérus congestionné et scléreux tomber en arrière par suite du relâchement de ses liens fibreux, sans qu'il
y soit contraint par la moindre adhérence ou la moindre lésion
pelvienne. Ces rétroversions proprement dites, simples, mobiles,
qui peuvent exister chez les vierges aussi bien que chez les femmes devenues mères, appartiennent aux arthritiques nerveuses...
Or, ces rétroversions causent des douleurs et d'autres phénomènes morbides qui leur sont propres, et qui disparaissent par le
fait seul du redressement. Il y a donc des utérus qu'il faut redresser.»

Plusieurs de mes collègues se sont élevés contre cette manière de voir, et ont contesté la fréquence des indications du
redressement, ou même lui ont nié toute valeur. «Je persiste à
croire, dit Pozzi, qu'il n'y a pas de traitement chirurgical spécial
de la rétrodéviation. Les dix-neuf vingtièmes des rétroversions
qu'on observe sont fonction de lésions utérines, annexielles ou périnéales. Une fois sur vingt, la mobilité utérine est essentielle et
détermine des troubles par elle-même, mais c'est presque toujours
chez des nerveuses, chez des femmes obèses, arthritiques ou non.
Le redressement ne les guérit pas», et même, l'opération leur
crée des chances d'éventration abdominale et des dangers pour
les grossesses ultérieures.

Certes, je ne prends pas à la lettre la proportion $^{19}/_{20}$, choisie
au hasard de la discussion; mais je n'en trouve pas moins que c'est
faire une part bien insuffisante aux rétroversions qu'on pourrait
guérir par une intervention opportune, et s'exposer, chez un grand

nombre de femmes, à rester impuissant ou à poursuivre, par une thérapeutique brouillonne, des lésions imaginaires. J'ai vu assez souvent de mes yeux ces traitements à côté et cette impuissance thérapeutique, pour en parler au nom de l'expérience.

Certes, la rétroversion primitive se voit chez des femmes nerveuses, mais il n'en résulte pas qu'elle ne puisse guérir. Chez des obèses? Oui, mais souvent aussi chez des maigres, et cette préférence accordée au volume est de pure fantaisie. Des chances d'éventration? Oui, si vous faites des laparotomies maladroites et des plaies qui suppurent. Les dangers pour la grossesse? Oui, si vous fixez l'utérus par un mauvais procédé, si, dépourvu de doctrine et mal outillé dans une question qui vous intéresse peu, vous allez à la remorque des procédés d'auteurs et restez perdu au milieu de ces méthodes précaires, incertaines, riches d'inconvénients, qui ont constitué jusqu'ici le bagage encombrant des hystéropexies.

On le voit, dans ces quelques phrases de Pozzi, il n'en est pas une qui ne donne prise à la critique. Et il ne s'agit pas seulement ici d'une formule toute personnelle et qui reste la propriété de son auteur; c'est, d'après ce que j'ai vu et d'après les faits que je mettrai sous vos yeux, une opinion assez répandue, au grand préjudice des femmes, qu'on peut toujours négliger la rétroversion et chercher ailleurs la cause des souffrances.

Pour combattre ma thèse et l'opération que je défendais, Pozzi raillait mon enthousiasme pour un procédé qu'il n'avait pas mis à l'épreuve. J'apportais des espérances et rien de plus; que deviendraient mes opérées, que se passerait-il au moment d'une grossesse? Le simple bon sens m'avait déjà quelque peu renseigné, mais il était bien vrai qu'un temps plus long et des observations plus nombreuses étaient nécessaires. Aujourd'hui, je suis en mesure de répondre aux questions qui m'étaient posées.

Depuis le mois d'Octobre 1899 jusqu'au moment où j'écris (Septembre 1905), c'est-à-dire pendant une période de six ans, j'ai fait 80 opérations de redressement pour des rétroversions mobiles; un peu plus d'une par mois, en moyenne. Je laisse de côté celles que j'ai faites pendant les années précédentes; c'était généralement des gastro-hystéropexies; malgré les résultats qu'elles m'ont donnés, comme à bien d'autres, ces fixations directes sont des opérations trop brutales, trop peu physiologiques, trop sujettes à caution pour qu'il soit intéressant de les passer en revue. En commençant un peu plus tard cet examen rétrospectif,

j'ai l'avantage de limiter mon travail de révision et de le faire
porter sur des faits de même ordre et comparables entre eux,
alors que ma religion était faite sur la nature des rétroversions
mobiles, sur leur degré de fréquence, leur valeur clinique, les indications précises de leur traitement, alors enfin que j'étais en
possession d'un procédé très sûr, très rationnel, exempt des défauts qu'on peut reprocher aux autres, pour rendre à l'utérus sa
position naturelle dans le petit bassin.

Ce chiffre 80 ne comprend que des rétroversions mobiles,
primitives, celles que j'ai décrites comme ayant une existence
propre et une histoire clinique. J'ai donc éliminé tous les cas
d'infection pelvienne avec déviation symptomatique; j'ai éliminé
quelques faits où mon diagnostic s'est trouvé en défaut, où, dé-
couvrant dans le petit bassin des lésions annexielles méconnues;
j'ai dû changer mon fusil d'épaule et faire une castration uni ou
bilatérale, suivie ou non du redressement. J'ai conservé quelques
cas — 18 sur 80 — où, la rétroversion étant mobile au toucher,
l'histoire de la malade et l'évolution de ses troubles pelviens révélant à coup sûr la rétroversion primitive et lui assignant son
véritable rôle, j'ai trouvé, en opérant, quelques adhérences fila-
menteuses, faciles à rompre, unissant des organes d'ailleurs sains
et indemnes de toute lésion profonde; traces de lymphangite superficielle greffée, au cours de la vie génitale, sur un utérus anciennement dévié; adhérences légères dont la rupture avec le
doigt n'aurait servi de rien, l'utérus étant livré à lui-même. J'ai
signalé plus haut les cas de ce genre où l'interprétation peut va-
rier, où l'influence de ces reliquats d'infection sur les douleurs de
la femme et sur l'attitude vicieuse elle-même n'est pas bien définie. En laissant de côté toutes celles de mes observations où l'infection pelvienne avait quelque importance, je suis sûr de n'avoir
mis en ligne de compte que celles où les filaments celluleux constatés autour des annexes n'avaient aucune valeur, où, par suite,
le redressement de l'utérus a été le fait essentiel, responsable de
la guérison.

Aussi bien, il reste 62 cas sur 80 où la rétroversion était
parfaitement mobile et où l'absence du moindre filament celluleux, de la plus légère trace d'irritation péritonéale est notée en
termes explicites.

Cela dit, je dois faire, de mes 80 malades, plusieurs catégories. Dans la première se rangent les malades d'hôpital anciennement opérés et que je n'ai pas revues; elles sont au nombre de

25. Permettez-moi de faire pour elles le raisonnement que vous faites en général, et non sans raison, dans la plupart de vos statistiques: si je ne les ai pas revues, c'est qu'elles sont guéries. Nos malades d'hôpital reviennent très ordinairement quand elles ont quelque chose à nous dire, quelque plainte à nous adresser; celles qui ne reviennent pas sont celles qui ne se plaignent de rien. Celles-là, pour les revoir, il faut aller les chercher. Et je vais vous en donner la preuve. En 1901, je n'avais revu aucune de mes opérées de rétroversion pendant une période de deux ans. Je priai alors un de mes internes de faire une enquête. A nous deux, nous en retrouvâmes seize; toutes étaient guéries et se déclaraient satisfaites.

Deuxième catégorie: je ne crois pas m'avancer trop en vous disant que 15 malades opérées cette année même, et que j'ai vues bien rétablies, débarrassées de leurs douleurs, de leurs pertes et leur impotence fonctionnelle, resteront guéries. Elles sont trop récentes — suivant la formule — pour que je puisse m'en vanter. Cependant, comme j'ai suivi les mêmes indications que chez les anciennes, accroché leur utérus de la même façon, observé les mêmes résultats immédiats, la même action du redressement sur les congestions et les douleurs, il y a des chances, vous l'avouerez, pour que les résultats éloignés soient les mêmes.

Je voulais faire une troisième catégorie, comprenant les malades qui n'auraient pas été guéries par le redressement. Je m'y attendais un peu; ces malades sont des nerveuses, et il est souvent difficile de faire la part de la déviation utérine dans les douleurs et les troubles généraux. S'il est élémentaire de ne pas prendre une hystérique franche ou une aliénée pour une femme qu'on va guérir en s'occupant de son utérus, bien des cas sont plus obscurs, et il y a des «fausses utérines» ou des utérines qui ne le sont pas beaucoup et sur lesquelles on peut prendre le change. Or, malgré ma volonté d'être impartial et mon désir d'être agréable à Pozzi, je n'ai pu trouver qu'une seule malade pour constituer ma troisième catégorie: c'est une femme de 31 ans, opérée le 4 Août 1900, et qui, le 25 Avril 1901, avait toujours mal et restait très nerveuse, sans réelle amélioration. Encore disait-elle qu'elle se sentait plus forte et souffrait moins des reins. Encore faut-il dire que j'avais dû libérer l'utérus d'«adhérences totales et assez résistantes du Douglas»; il y avait donc une ancienne infection pelvienne qui n'était pas absolument négligeable. Enfin, je voudrais bien savoir ce qu'elle est devenue depuis quatre ans; il est bien possible que ses vieilles douleurs se soient calmées peu à peu, et que la correction de l'attitude vicieuse y soit pour beaucoup.

Tel est le seul fait, un peu mince, que je puisse donner en pâture aux adversaires du redressement; je pourrais en avoir d'autres, et plus démonstratifs, sans abandonner la thèse que je soutiens. Si je n'en ai pas davantage, c'est apparemment que j'ai suivi des indications précises, et que j'ai fait pour mon compte ce que je recommande de faire: regarder les malades, n'obéir à aucun système, et faire les distinctions cliniques nécessaires, contre lesquelles aucune subtilité pathogénique ne prévaut.

Je résume le contenu de mes trois premières catégories: 1 malade qui, aux dernières nouvelles, souffrait encore; 25 malades perdues de vue et 15 récemment opérées, sur le sort desquelles j'ai peu d'inquiétude, vous savez pourquoi. Reste la quatrième: 39 cas de guérisons constatées, authentiques.

Et je demande qu'on veuille bien ne pas épiloguer sur le mot guérison. Il est facile de dire que les nerveuses ne guérissent pas. Il est bien entendu que l'hérédité morbide, les fautes accumulées de nos pères contre l'hygiène, les produits confus des microbes qui nous assaillent et des toxines que nous fabriquons, le neuro-arthritisme en un mot, ne disparaissent pas pour deux fils de catgut placés sur un ligament. Mais demandez aux malades ce qu'elles en pensent, c'est à elles de juger la question: celle-ci n'a plus du tout mal au ventre, «même pendant les règles»; celle-là me dit; «J'étais toujours dans le sang, je n'ai plus ni douleurs ni pertes», elle peut enfin travailler et reprendre la vie commune; chez une autre, «les pertes blanches elles-mêmes ont disparu, la transformation est complète, il reste un peu de pesanteur de temps en temps», ou bien «un peu de cuisson du côté de la vessie»; une autre n'a plus «ni douleur dans le ventre, ni trouble de l'estomac; encore quelques maux de tête; le changement est sensible pendant la marche, sensible avant et après les règles; elle n'est plus la même, c'est le jour et la nuit». Encore un point: les rapports sexuels étaient impossibles ou très douloureux depuis plusieurs années; ils sont devenus possibles et naturels. En somme, quelques douleurs vagues, toujours un peu nerveuses; mais elles vont «très bien», ne sont plus «arrêtées», toute impotence fonctionnelle a disparu. Sans doute, la rétroversion jouait un rôle dans leurs peines, puisqu'elles sont reconnaissantes et s'applaudissent de leur «bonne santé». Tous ces termes sont pris sur le vif, et nullement inventés pour traduire une pensée douteuse ou une expression complaisante. Que vous faut-il de plus?

Pas une fois je n'ai vu l'utérus quitter la place où je l'avais mis et retomber dans le petit bassin. Trois opérées sont devenues enceintes et ont mené leur grossesse à terme dans d'excellentes conditions. La première, 26 ans, avait déjà un enfant. La seconde, 24 ans, n'en avait pas; son col était sain, son utérus globuleux, congestionné, sa rétroversion parfaitement mobile; ni dans l'utérus ni dans la cavité pelvienne on ne pouvait découvrir le moindre signe d'une infection antérieure; opérée le 15 Novembre 1900, elle devint enceinte en Mars 1901. La troisième, 7 ans auparavant, avait subi l'opération d'Alexander par Doléris, mais l'utérus était retombé; je lui fis, en Novembre 1903, l'inclusion pariétale des ligaments ronds; elle accoucha normalement le 20 Janvier 1905.

Tel est mon bilan, tels sont les faits qui m'encouragent à persévérer dans cette voie. J'ai réuni ces chiffres et je vous les présente, parce que, si je n'avais rempli cette formalité, vous m'accuseriez de manquer de précision, de me contenter d'assertions sans preuves et de n'apporter qu'une «profession de foi». Il faut des statistiques, c'est l'usage. Mais j'avoue n'y attacher qu'une minime importance, et rien ne vaut, pour se faire des idées justes, l'examen de quelques faits isolés. Aussi vous demanderai-je la permission d'en exposer quatre en détail; pareils à beaucoup d'autres, ils mettent bien en lumière le rôle que j'attribue à la rétroversion et les fautes journellement commises par ceux qui ne veulent pas l'admettre.

(a) Voici une première malade, femme de 32 ans, qui entre à l'hôpital pour des hémorrhagies. Elle souffre depuis 13 ans; elle a eu 3 enfants, une fausse-couche, 2 curettages — pauvre femme! — et depuis 15 mois les rapports conjugaux sont devenus impossibles à cause des douleurs et des pertes. Le ventre est d'une extrême sensibilité; les douleurs reviennent par crises, c'est comme «un coup de fouet» qui l'arrête subitement, l'oblige à se coucher, provoque des nausées, et la tient immobile pendant deux ou trois jours. Jamais, depuis l'âge de 15 ans, ses règles n'ont été régulières; depuis 17 mois, elle les voit tous les quinze jours et perd beaucoup. Dans l'intervalle des hémorrhagies, pertes blanches abondantes. Mictions douloureuses par moments; un peu d'incontinence d'urine. Constipation opiniâtre; elle est quelquefois huit jours sans aller à la selle.

Rien ne manque à ce tableau désolant; la malade fait peine à voir. Au premier abord, on oublie ses antécédents, son tempérament nerveux, sa menstruation irrégulière bien avant son mariage, et on pense que trois enfants, une fausse couche et deux curettages ont été amplement suffisants pour l'infecter. Nous allons trouver, sans doute, un col déchiré, suppurant, un utérus volumineux, enclavé, des collections tubaires, un magma pelvien gênant la vessie, comprimant le rectum? Non: le col est sain, un peu gros seulement, et donne un mucus clair; au toucher, rétroflexion mobile, culs-de-sac profonds et souples. A l'ouverture de l'abdomen (20 Juillet 1905): l'utérus est globuleux, peu augmenté de volume; il est fléchi et tombé dans le Douglas, mais libre d'adhérences; la surface péritonéale est lisse et polie; les trompes sont d'une intégrité parfaite, les ovaires sont sclérokystiques — ils le sont toujours en pareil cas — mais leur volume n'a rien d'exagéré. Je laisse bien tranquilles des organes sans lésions profondes; je me borne à saisir chaque ligament rond à 4 ou 5 centimètres du corps utérin pour les insérer dans l'angle inférieur de la plaie abdominale; l'opération a duré quelques minutes.

Voilà donc une femme qui souffre terriblement, qui a des hémorragies, des crises névralgiques, des troubles variés depuis longtemps. Elle a été surmenée peut-être, mais non sérieusement infectée, et pour toute lésion, son utérus est pareil à tous les utérus qui ont été gravides, mais il est fléchi et ses ligaments sont relâchés. Rien de plus; impossible de trouver d'autre cause aux désordres fonctionnels. Je relève l'utérus et ne touche à rien. De ce fait, la malade est soulagée, les pertes sont finies, elle ne sent plus son ventre et m'envoie des remerciements. Je n'ai combattu ni supprimé aucune lésion inflammatoire; je n'ai rien cautérisé, rien coupé, rien gratté. La malade ne souffrait donc pas d'autre chose. Impossible de voir des troubles pelviens plus intenses, plus rebelles, plus caractérisés, en rapport avec une rétroversion plus simple et d'apparence plus bénigne. Impossible de mieux saisir la relation qui existe et qu'on ne peut nier entre la suppression des symptômes et la seule correction de l'attitude vicieuse.

(b) Le fait précédent nous a montré comment la déviation utérine produit des troubles pelviens nettement localisés. Le suivant nous révélera son influence sur les troubles généraux.

Autre femme de 32 ans, porteuse d'une rétroversion mobile et d'un utérus de volume ordinaire sans traces d'infection. Irrégularités menstruelles, dysménorrhée, troubles digestifs, marche difficile. Mais surtout, depuis quelques années, sont venus s'ajouter aux symptômes locaux des insomnies, des cauchemars, une grande faiblesse, un continuel besoin de repos. Jusque là, malgré les douleurs et l'impotence fonctionnelle relative, la déviation utérine semblait si peu de chose, que l'idée n'était pas venue d'une intervention chirurgicale. L'état neurasthénique de plus en plus sérieux, traité longuement, inutilement, lasse enfin la patience de la malade et de son entourage; un médecin avisé croit devoir établir une corrélation entre la marche progressive de la névropathie et les désordres pelviens, et décide sa cliente à venir me consulter. La malade est maigre et chétive, sans forces et sans courage; son état général précaire fait oublier toute localisation pelvienne; il est invraisemblable qu'une neurasthénie si grave soit sous la dépendance d'une affection utérine si légère. Et cependant quand la souffrance locale n'est pas imaginaire, quand elle est tenace et d'ancienne date, je sais la part qu'elle peut prendre aux troubles éloignés, je sais dans quelle mesure il est permis d'en tenir compte. Bref, l'opération fut pratiquée le 14 Décembre 1903, et je trouvai un utérus parfaitement mobile, des ovaires sclérokystiques ordinaires, des trompes saines, un péritoine intact; et rien ne fut fait que le redressement pur et simple. Et ce fut comme un coup de théâtre: à peine sortie de la maison de santé, la malade allait et venait, marchait sans fatigue, mangeait et digérait bien, avait oublié ses cauchemars, ses insomnies et ses idées noires, avait bonne mine et semblait rajeunie. Je l'ai revue et suivie depuis deux ans; vous ne me croiriez pas si je vous disais que j'ai fait d'elle une femme robuste et bien musclée; c'est toujours une arthritique nerveuse dont l'estomac délicat demande une nourriture légère, dont la constipation très améliorée n'est pas totalement disparue, qui a des «faiblesses de ventre», une vessie quelque peu irritable; mais elle est sur pieds, n'inquiète plus personne, n'a plus ses «douleurs à l'utérus» et vit comme tout le monde. Je n'ai pas refait son tempérament; je lui ai retiré, pour ainsi dire, la dose de neurasthénie qui lui venait de sa rétroversion et qui dépassait la mesure. Si je vous l'ai citée, c'est qu'il me paraît difficile de trouver un meilleur exemple de ce fait, qu'un état nerveux complexe peut être, sinon créé de toutes pièces, du moins entretenu et singulièrement aggravé par la simple déviation, et qu'il suffit de redresser l'utérus pour voir cesser les grands symptômes et l'équilibre se rétablir.

(c) Voyons maintenant les erreurs commises. Une femme de

36 ans m'est amenée à l'hôpital Cochin, avec une rétroversion mobile et très douloureuse. Il y a deux ans, elle était déjà venue pendant que j'étais absent, et un de mes jeunes collègues, ayant constaté la déviation utérine, avait fait une laparotomie. L'utérus et les annexes étaient libres d'adhérences, mais un petit kyste parovarien, gros comme une mandarine, occupait l'épaisseur du ligament large gauche. Le chirurgien fit l'ablation du kyste et laissa la rétroversion; à une question qu'on lui posait, il répondit: «le kyste est la chose principale; l'utérus se remettra de lui-même en place». La malade quitta l'hôpital, continua de souffrir, et son médecin constata à diverses reprises la persistance de la déviation. Pendant deux ans, elle fut presque impotente, pouvant à peine marcher, ayant de nouvelles crises à la moindre fatigue. Je l'opère en Juin dernier, et maintenant elle est guérie.

Dans ce cas, mon jeune collègue avait obéi à un double préjugé: la rétroversion n'est rien par elle-même; je trouve un kyste parovarien, c'est lui qui fait souffrir. D'autre part, quand j'aurai traité les annexes malades, l'utérus n'étant plus gêné doit revenir à sa place.

Or, les kystes parovariens de ce volume ne font pas souffrir en général et passent inaperçus, tandis que la rétroversion la plus simple est par elle-même une cause de douleurs, je l'ai assez démontré par les faits qui précèdent. Enfin, le traitement des annexes malades est suffisant quand elles sont très malades, quand elles occupent la scène et relèguent au second plan la déviation de l'utérus, refoulé ou tiraillé; mais quelle influence mystérieuse l'ablation d'un kyste insignifiant peut-elle avoir sur une déviation dont il n'est pas cause?

(d) Une jeune femme de 29 ans, habitant Nice, vient à Paris chercher le remède à des maux qui la désolent depuis de longues années. Étant jeune fille, elle souffrait: à 18 ans, elle fut très malade, et consulta un chirurgien de Montpellier, dont la science et le caractère défient toute critique. Elle fut alors soignée «très sérieusement, comme une femme mariée», pour une «rétroversion avec salpingite à droite»; elle resta deux ans couchée, «ayant de fortes douleurs du côté droit, et dans l'impossibilité absolue de marcher tant soit peu et surtout d'aller en voiture». Elle fut traitée «par l'électricité, la teinture d'iode, les tampons...»

Médecins et chirurgiens trouvent des salpingites chez les jeunes filles avec une étrange facilité. Je sais bien que tout arrive;

on a vu des vierges — ou demi-vierges — avoir la blennorrhagie
pourquoi ne verrait-on pas l'infection des trompes ? Sans doute,
mais les conditions requises pour observer de pareils faits sont
exceptionnelles. Or, c'est couramment, dans la pratique journalière,
c'est à la moindre douleur paraissant dépasser les bords de l'utérus,
qu'on porte ce diagnostic. Pour ma part, j'en suis corrigé depuis longtemps : la première suppuration pelvienne que j'ai cru voir chez
une fille intacte — il y a bien longtemps — s'est trouvée être une
appendicite ; j'ai communiqué le fait à la Société de Chirurgie,
et ce fut la première fois qu'on y parla du diagnostic différentiel
de l'appendicite et des lésions tubo-ovariennes. Je sais maintenant
que la blennorrhagie et l'accouchement sont à peu près seuls res-
ponsables des infections annexielles, et je ne prononce plus en
l'air le mot salpingite.

Un jour, l'utérus de ma jeune malade fut redressé par un
pessaire, et cela lui fit tant de bien qu'on la considéra comme
guérie. Elle pouvait marcher, elle n'avait plus que «des tiraillements très douloureux par moments», qui lui paraissaient
«peu de chose, auprès de ce qu'elle avait souffert». Quatre années se passèrent ainsi : elle se maria, et pendant quatre années
encore elle n'alla pas trop mal, souffrant un peu de temps à autre
et pouvant se passer du pessaire. Quelques mois après son mariage elle fit une fausse couche, mais celle-ci ne fut pas la cause
d'accidents nouveaux. Elle se croyait enfin débarrassée de ses
misères, quand tout à coup, sans motif apparent, les malaises
d'autrefois reparurent de plus belle. Un médecin fut consulté à
Nice ; on revint au pessaire, aux injections, aux grands bains, à
la teinture d'iode. Et toujours on parlait de salpingite et d'ovaires
malades ; seulement, la jeune femme souffrait à gauche et ne sentait plus son côté droit. Une opération fut proposée ; laquelle ? J'ai
bien peur qu'on n'ait songé alors à une mutilation. Quoi qu'il en
soit, la proposition fut repoussée, non par la malade, qui était à
bout de patience, mais par les siens, à qui sans doute on ne donnait pas d'explications rassurantes. Si bien qu'ayant vu s'ajouter
à ses maux «des pertes sanguinolentes suivies de douleurs qui
l'empêchaient absolument de marcher», et des élancements sans
trêve dans le côté gauche, elle continua de «traîner son existence
misérable» jusqu'au jour où il fut décidé qu'on viendrait à Paris.

Il semble bien que, malgré le souvenir du pessaire et de son
influence heureuse, le rôle de la rétroversion, depuis la reprise des
accidents, n'ait pas été mis en première ligne. Et de fait, chez une

femme mariée, l'infection tubaire est admissible *a priori*; mais pour y croire, encore faut-il la trouver. L'observation présente nous fait justement toucher du doigt cette fausse interprétation, toujours la même; on cherche l'infection, l'infection toujours, et comme elle se dérobe, on reste impuissant, désarmé, entre les médications palliatives, éternellement inefficaces, et les mutilations qu'on n'ose faire ou qui sont refusées. On a la ressource de dire à la malade qu'elle est nerveuse, et de lui faire passer les meilleures années de sa vie sur une chaise longue. Et on semble ignorer qu'une femme atteinte de rétroversion ne souffre pas toujours d'«autre chose», et qu'il suffirait d'une opération très bénigne pour mettre fin à ses maux.

Lorsque je la vis à Paris, la jeune femme avait un utérus un peu gros, renversé dans le Douglas, très mobile, et je ne pouvais lui trouver d'autre lésion. Je laisse de côté les efforts qu'il me fallut pour exposer à qui de droit la situation, montrer combien elle différait de ce qu'on avait cru jusque là, quelle devait être l'opération et pourquoi elle me semblait utile. La décision fut prise et exécutée le 18 Mai 1905; utérus libre, ovaires scléro-kystiques, péritoine intact, pas le moindre filament celluleux. À droite comme à gauche, la trompe si longtemps et si souvent incriminée, la trompe qui devait nous montrer au moins des stigmates — épaississement, déformation, adhérences — inséparables d'une salpingite ancienne de dix ans et continuellement douloureuse, la trompe était saine, fluette et mobile. Je redressai l'utérus, en accrochant les ligaments ronds à l'angle inférieur de la plaie.

Voulez-vous maintenant savoir le résultat? Je laisse parler la malade: «Mon long voyage de Paris à Nice a été le meilleur que j'aie jamais fait. Je n'ai pas ressenti la moindre fatigue, et je commence à croire que je suis bien réellement guérie.... Je suis dehors toute la journée. Je vais et viens un peu partout... Je recommence à vivre comme tout le monde, puis que je n'en éprouve aucune fatigue... Nous oublions vite les mauvais jours passés.» Et dans une lettre plus récente: «Je ne suis plus la même; j'ai fait dernièrement une promenade à pied de 6 kilomètres sans la moindre fatigue. Je n'ai plus de douleurs ni à droite ni à gauche, à peine quelques tiraillements de temps à autre. Assez souvent, j'ai mal aux reins; mais tout cela n'a rien de comparable avec le passé... Je vous le répète, je ne suis plus la même».

Je ne crois pas utile de multiplier les exemples. J'en ai dit assez pour démontrer: 1.° que l'utérus bien accroché reste en bonne position; 2.º que la femme guérit, dans une large mesure, de ses douleurs, de ses congestions pelviennes, d'une part de son nervosisme; 3.º qu'elle conduit ses grossesses à terme. Ce n'est donc pas une œuvre vaine que de réduire ces rétroversions mobiles, qui sont par elles-mêmes, et malgré leur bénignité apparente, la source de maux importants.

Mais faut-il les réduire toutes? Évidemment non. Je soutiens que la rétroversion joue un rôle dans la pathologie de la femme et qu'il faut s'occuper d'elle, mais je ne veux pas qu'on ait toujours le bistouri à la main et qu'on ne voie le salut que dans une opération sanglante. Je ne méconnais aucun des traitements dont la valeur est établie. Il y a des rétroversions tolérées; il y en a qu'on rend tolérables. Je tiens à rendre hommage aux soins réels que les médecins savent donner aux arthritiques nerveuses, quand ils les connaissent, aux médications qui décongestionnent et modèrent les pertes, au massage utérin, à l'hydrothérapie, aux eaux minérales, etc. J'ai assez bataillé pour soustraire l'utérus et les ovaires des arthritiques nerveuses à des agressions chirurgicales injustifiées, j'ai assez combattu les diagnostics sommaires et la chirurgie aveugle pour n'être pas soupçonné d'infliger à ces malades des tourments inutiles. Et j'ai peine à croire que Pozzi ait assez mal compris ma doctrine pour l'accuser sérieusement de conduire à l'abus des opérations (¹).

Si je n'entre pas dans de plus amples détails, c'est que mon but n'est pas, en ce moment, d'énumérer des choses que vous savez aussi bien que moi.

Encore un mot. En isolant la rétroversion de la métrite infectieuse, parce que les cas sont nombreux où elle existe seule, je ne veux pas dire qu'un utérus dévié ne soit jamais un utérus infecté. Bien au contraire, les érosions, les déchirures obstétricales, l'éversion de la muqueuse, la leucorrhée muco-purulente se rencontrent souvent avec les utérus en rétroversion mobile, et j'en tiens toujours compte. En pareil cas, la métrite peut avoir une grande importance et rendre pénible une déviation qui, sans elle, serait assez bien tolérée. Allez-vous redresser l'utérus avant d'être sûr que c'est bien utile, et un utérus malade qui peut entretenir les douleurs après le redressement? Non, c'est à la métrite qu'on doit s'attaquer d'abord; c'est après l'avoir traitée pour le

---

(¹) Pozzi. Traité de gynécologie, 4.e édition.

mieux qu'on pourra juger s'il faut s'arrêter là, ou s'il y a lieu de corriger la déviation.

L'infection, à laquelle est exposée l'utérus dévié comme les autres, peut aller plus loin, envahir le petit bassin et les annexes. Tels sont les cas, difficiles à interpréter, dont j'ai parlé déjà. Si l'infection est grave, s'il y a des masses annexielles évidentes, peu importe qu'il s'agisse d'une déviation primitive ou d'un utérus déplacé par les tumeurs salpingiennes ; j'ai dit qu'alors le traitement des lésions infectieuses est le seul nécessaire, et qu'il est suffisant. Mais que faire, si l'utérus est demi-mobile, un peu difficile à soulever, si les adhérences semblent légères et les reliquats inflammatoires de médiocre valeur ? Il n'est pas difficile de prendre parti : la femme est malade, il faut traiter ou sa rétroversion ou sa périmétrite. Je suppose que la médication palliative a été mise à l'épreuve. Opérez donc, mais à la condition de faire une laparotomie médiane qui vous donne jour dans la cavité pelvienne. Complétez alors votre diagnostic, et bornez-vous au traitement des salpingites si elles sont plus graves que vous n'aviez cru, ou bien, si les reliquats inflammatoires sont insignifiants, dites-vous que la déviation est le point essentiel, libérez et fixez l'utérus.

C'est affaire de tact et d'expérience ; dans le doute, la fixation — par un bon procédé — n'a pas d'inconvénients.

Il nous reste à examiner les opérations de redressement. N'ayez pas peur : je ne vous conduirai pas à travers le maquis de la procédure. Je ne fais ici ni étude historique, ni leçon clinique élémentaire ; vous connaissez les faits aussi bien que moi ; je ne vous dirai que ce que je veux vous faire entendre.

La première idée qui vient, quand on aborde cette question du manuel opératoire, c'est qu'il n'est vraiment pas nécessaire de tant prêcher le redressement des rétroversions. Il semble bien qu'on n'ait fait que cela depuis vingt ans ! On a fixé l'utérus par son fond, par ses faces, par son col, par ses cornes, par ses annexes, par chacun de ses ligaments. Si nous faisions le compte approximatif des inventeurs de procédés, de leurs élèves, de leurs imitateurs et des opérations que chacun d'eux a pu faire pendant ces vingt dernières années, nous arriverions à un tel chiffre d'utérus redressés que l'esprit en serait confondu. Non certes, me direz-vous, la rétroversion n'est pas négligée ; la foule des gynécologues s'est escrimée sur elle. De quoi vous plaignez-vous ?

C'est vrai, les auteurs sont nombreux qui, surprenant un défaut dans la «statique pelvienne», ont cru devoir le corriger. La mécanique ne perd jamais ses droits. Nous avons assisté à une véritable débauche opératoire; l'utérus a été tiré dans toutes les directions, collé à toutes les parois, enclavé sous la vessie, plié dans l'autre sens. N'empêche que, pour nous consoler des redresseurs à outrance, nous avons les abstentionnistes. Et j'ai dû répondre à cette assertion paradoxale, excessive, à savoir que la rétrodéviation n'a par elle-même aucune valeur, et que, dans les cas très rares où elle produit des symptômes, le redressement ne la guérit pas. Cette opinion a ses défenseurs, et beaucoup de femmes en pâtissent; nombre de praticiens semblent la suivre, soit qu'ils y obéissent en effet, soit que, livrés à eux-mêmes, ils manquent de doctrine et observent sans direction.

Et puis, qu'on ne se fasse pas d'illusion: l'utérus a été fixé tout aussi souvent, plus souvent même, pour des cas de prolapsus que pour des rétroversions. Ici, je demande à m'expliquer et à rendre claire, si je le puis, une question qu'on obscurcit à plaisir.

Vous avez pu vous étonner que, dans les pages qui précèdent, pas un instant je ne vous aie parlé de procidence vaginale. Je vous ai décrit une rétroversion qui ne s'annonce pas par des signes extérieurs; il faut la chercher à travers un périnée intact et un vagin qui a sa tonicité normale. Un peu de laxité peut-être chez les femmes qui ont accouché, mais pas toujours, et l'idée ne viendrait pas d'attribuer quelque symptôme à un si faible degré de relâchement. Chez les nullipares, l'intégrité anatomique est entière.

C'est une erreur de toujours parler d'effondrement pelvien à propos de la rétroversion; et c'est encore une preuve qu'elle est méconnue dans sa véritable histoire clinique. Cette forme très simple de déviation utérine et justement la plus intéressante, la plus douloureuse, celle qui donne les réactions les plus vives — tels les exemples que j'ai cités — et cela à tout âge, avant la ménopause, mais particulièrement chez les femmes encore jeunes, elle a sa physionomie, ses indications, sa thérapeutique.

Prenons maintenant des faits très éloignés. Femme de 45 ans, ou même ayant dépassé la ménopause: la paroi vaginale fait saillie à la vulve béante, le doigt rencontre le col très abaissé. En pareil cas, l'utérus est presque toujours penché en arrière. Mais quelle différence! La déviation n'est ici qu'un épiphénomène; la femme est tiraillée, gênée par sa hernie vaginale, plus ou moins impotente, mais elle n'a ni congestion, ni pertes, ni crises névralgiques; le col est hypertrophié, mais sec, le corps est insensible

au toucher. Il s'agit d'un prolapsus, et non d'une rétroversion;
d'une chûte viscérale, et non d'une inclinaison défectueuse; de tissus relâchés, ptosiques, insuffisants, et non de vaisseaux conges-
tionnés et de nerfs irrités. Et bien vite on aperçoit la différence
des indications: au lieu d'un acte chirurgical plein de réserve,
d'un simple changement de direction sans effort inutile, sans vio-
lence directe, évitant les positions forcées et respectant la liberté
d'un utérus très sensible, au besoin son avenir génital, il faudra
refouler et contenir, à grand renfort de sutures et de résections
partielles, des organes sans soutien, des parois exubérantes, obéissant aux lois de la pesanteur.

En résumé, deux ordres de faits bien distincts: la rétroversion d'une part, avec un vagin normal et un périnée suffisant;
d'autre part le prolapsus, au milieu duquel la déviation utérine
joue un rôle insignifiant. Je sais bien qu'au point de vue nosologique, les deux infirmités n'en font qu'une; mais les conditions
très diverses de leur traitement nous empêchent de les confondre.
Je sais bien aussi qu'entre la version simple des jeunes femmes
et l'effondrement pelvien des vieilles, il y a des intermédiaires:
j'ai opposé des cas nettement tranchés, pour bien mettre en lumière la rétroversion proprement dite, à laquelle se rapportent les
observations que j'ai citées. Mais il est bien entendu que le prolapsus des parois vaginales peut survenir à tout âge, car je l'ai
vu plusieurs fois entre 14 et 19 ans, bien des fois entre 20 et 30;
que ses divers degrés s'observent chez des femmes dont l'activité génitale n'est pas éteinte, et dont l'utérus dévié peut souffrir;
que, par suite, à la gêne de la hernie vaginale peuvent s'ajouter
d'autres symptômes; qu'enfin, chez certaines femmes, s'il y a nécessité de refaire le périnée, il peut être utile en même temps de
redresser l'axe utérin. En un mot, s'il y a plusieurs indications,
qu'on les distingue et qu'on les suive; ce que je ne veux pas,
c'est qu'on les confonde.

Or, les auteurs ont tout embrouillé. Comme si la version
était toujours une «chûte» et avait pour condition le relâchement
périnéal, ils ont accroché l'utérus indistinctement pour la chûte et
pour la version. Et comme l'utérus prolabé tient mal quand on
l'accroche, comme il file sur ses ancres et se joue des amarres
les plus solides, ils ont varié, multiplié les moyens d'attache, et
après maints déboires ont obtenu deux résultats: les utérus qui
n'étaient que déviés sont restés en place, mas trop souvent fice-
lés, martyrisés, entourés d'adhérences et placés dans des rap-

ports anormaux, ils ont continué de souffrir et ont eu de mauvaises grossesses ; les utérus prolabés ont rompu leurs liens ou les ont effilés, et la paroi vaginale s'est déroulée de nouveau, malgré toutes les *pexies*, jusqu'au jour où on a compris que la seule opération valable contre le prolapsus est une opération de soutènement et de réfection périnéale. Tous les procédés de suspension, employés seuls, sont désormais condamnés contre la procidence ; et, comme la colporrhaphie bien comprise est toujours suffisante, ils n'ont même pas la valeur de moyens auxiliaires, venant en aide à la réfection du périnée. Beaucoup de chirurgiens font encore des hystéro, trachélo ou colpopexies dans les cas de relâchement, mais ils font œuvre vaine.

Ainsi, nous reléguerons dans un oubli mérité les fixations qui ont pour but, non seulement de redresser l'axe utérin, mais de lutter contre la procidence. Quand nous serons en présence d'un effondrement périnéal, sachant qu'il faut une autre puissance pour tenir en place les organes prolabés que pour modifier une inclinaison défectueuse, nous ferons une solide colporrhaphie. Quand nous aurons affaire à une déviation pure et simple, à un vagin normal, à un périnée suffisant, sachant que les inventions les plus ingénieuses ne valent pas de voir juste ce qu'il faut faire et de l'exécuter simplement, nous chercherons un procédé qui aille droit au but, qui, pour replacer l'utérus sans brutalité, utilise les agents naturels de son attitude physiologique, en tenant compte de leurs altérations et des qualités de leur tissu. Quand, chez une femme encore jeune, nous rencontrerons un périnée défectueux soutenant mal un utérus congestionné et sensible, alors, mais alors seulement, nous penserons à combiner la colporrhaphie et le redressement, parce qu'il y aura deux indications à remplir, et qu'il sera utile non seulement de contenir la hernie vaginale, mais aussi de mettre un ordre parfait dans la cavité pelvienne.

Nous voilà, maintenant sur un terrain bien nettement circonscrit, débarrassé des broussailles dont on l'avait encombré ; et nous pouvons choisir, en toute connaissance de cause, la meilleure opération de redressement.

Saluons au passage la position genu-pectorale et la réduction bi-manuelle ou instrumentale, dont quelques auteurs font encore des méthodes, et qui ne sauraient être que des manœuvres préliminaires. Saluons le vénérable soutien des utérus que la chirurgie effraie : le pessaire. Il a donné maintes fois des soulagements et même des grossesses, il peut être porté sans que le mari

                    GUSTAVE RICHELOT

ou l'amant s'en aperçoive; inutile de rappeller ses inconvénients,
voire même ses dangers, pour qui ne sait pas s'en servir; il est
et reste un palliatif nécessaire. Je n'ai aucun scrupule à dire qu'il
est l'enfance de l'art, le souvenir de la chirurgie d'un autre âge;
il défiera la critique et survivra à ses détracteurs, comme pour les
hernies survivront les bandages en dépit de la cure radicale.

Quand on a cherché, et réussi selon ses forces à réduire sa
pratique aux mouvements strictement utiles, quand, à la suite de
longs détours, on est arrivé à cette vue simple des choses qui est
le fruit de l'expérience et n'a rien de commun avec les idées sommaires du débutant, un coup d'œil jeté en arrière montre partout le désordre et l'incohérence. Chacun de nous, sans doute, a
eu ses erreurs de jugement, ses tâtonnements irréfléchis; mais un
jour ou l'autre il faut sortir du chaos. Tâchons donc de ne pas
imiter ces gynécologues trop ingénieux dont l'activité se dépense
à imaginer des nœuds, des plicatures, des avivements et des
embrochements bizarres, des fils passés en long et en travers, des
fonds d'utérus fixés au bord supérieur de la symphyse, des faces postérieures accolées à la paroi abdominale, des bandelettes
péritonéales enfoncées dans le tissu utérin, et ne donnons pas
comme un échantillon capable de faire des envieux la femme qui
a subi du même coup «l'hystérotomie cunéiforme, longitudinale,
superficielle, antérieure et postérieure, l'affrontement des deux
ligaments utéro-sacrés avivés, la ligamentopexie intra-pariétale
médiane et entre-croisée des ligaments ronds.»

Sans aller jusque là, nous sommes longtemps restés dans
l'ornière. Les hystéropexies directes ou immédiates, abdominales
ou vaginales, ont donné des succès, mais n'ont jamais été sûres;
elles créent des adhérences pathologiques, souvent trop étendues,
elles violentent l'utérus et l'immobilisent dans une position forcée; elles ont à leur passif des guérisons nulles ou incomplètes,
et des méfaits obstétricaux. Les hystéropexies indirectes ou mé-
diates, qui utilisent les ligaments ronds — gardons sur les autres
un silence discret — ont toujours été supérieures en principe et
mieux d'accord avec la physiologie. Mais tant que l'Alexander
a été seul en vigueur, il y avait encore beaucoup à dire. Sans
doute, l'opération est ingénieuse, elle donne à l'utérus une position meilleure et une liberté plus grande; on a cité de belles séries, et surtout les accoucheurs ont été contents; mais il y a eu
des récidives et des insuccès thérapeutiques. L'Alexander a quelque chose d'aveugle; une opération qui prétend redresser l'utérus

sans l'avoir ni vu ni touché, ne me paraît pas vraiment chirurgicale, et j'ai toujours eu contre elle un préjugé invincible.

Aussi bien, je ne veux pas nier son mérite que j'ai peut-être un peu méconnu; la question est de savoir si nous devons en rester là, ou si nous avons mieux. Or, voyez quelle place tiennent encore en notre art les routines et les survivances. Lorsqu'en 1881 Alexander exécuta l'opération imaginée par Alquié, le compte-rendu en vint sous mes yeux quelques mois après, et j'ai souvenance des termes dans lesquels le chirurgien de Liverpool décrivait son raccourcissement des ligaments ronds. Nous aimions encore, à cette époque, à ne pas ouvrir le péritoine plusieurs fois par semaine; et l'heureuse idée, la trouvaille était justement d'aller saisir le ligament dans son trajet sous-péritonéal, et c'est à ce titre que l'opération d'Alexander fut vantée et se répandit parmi nous. C'était bien pour éviter la séreuse qu'on choisissait la région inguinale et qu'on faisait deux incisions. Vous savez ce qui en advint: le ligament n'avait pas toujours bonne figure, sa portion inguinale était souvent éparpillée, les opérations n'avaient qu'une valeur incertaine; quelques-uns réagirent et ne furent pas loin d'arrêter l'essor de la méthode nouvelle. Puis vinrent la réflexion et une plus sérieuse étude: il fallait disséquer plus haut, chercher la partie résistante, le cordon cylindrique. Et pourquoi donc respecter le péritoine? Les chirurgiens devenaient moins timides; en fin de compte, on ouvrit la séreuse au pli de l'aine, on y mit les doigts et l'utérus fut solidement accroché. On continua, on continua toujours à ouvrir le péritoine à droite et à gauche parce que d'autres l'avaient fait, à chercher les ligaments ronds dans les régions inguinales parce qu'on les y trouve, et l'idée ne vint pas qu'on «cherchait midi à quatorze heures» et qu'on faisait deux laparotomies obscures au lieu d'une à ciel ouvert. Puisqu'aussi bien le péritoine était apprivoisé et qu'on y pénétrait sans gêne, une incision médiane aurait été plus simple et donné d'autres facilités pour agir à la fois sur les ligaments et dans toute la cavité pelvienne. Mais il faut croire que nous aussi, nous sommes des «bêtes d'habitude.»

L'idée est enfin venue de faire une laparotomie franche, pour aller raccourcir les ligaments ronds dans leur partie abdominale. Nous touchons au but. L'opération de Wylie permet d'explorer le petit bassin, de ne pas agir à l'aveugle et de réduire l'utérus à bon escient. Mais elle est encore bien défectueuse: cet avivement et cette plicature de la corde ligamenteuse ne sont pas très difficiles, mais c'est encore une manœuvre trop longue et trop délicate pour

l'indication à remplir; et surtout, le vice radical de tout procédé
de ce genre est d'être un raccourcissement du ligament rond sur
lui-même, sans modification de son point d'attache inguinal, qui
est le point faible. C'est la partie inguinale du ligament qui est
mince, effilée, sans fibres musculaires, incapable de résistance;
après la plicature, c'est encore elle qui a pour mission de maintenir l'utérus dans sa position nouvelle. Le fait est que, soit par laxité de la plicature, soit par effilement de l'attache inguinale, bien
des résultats furent médiocres, et pour ma part, je ne m'y fierais
pas.

Tout compte fait, entre les fixations directes, que j'ai pratiquées mais dont je ne veux plus, l'Alexander aveugle auquel je
n'étais pas résigné, et l'opération de Wylie qui est un pas en avant,
mais presque un faux pas, si nous devions en rester là, je ne ver-
rais pas de solution pleinement satisfaisante.

Heureusement, le procédé digne de confiance n'est plus à
trouver, il existe. Imaginé par Doléris, j'y suis rallié depuis six
ans. Quelques mots suffisent pour le décrire: il consiste à faire
une courte laparotomie médiane, à saisir chacun des ligaments à
quelque distance des cornes utérines, dans leur portion toujours
résistante et jamais éparpillée, et à les amener, en les coudant, à
l'angle inférieur de la plaie, pour les y fixer par deux ou trois cat-
guts. C'est une hystéropexie médiate par inclusion pariétale des
ligaments ronds. Il faut les insérer dans l'épaisseur du plan mus-
culo-aponévrotique en prenant tout ce plan avec l'aiguille, car si
les ligaments n'étaient suturés qu'au péritoine, la fixation n'aurait
aucune valeur.

Pas un mot, pas un mouvement de plus; l'acte ainsi décrit
suffit à la besogne et répond à tout. Ne me parlez pas de Ch. Beck
(de New York), qui cherche un ligament, fait une boutonnière à
son enveloppe séreuse, le soulève comme une anse au-dessous de
laquelle sont réunies les lèvres de la boutonnière, l'exclut du ventre enfermant le péritoine et le fixe aux lèvres de la plaie cutanée. Au fond, le résultat est le même, et Ch. Beck mérite nos éloges; mais toute la peine qu'il se donne est bien inutile. Ne me parlez pas de Spinelli, qui dépouille les ligaments, les coupe, les réunit en un seul cordon sur la ligne médiane, et s'en sert comme
d'une amarre solide pour tirer sur l'utérus et l'accrocher très haut;
ceci n'est qu'une suspension contre la procidence, et n'a pas de
rapport avec l'inclusion pariétale. Ne me parlez même pas de la
variante inutile que Doléris a inventée et qui consiste à faire un

trou dans les muscles droits pour y faire passer les ligaments. C'est l'ancien procédé qui est le meilleur, parce que c'est à lui qu'appartient la simplicité parfaite, cette divine simplicité qui ne nous apparaît jamais la première, qui se dérobe si longtemps et que nous atteignons presque toujours en dernière analyse, après des recherches vaines et des échecs répétés.

Voici comment je l'ai jugé à la Société O. G. P., et dans mon livre *Chirurgie de l'utérus:*

C'est un procédé vraiment sûr, efficace pour le redressement, inoffensif pour les grossesses et les accouchements futurs. L'opération est d'une facilité et d'une bénignité absolues; elle va chercher par le chemin le plus direct la meilleure partie de la corde ligamenteuse, dont elle fait pour l'utérus une insertion nouvelle et une solide attache. Elle a tous les avantages de l'Alexander et échappe à ses défauts: elle est une laparotomie qui permet d'achever le diagnostic et de faire dans le petit bassin toute manœuvre exigée par les circonstances; d'autre part, elle fixe l'utérus dans sa position naturelle, voulue et constatée par le chirurgien, et cela sans molester son tissu, sans lui faire contracter d'adhérences anormales, sans que rien puisse le gêner dans son développement. Nous savons que l'Alexander est bon pour l'avenir génital de la femme; nous pouvons affirmer d'ores et déjà, par analogie et pour les mêmes raisons, que la fixation médiate par inclusion pariétale sera bonne. De plus, le ligament rond, simplement coudé et ramené vers la ligne médiane, sans aucune solution de continuité du péritoine, n'est jamais qu'un ligament rond normal, relié par son méso à l'enceinte pelvienne; il est moins relâché qu'avant, mais il ne forme ni bride ni pont sous lequel une anse intestinale puisse venir s'engager. Nous ne voyons pas d'où pourraient venir les accidents, ni quelle objection pourrait être faite à ce procédé.

A cela Pozzi me répondait en faisant les réserves que j'ai dites. Il sait maintenant ce que mes opérées sont devenues; il sait que pas une fois l'utérus n'est retombé, que toutes les malades revues sont guéries, que des cas graves ont cédé merveilleusement, que des grossesses ont évolué sans encombre. Les chiffres que j'ai cités ont bien quelque éloquence, et j'ai le droit d'en tirer cette conclusion: toutes les fois qu'il est opportun de faire subir à l'utérus rétrodévié une opération de redressement, aucun procédé n'est plus simple ni mieux adapté au but, aucun n'assure mieux et à moins de frais la guérison et l'avenir des fonctions génitales, que l'hystéropexie médiate par inclusion pariétale des ligaments ronds. Si bien qu'aujourd'hui, pour peu qu'on se renseigne et qu'on réfléchisse, faire encore des ventro-fixations ou même des Alexanders, c'est prouver qu'on tient à ses mauvaises habitudes.

THÈME 3 — TRAITEMENT DES MYOMES UTÉRINS

(Bericht über die Behandlung der Uterus-Fibromyome)

Par M. le Prof. AUG. E. MARTIN (Greifswald)

Die grossen internationalen medizinischen Congresse haben als Marksteine für den Entwickelungsgang unserer Wissenschaft zu gelten. Verfolgen wir an diesen Marksteinen den Weg, welchen unsere Kenntnis und unsere Erfahrung über die Fibromyome des Uterus gemacht hat, so fällt uns mit überzeugender Klarheit in die Augen, welche Erfolge in dieser Frage in den 5 Lustrum erzielt worden sind seit unserem Zusammentreffen in London 1881. Als damals vereinzelte Mitteilungen über die operative Behandlung dieser Neubildung auf die Tagesordnung gesetzt wurden, bestritt der damals anerkannt führende Gynäkologe England's, *Matthews Duncan*, dass Fibromyome eine lebenbedrohende Erkrankung seien, er bestritt, dass sie Indikation zu einer Operation geben dürfen!

Heute ist diese Frage nicht mehr zur Diskussion zu stellen. Ohne hier auf die Indikationen näher einzugehen, will ich nur hervorheben, dass seit jener Zeit die Notwendigkeit operativer Hilfe allgemein anerkannt wird. Die Bestimmung des Zeitpunktes muss den individuellen Auffassungen des Arztes überlassen bleiben; dementsprechend wird sie schwanken. Aber schon sind die Conservativsten unter den Gynäkologen doch dahin gekommen, in mehr als $\frac{1}{3}$ der Myomfälle die Indikation zu Operation anzuerkennen. Viele sehen die Indikation bis $\frac{2}{3}$ ihrer Fälle gegeben, andere häufiger. Nach meiner persönlichen Auffassung berechtigt uns der Erfolg der operativen Behandlung auch da einzugreifen, wo Myome nicht blos das Leben gefährden, sondern auch die Lebensfreude und die Arbeitsfähigkeit ernsthaft beeinträchtigen. In dem Material von Greifswald werden bis zu 84 % der arbeitenden myomkranken Frauen operiert, bis zu 75 % die Bessergestellten.

Welche Art von Behandlung soll dann eintreten?

Vor 5 Lustrum wurde die Insufficienz der Versuche anerkannt, durch Ergotinbehandlung oder Jodbadegebrauch den Myomen nachhaltig beizukommen. Es wurde allgemein anerkannt, dass zuversichtlich ein Teil der mit diesen Methoden erzielten Erfolge einer nicht einwandfreien Diagnostik zugeschrieben werden musste. Neben Fällen, in welchen namentlich Jodbadekuren angewandt wur-

den, zu welchen aus aller Welt die Kranken nach Kreuznach und Tölz
zusammenströmten, blieben nur zu viele Kranke ohne nachhaltige
Einwirkung dieser Behandlung. Ihre Leiden, die durch die Krankheit verursachten Gefahren drängten gebieterisch dazu, auf anderen Wegen Abhilfe zu suchen. An ihnen wurde unter der Führung
von *Apostolli* die *Elektrolyse* zur Anwendung gebracht. Sie wurden durch die Abschabung der Uterusschleimhaut angegriffen. Es
wurde versucht durch die Anticipation der Klimax, durch eine
Castration eine Rückbildung nicht blos des Uterus, sondern auch
in Neoplasma herbeizuführen; ein Ziel, welches andere durch die
Ligatur der den Uterus ernährenden Blutgefässe anstrebten. Diese
Eingriffe waren entsprechend dem damaligen Stand der chirurgischen Asepsis nahezu von annähernd der gleichen Lebenssicherheit, wie die Exstirpation der Geschwulst. Sie erschienen weniger
schwierig und wurden, namentlich durch *Hegar*, in einer so um-
fassenden Weise theoretisch begründet, dass sie von vielen Seiten
ausgeführt wurden.

Wir dürfen heute alle diese Methoden als historische bezeichnen. Mit der Durchbildung der chirurgischen Asepsis, der geläu-
terten Einsicht in die anatomischen Verhältnisse, der Ausbildung
der Technik, sind die früher als vollberechtigt anzuerkennenden
Bedenken gegen die Exstirpation der Geschwülste gefallen. Wir
fragen heute nicht mehr, ob wir den Versuch machen sollen mit
einem dieser Verfahren auf das Neoplasma einzuwirken: wir entfernen das Neoplasma, welches zur Operation die Indikation giebt.
Dankbaren Sinnes müssen wir anerkennen, dass schon vor der
Zeit jenes Londoner Congresses vereinzelte Myomexstirpationen
aufgeführt worden waren. *Billroth*, *E. Martin*, *Hegar*, *Kocher*, *Atlee*,
Kimball Spencer Wells operirten einzelne Fälle; mit grösserem und
nachhaltigerem Erfolg konnten *Köberle*, *Péan*, *Thomas Keith* auf
methodisch durchgeführte Operationen hinweisen. Wie selten aber
damals noch diese Eingriffe waren, wird vielleicht zutreffend
durch die Tatsache illustrirt, dass, als ich auf der Versammlung
der deutschen Naturforscher und Aerzte in Breslau 1874 über
die vaginale Ausschälung intraperitonealer Myome sprach, es
mir nur bei einer sorgfältigen Durchsicht der gesammten Litteratur gelang nur einige 50 Mitteilungen aus der älteren Litteratur
zusammen zu tragen.

Ich rechne auf Ihrer Aller Zustimmung, wenn ich neben den
schon Genannten (*Köberle*, *Péan*, *Hegar*, *Keith*) den Namen *Karl
Schröder's* nenne, der mit aller Kraft darauf hinwies, dass wir die

Myomoperation in derselben Weise, wie die Operation der Ovarial-
geschwülste als intra-abdominale zum Abschluss zu bringen haben.
Schröder hat durch sein Vorgehen nicht blos die deutsche Gynäkologie machtvoll weiter geführt, indem er zugleich die patholo-
gisch-anatomische Prüfung der Frage, die Aufgabe der Diagnostik
und die Ausbildung der Asepsis betonte und zu einer für die da-
malige Zeit sehr bemerkenswerter Vervollkommnung brachte.

In besonderem entwickelte sich die Technik der Myomoperation; sie wurde übersichtlicher, typischer. Das nicht immer durch-
führbare Verfahren *Pean's*, Abschnitte der Geschwulst zu um-
schnüren und unblutig abzutragen, wurde durch die von mir
1878 vorgeschlagene Umschnürung des Collum uteri durch die
Esmarch'sche hämostatische Schlinge wesentlich vereinfacht. Für
die *Wundheilung* wurde entscheidend, dass nach *Schröder's* Vorbild die extraperitoneale Stielversorgung aufgegeben wurde. Es
wurde allgemein angestrebt, den Stumpf des Uterus hinter den
festgeschlossenen Bauchdecken zu versorgen.

Auf diese Weise wurde in der ganzen Kulturwelt begonnen,
die Fibromyome zu operieren. Uebersehen wir den weiteren Entwickelungsgang, wie er sich auf der breitesten Basis der Mitar-
beit der hervorragensten Gynäkologen in allen Weltteilen gestaltet
hat, so dürfen wir wohl sagen, dass bald nach dem Londoner
Congress 2 Modifikationen einen erheblichen Einfluss auf die weitere Ausbildung der Technik ausgeübt haben. Auf der einen Seite
musste die Betrachtung der anatomischen Verhältnisse der nach
der damaligen Weise operierten Myomen den Gedanken nahe legen, inwieweit es als unvermeidlich zu gelten hat, dass man mit
den Myomen auch das Organ selbst entfernt. Solitäre Kugelmyome,
aber auch mehrfache Myome in demselben Uterus sind mit frap-
panter Leichtigkeit aus ihrem Bett auszulösen; es hinterbleibt eine
solche Menge gesunden Uterusgewebes, dass fraglos dadurch die
Funktionsfähigkeit des Uterus erhalten werden könnte. Auch umfangreiche Myome können dem Uterus entnommen werden, ihr Bett
bildet sich zurück, der Uterus menstruirt, ja, er ist auch fähig
sich zum Fruchthalter umzubilden. Das waren die Beobachtungen, welche ich schon bei meinem oben genannten Vortrag in
Breslau 1874 für vaginale Operationen hervorgehoben hatte. Nachdem die Laparotomie Gemeingut geworden, übertrug ich sie
und damit die *conservative Operation der Enucleation* auch auf
die Fälle, welche damals nur von der eröffneten Bauchhöhle angegriffen wurden.

Die dabei gemachten Erfahrungen zeigten, dass die Ausschälung der Myome, die Enucleation, technisch mit voller Sicherheit ausführbar ist und dass es gelingt, den Kranken nach Beseitigung der Neubildung die Menstruation zu erhalten, sie conceptionsfähig zu belassen. Das damit begründete *conservative Operationsverfahren* ist naturgemäss abhängig von der Art der Entwickelung der Myome. Gewiss muss in mehr als 50 % der zur Operation drängenden Fälle eine solche erhaltende Operation als nicht mehr ausführbar bezeichnet werden. Die lange Reihe der Fälle, in welchen die Frauen den physiologischen Zeitpunkt des Klimacterium schon überschritten haben, rückt von selbst aus dem Bereich einer conservativen Operation. Schwere Komplikationen histologischer Art, alle histologisch zweifelhaften Erkrankungen der Uterusschleimhaut und der Adnexorgane schliessen eine solche conservative Behandlung aus. Das wird aber nicht verhindern in den dazu geeigneten Fällen nur das Neoplasma zu entfernen, um den Uterus zu erhalten, gleichgültig ob die Frauen erst 40 Jahre alt sind oder 45.

Bei der Excision des myomatösen Uteruscorpus mussten wir nach den damaligen Methoden mancherlei Uebelstände an dem Stumpf des Uterus beobachten. Die Ausstossung der in dem Stumpf zurückgebliebenen Gefässligaturen vollzog sich oft unter sehr störenden Blutungen und Absonderungen. Diese Stumpfe wurden der Sitz chronischer entzündlicher Prozesse. Von ihnen aus kam es zu lästigen Narbenexsudaten. Nicht zuletzt musste man sich sagen, dass, wenn auch in der Mehrzahl der Fälle solche Entzündungsprozesse die Entwickelung des Collumcarzinom an diesen Stumpfen nur vortäuschten, diese Gefahr immerhin besteht. Wir wissen heute, dass in der Tat eine Anzahl solcher Beispiele beobachtet worden sind *(Richelot)*. Zuversichtlich haben Beobachtungen dieser Art *Bardenhäuer, Trendelenburg* u. A. zur Radikaloperation und Exstirpation des myomatösen Uterus gedrängt. Wiederum vor der gynäkologischen Section dieses Congresses 1890 in Berlin habe ich mir erlaubt, dieses Radikalverfahren für die Fälle zu empfehlen, wo ein conservatives Vorgehen durch die Sachlage ausgeschlossen war. Namentlich unsere amerikanischen, englischen und französischen Fachgenossen sind in grosser Mehrzahl für diese radikalere Operationsweise eingetreten. Damals waren die vaginalen Operationen durch das ganze überwiegende Interesse für die abdominalen zurückgedrängt. Eine neue und überaus fruchtbare Wendung nahm der Entwickelungsgang der Myomoperation dank dem

Vorgehen von *Péan*, *Mackenrodt* und *Dührssen*, als der vaginale Weg in seiner eigenartigen Gangbarkeit uns zum Bewusstsein gebracht wurde.

Seitdem besitzen wir 2 Methoden für die Operation der Uterusmyome: die *abdominale* und die *vaginale*. Auf jedem dieser Wege wiederum sind es das radikale und das conservative Verfahren, welche in unverkennbar zunehmender Lebenssicherheit den Operateuren zur Wahl stehen.

Es darf nicht bestritten werden, dass die *abdominale* Operation einen freieren Einblick in die Bauchhöhle gewährt. Die abdominale Methode ist unzweifelhaft die bequemere. Sie gestaltet bei der virtuosen Ausbildung der allgemeinen Laparotomietechnik heute eine Sicherheit nicht nur des unmittelbaren Resultates, sie giebt auch bis zu einem gewissen Grade anscheinend die Möglichkeit, die Gefahren auszuschliessen, welche bis vor nicht langen Jahren allen Laparotomien als solchen anhafteten. In den Vordergrund dieser Komplikationen stand die Gefahr der *Dehnung der Narbe*, der *Hernienbildung*. Wir wissen heute, dass eine solche Narbendehnung immer droht, wenn die Operation nicht mit voller Asepsis zur prima reunio führt. Mit unabwendbarer Regelmässigkeit unterliegen Narben, welche unter Vereiterung von Stichkanälen oder Teilen der Wunde entstehen, der Dehnung und Hernienbildung. Mehr und mehr haben wir gelernt die brutale Wahrheit dieses Satzes zu erkennen und dementsprechend die Asepsis der Wunde zu sichern. Seit Jahren sehen wir die Bauchschnitte ohne Wundsekretion heilen. Wenn früher immerhin auch Stichkanal-Eiterungen nicht ganz selten waren, heilen heute lange Reihen von Laparotomien in unseren Krankensälen ohne eine solche. Die Wundheilung und das Dauerresultat der Narbe wird auch heute stets als compromittirt gelten müssen, wenn auch nur für eine kurze Zeit eine Drainage der Bauchhöhle notwendig wird. Aber auch die prima intentione geheilten Bauchwunden unterliegen der Gefahr der Narbendehnung, zunächst sicherlich bei schlechter Allgemeinernährung und insufficentem allgemeinem Gewebstonus, aber auch bei scheinbar ganz gesunden Personen. Eine besondere Gefahr für solche Narben bildet die Dehnung der Bauchdecken bei neuer Schwangerschaft, bei der Entwickelung neuer umfangreicher Geschwülste, bei dem Auftreten von Ascites, bei Herzkrankheiten u. drgl. m. In dieser Beziehung hat die verbesserte Wundversorgung nach Abschluss der Operation, wie sie zuerst von der Wiener Schule geübt wurde, einen bedeutungsvollen Fort-

schritt gezeitigt. Die nach *Spencer Wells* Vorbild allgemein aner-
kannte Praxis der Vereinigung der Bauchwunde durch wenige tief-
greifende Nähte ist, wenn ich recht unterrichtet bin, jedenfalls in
Deutschland nahezu vollständig verlassen. Wir vereinigen die
Bauchwunde in Schichtnaht, Peritoneum-Fascien-Muskulatur-Fas-
cien-Haut. Wir verwenden für die tiefen Schichten zum Teil jedenfalls resorbierbares Material, für die oberflächlichen, welche nach-
träglich entfernt werden können, Seide, Fil de Florence, Metallfäden.
Diese letzteren können aber auch ebenso wie die anderen versenkt
werden, wenn sie steril zur Verwendung kommen. Es scheint, dass
dadurch die Bauchwund-Hernienbildung ganz wesentlich einge-
schränkt wird.

Einen anderen Weg für eine bessere Ausgestaltung der Bauchwunde haben uns *Küstner* und *Pfannenstiel* gezeigt. Insbe-
sondere die *Pfannenstiel*'sche Methode, die Bauchhaut quer zu
spalten, ebenso das vordere Blatt der Fascie, um diese von der
vorderen Muskulatur abzuziehen, dann die offen zu Tage liegende
Linea alba zu spalten, nach vollendeter Operation jeden Teil für
sich zu vernähen hat ganz unerwartet überraschend günstige Erfolge
gegeben. *Pfannenstiel* hat unter mehreren 100 solchen Operationen nicht nur regelmässig Prima intentio, sondern auch andauernd
günstige Narbengestaltung gesehen. Ich bediene mich seit nahezu
einem Jahre dieses *Pfannenstiel*'schen suprasymphysären Fascien-
querschnittes. Ich nähe das Peritoneum, das hintere Blatt der Fascie
und für gewöhnlich auch das Vorderblatt der Fascie mit fortlau-
fendem Katgutfaden. Dann nähe ich den Querschnitt der vorderen
Fascie mit Broncealuminiumfäden, nach *Pfannenstiel*, die ich ver-
senke, darüber die Haut ebenfalls mit Bronzealuminiumfäden, die
ich aussen knote und nach 6—8 Tagen entferne. Diese Naht hat
uns in dieser Zeit nur Primaintentio-Heilung ergeben. Ich wage
nicht zu behaupten, dass von diesen Frauen keine von einem
Bauchbruch heimgesucht worden ist oder werden wird; dazu ist
die Beobachtungsdauer zu kurz. Wie auch in anderen Fragen
analoger Art muss eine 5- und 6-jährige Heilungsdauer verlangt
werden, wenn wir über Dauerresultate sprechen wollen.

Wir können aber jetzt schon soviel sagen, dass ein wesentli-
cher Einwand, der uns früher in Bezug auf die Laparotomie zu-
rückhaltend machte, seiner Bedeutung entkleidet ist. Ueber die
andere Komplikation der Wundheilung nach Bauchschnitt, die
Entwickelung der Verwachsungen von Netz und Darm an der In-
nenfläche der Bauchwunde, sind wir noch nicht in gleicher Weise

wesentlich weiter gekommen. Gewiss hat sich unsere Technik insofern entwickelt, als wir jede Art von Insultirung des Peritoneum peinlichst vermeiden. Wir bedecken während der Operation die in dem Oberbauch verschobenen Darmschlingen in Beckenhochlagerung mit sterilen Tüchern, wir vermeiden das Auspacken der Därme und damit die Abkühlung, die Eintrocknung und die Schädigungen der Serosa. Wir kürzen die Operation nach Möglichkeit ab und halten den Inhalt der Geschwülste von den Nachbargebieten sorgfältig fern, gleichviel ob er eitrig oder nichteitrig ist. Wir vermeiden die überflüssige Berührung des Peritoneum mit differenten Flüssigkeiten. Wir reinigen die Bauchhöhle sorgfältig bevor wir sie schliessen. Wir bedecken den Stumpf nach Absetzung der Geschwülste mit Peritoneum, ebenso wie wir alle Wundflächen am Peritoneum mit den Randzonen der Wunde peritoneal überhäuten. Wir rechnen darauf, damit den Verwachsungen auch bei ganz aseptisch verlaufener Operation zu begegnen. Es ist aber noch keineswegs ausgemacht, dass diese Massregeln uns vor der gefürchteten aseptischen Peritonitis schützen. In dieselbe Richtung der Vorsichtsmassregeln gehört die Vermeidung der Opiate nach der Operation, die frühzeitige Anregung des Motus peristalticus.

Selbst wenn wir in die Lage versetzt sind in sehr vielen Fällen diese Gefahren zu vermeiden, so hinterbleibt die Tatsache, dass jede Lücke in unserer Aseptik und jede weitergehende Komplikation in Bezug auf Defekte im Peritoneum und Insulte desselben bei dem Bauchschnitt sich schwer rächt. Die *vaginale* Operation als solche setzt von vornherein eine höhere technische Fertigkeit voraus. Dann aber gewährt sie uns die Möglichkeit einen recht ausgebreiteten Bereich des Beckens zu übersehen, ja, wenn wir die Hilfsmittel der Beleuchtung heranziehen, welche *D. v. Ott* in geistvoller Weise ausgebildet hat, dann können wir auch bis über die ganze Bauchhöhle mit dem Auge Komplikationen feststellen und mit geeigneten Instrumenten in sicherer Weise erledigen. Immerhin erkenne ich als überzeugter Fürsprecher der vaginalen Operationsweise an, dass wir gewisse Grenzen, welche dieser Methode gesteckt sind, anerkennen müssen. Verwachsungen an der oberen Peripherie von Neubildungen, alte derbe Verwachsungen mit der Serosa des Darmes, Geschwulstbildung, deren Zerstückelung von vornherein uns nicht vor einer Nebenverletzung schützt, werden immer für die vaginale Operation bedenklich bleiben. Sobald die Diagnose durch die Verhältnisse in der Bauchhöhle (ausgedehnte Verwachsungen, übermässige Ausdehnung der Geschwulst) unklar wird, halte ich es für richtiger, den Leib von oben zu öffnen. Bietet die Anamnese, die Untersuchung des Blutes, seine Temperatur, sein Leucocytengehalt Bedenken und Zweifel, dann wähle ich bei Myomen den abdominalen Weg. Die Enge der Vagina an sich ist für mich kein Hindernis, ebensowenig wie ich es anerkennen kann, dass der Einblick in die Bauchhöhle im Rahmen der oben angedeuteten Einschränkungen ein unüberwindliches Hindernis bildet. Die Spaltung der Scheide (nach Schuchardt), die Eröffnung des Scheidengewölbes lassen solche Bedenken ungerechtfertigt bezeichnen.

Die vaginale Methode hat sich namentlich unter den jüngeren Operateuren viel Freundschaft erworben. Gerade bei Myomoperationen gestattet sie durch den paravaginalen Schnitt nach *Schuchardt* eine sichere Controlle der Blutungen. Durch das Verkleinern der Geschwulst entsprechend dem Morcellement nach *Péan* dem langjährigen Führer der französischen Gynäkologie, gelingt es auch umfangreiche Neubildungen hervorzuleiten. Dann ergiebt sich aus der Betrachtung des hinterbliebenen Restes des Uterus, ob conservativ oder radikal zu verfahren ist. Das Reponieren der von dem Myom befreiten Masse des Uterus und seiner Adnexorgane bei conservativem Verfahren, die einfache Exstirpation von Uterus und Ovarien und die Vernähung der Scheidenwunde ergeben eine so einfache Wundgestaltung, dass es mir unzweifelhaft erscheint, dass diese Methode für solche Fälle der abdominalen überlegen ist. Die vaginale Methode hat ihre Grenze in allen den Komplikationen, welche sich bei der Untersuchung nicht controllieren lassen. In dem Rahmen aber, welcher dadurch abgesteckt wird, erscheint sie als die unmittelbar einfachere. Die primäre Mortalität steht unter 5 %. Die Erfahrung lehrt, dass sehr viel seltener Komplikationen von der Narbe vaginaler Operationen ausgehen, als wie nach abdominalen. Die vaginale Methode wird für uns für die weniger umfangreichen Geschwülste immer als das Verfahren der Wahl gelten.

Ich verzichte ausdrücklich hier auf eine statistische Belegung für das abdominale und das vaginale Verfahren. Alle diese Statistiken sind namentlich für uns älteren Operateure, die wir diese Wege erst zur Ausbildung gebracht, mit der Summe der Erfahrung aus der Zeit einer unvollkommenen Asepsis belastet. Es ist ungerecht, diese weniger günstigen Erfahrungen wie einen schweren Ballast an eine derartige Statistik zu binden. Soviel bestätigen alle statistischen Ausführungen der technisch Geübten, dass das vaginale Verfahren das unvergleichlich viel lebenssicherere, dass die Rekonvalescenz sehr viel weniger durch Zwischenfälle bedrohlicher Art kompliziert ist, und dass die Narbenbildung nur in sehr seltenen Fällen Schwierigkeiten verursacht. Ich verzichte auf eine weitere Ausführung des Hinweises auf die kosmetischen Vorteile der vaginalen Operation.

In dem Ueberblick in dem Entwickelungsgang wurde darauf hingewiesen, dass die ursprünglich allbeherrschende Methode der *supravaginalen Absetzung des myomatösen Uteruskörper* in der *Totalexstirpation des ganzen Uterus* wie in dem conservativen Verfahren (Enucleation) eine Concurrenzoperation bekommen hat.

Für die *supravaginale Absetzung* des Corpus hat sich eine grosse Summe von Varianten für die Stumpfversorgung herausgebildet. Der Eindruck, welchen die in der Literatur niedergelegten Mitteilungen ergeben, geht dahin, dass neben den verschiedenen Arten der Schnittführung im Collum und der Behandlung der Gefässe des Stumpfes und des Restes des Cervikalkanales wesentlich 2 Verfahren in überwiegender Weise bevorzugt werden: *Die retroperitoneale Stielversorgung* und die *Partialligatur nach Zweifel*. Die retroperitoneale Stielversorgung ist von *Hofmeier* und *Chrobak* in typischer Weise ausgebildet worden. Der Stumpf wird mit einem peritonealen Lappen bedeckt und dadurch seine Schnittfläche von der Peritonealhöhle vollkommen entfernt. *Hofmeier's* Bericht über die Erfolge dieses Verfahrens lassen dasselbe als überaus lebenssicher bezeichnen. *Hofmeier* weiss nichts von Störungen von seiten des Stumpfes während der Rekonvalescenz und während der späteren Rückbildung zu berichten. Die Resultate, welche *Zweifel* mit seiner Methode erzielte, galten als die besten. Nichtsdestoweniger hat die eigenartige Schwierigkeit des Verfahrens ihm die Gunst der Operateure nur in beschränkter Ausdehnung erworben. Auch aus der *Zweifel*'schen Klinik sind ungünstige Stumpfverhältnisse nicht mitgeteilt worden.

Die *radikale Methode* findet ihre Legitimation in der Herstellung denkbar einfachster Wundverhältnisse. Sie schliesst die vorhin genannten früher vielfach beobachteten Störungen von Seiten des Stumpfes und alle Befürchtungen, welche sich daran anknüpfen können, aus. Sie erscheint dank den ausgiebigen Erfahrungen, welche wir alle in der Totalexstirpation des Uterus wegen Carcinom erworben haben, als eine technisch so einfache, dass wohl zu erwarten steht, sie werde für diejenigen Operateure, welche alle Myome einer Radikaloperation unterziehen, die typische Operation bilden.

Die Statistik, welche *Hofmeier* und *Döderlein* über das primäre Resultat der radikalen Myomoperation (5-8%) geben zeigt, dass dieselbe dank der Asepsis eine gute Prognose ergeben. Weniger befriedigen insofern die Dauerresultate, als die vor vollendeter Klimax Operierten unter sogenannten *Ausfallserscheinungen* leiden: Blutandrang nach Herz und Kopf, Steifheit und rheumatische Schmerzen der Glieder, Schweissausbruch, hæmorrhoidale Beschwerden. Nicht alle von ihrem myomatösen Uterus befreiten leiden darunter in gleicher Weise; es ist auffallend, dass zuweilen jugendliche Personen weniger leiden als ältere, dass schlecht Genährte schwerer heimgesucht sind als vollsaftige. Noch eigenartiger ist die Tatsache, dass anfangs, zuweilen Jahre hindurch, die Operierten nur wenig belästigt sind, um dann nach 3-4 Jahren schwer und für Jahre darunter zu leiden haben. Die Bewertung dieser Ausfallserscheinungen von seiten der Aerzte ist eine sehr verschiedene: neuerdings hat z. B. *Bumm* sich dahin ausgesprochen, dass er sie nicht schwer genug einschätzen könne, um deswegen auf die Vorteile der Radikaloperation zu verzichten. An Versuchen, diese Ausfallserscheinungen wenn nicht vollständig zu beseitigen, so doch erheblich zu mildern, hat es nicht gefehlt. Neben den allgemeinen diätetischen Vorschriften verdient die Darreichung von Ovarialsubstanztabletten Beachtung; meine eigenen Erfahrungen stimmen mit denen von *Olshausen, Freund, Hofmeier* überein. Neben Fällen von frappantem Erfolg steht eine Mehrzahl von ausgesprochenen Misserfolgen, entweder fehlte die Einwirkung auf die Beschwerden vollständig, oder es traten so unbequeme Erscheinungen von seiten des Magens hervor, dass die Patienten dieses Mittel nicht weiter nehmen wollten. Auf Grund theoretischer Erwägungen und erfolgreicher Tierversuche haben *Chrobak* und *Knauer* empfohlen, bei der Operation entweder beide oder ein Ovarium oder auch nur einen Teil eines Ovariums zurückzulassen. Wir sind wohl alle diesem Vorschlag gefolgt: über den Erfolg ist ein abschliessendes Urteil noch nicht zu fällen. Es ist festgestellt, dass die zurückgelassenen Ovarien der Gefahr einer Schrumpfung ausgesetzt sind — ihre ernährenden Gefässe leiden durch die Ligaturen der Artt. uterina und spermatica, welche bei der Exstirpation angelegt werden müssen. *Olshausen* hat deshalb vorgeschlagen, diese Ligaturen möglichst nahe am Uterus selbst anzulegen, *Werth* will die Ovarien mit Peritoneum überdecken. Ueber die Erfolge dieser Massregeln stehen umfangreiche und längere Beobachtungen noch aus. Unter meinen eigenen Fällen schwanken die Erfolge zwischen sehr befriedigender Wirkung der Erhaltung des Eierstockes und völligen Misserfolgen für die ersten Jahre nach der Operation. Nach 5-6 Jahren tritt aber auch bei den letzteren eine Veränderung ein, auf welche ich weiter unten näher einzugehen habe.

Die conservativen Myomoperationen haben jedenfalls auch für Deutschland nur langsam weitere Anerkennung gefunden; zuletzt ist *Olshausen* warm dafür eingetreten. Vorher haben *Engström* und *Kelly* mit grossem Erfolg auf diese Weise operirt. *Pozzi* will sie nur bei kleinen, leicht zugänglichen Tumoren jüngerer Frauen ausführen. In der Tat stimmen wir wohl alle darin überrein, dass höheres Lebensalter, durchgreifende Veränderungen in Tube und Ovarien, jeder Verdacht einer malignen Erkrankung am Uterus die Enucleation ausschliessen, ebenso wie der Befund einer ungenügenden Menge funktionsfähigen Uterusgewebes nach der Ausschälung des oder der Myome, ebenso wie eine Vielheit kleiner Keime, welche die Substanz des Uterus durchsetzen. Damit engen wir das Gebiet für die conservativen Methoden naturgemäss ein: in meinem Material der letzten 6 Jahre wurden 147 Enucleationen und 134 Radikaloperationen vorgenommen. Die Vorteile des conservativen Verfahrens in seinen verschiedenen Varianten, deren letzte von *Mackenrodt* angegeben worden ist, bestehen in der Fortdauer der Menstruation und mit ihr die Vorbeugung der Ausfallsbeschwerden, endlich die Möglichkeit einer Conception. Der Erfolg nach der erstgenannten Richtung wird dadurch nicht illusorisch, dass vereinzelt die Menstruation nach der Operation ausbleibt oder doch sehr bald darnach. Es liegen hinreichend zahlreiche Beobachtungen vor von Conception nach Myomenucleation und glücklich verlaufenen Geburten. Diesen Beobachtungen stellt *G. Winter* das Ergebnis der sehr sorgfältigen Nachprüfung seines eigenen Materials Conservativ- und Radikaloperierten gegenüber; er kommt zu dem Schluss, dass das conservative Verfahren wesentlich unbefriedigende Resultate giebt und nur unter sehr beschränkten Bedingungen zu empfehlen ist, dass das radikale Verfahren als das allgemein typische gelten muss.

Winter's Einwände richten sich gegen die Gefahr einer erneuten Myomerkrankung; er bezeichnet den Vorteil der Fortdauer der Menstruation als fragwürdig, er betont die Seltenheit der Con-

ception und legt ganz besonderes Gewicht darauf, dass das spätere Allgemeinbefinden dieser Patienten ganz erheblich ungünstiger
sei, als nach radikaler Operation.

Der erstgenannte Einwand ist nicht von der Hand zu weisen;
es kommt, soweit bis jetzt festzustellen ist in 4 % (mein Material) — 6 % (*Winter*'s Material) zum Auftreten oder Wachsen neuer
Myome. Aber nur 8 von meinen 12 Fällen indiciren eine neue
Operation. Die Kranken sahen in dieser erneuten Erkrankung
wohl eine schwere Prüfung — sie fanden sich aber damit ab,
dass sie solange in der Fortdauer der Menstruation das Unter-
pfand für die Ueberzeugung gehabt hatten, nicht verstümmelt zu
sein, resp. fortpflanzungsfähig zu bleiben. Die relative Seltenheit
der Conception nach Myomenucleation findet ihre natürliche Er-
klärung in dem ledigen Stand einer grossen Zahl dieser Patienten.
Die Verheirateten stehen überwiegend häufig in dem Lebensalter,
in welchem Frauen nicht mehr oder nur selten concipiren. Den
Anteil der Ehemänner an der Sterilität der Ehe habe ich in solchen Fällen nicht feststellen können: nach analogen Beobachtungen schätze ich ihn zu mindestens 50 %.

Viel ernster erscheint zunächst die Beobachtung *Döderlein*'s;
eine seiner Patienten erlitt eine Ruptur der Narbe nach Enucleation, als es zur Geburt kam. Diese Möglichkeit darf naturgemäss
nicht übersehen werden: sie ist hier ebenso gegeben wie bei dem
classischen Kaiserschnitt. Hier wird wegen dieser Gefahr Niemand
daran denken, diese Operation durch das Verfahren nach *Porro*
zu ersetzen. Hier wie dort können wir den Kranken nur den Rat
erteilen, sobald sie schwanger werden, sich stetig unter der Controlle ihres Arztes zu halten, damit bei den ersten Anzeichen
einer drohenden Ruptur entsprechende Hilfe geboten wird.

Unter den langdauernden Beschwerden, welche den Kranken
Winter's in 32 % den Enderfolg trübten und sie nicht zu dem Ge-
fühl des Wohlbefindens gelangen liessen, spielen die andauernde
profuse Absonderung der Uterusschleimhaut, der Fluor albus und
die profusen Menorrhagien eine grosse Rolle. Ich habe im Gegensatz hierzu gerade diese Beschwerden bei meinen conservativ Operierten durchweg resp. verschwinden gesehen. *Winter* operiert conservativ unter Vermeidung jeden Eingriffes auf die Uterusschleimhaut. Im Gegensatz hierzu beginne ich die conservative Operation typisch mit der Curettage des Uterus, ich eröffne von dem
Geschwulstbett aus das Cavum uteri, wenn die Schleimhaut ge-
schwollen ist, und reseciere diese in ausgiebiger Weise, um bei

Abschluss der Operation wie bei der Section caesarea die Uterushöhle submucös zu vernähen, ehe ich das Geschwulstbett in Eta-
gen verschliesse.

Ein weiterer Gesichtspunkt muss für die Beurteilung dieser
Fälle herangezogen werden. *Reine Myomfälle*, in welchen also le-
diglich ein solches Neoplasma die Operation indicirt, bieten für
das spätere Verhalten eine wesentlich andere Prognose als solche
Fälle, in denen Complikationen mit Erkrankungen der Ovarien,
der Tuben, des Peritoneum bestanden, als die sogenannten *Misch-
fälle*. Jene reinen Fälle sind alle rasch genesen; sie litten, wenn
überhaupt nur vorübergehend unter den Nachwehen der Operation. Die letzteren hatten schon in der ersten Convalescenz an
vielerlei Complikationen zu leiden; sie bedurften einer wesentlich
längeren Zeit zu ihrer völligen Erstarkung.

Im Gegensatz zu *Winter* kann ich also auf Grund meiner
Nachuntersuchungen nur berichten, dass 97 $^0/_0$ meiner conservativ
Operierten sich eines befriedigenden Wohlbefindens erfreuten.

Eine schwer wiegende Gefährdung dieser Euphorie resul-
tirt in meinen Beobachtungen aus den Complikationen der Narbenbildung. In früheren Jahren war diese den Myomoperierten
ebenso gefährlich wie allen anderen: moderne Asepsis wird diese
Störungen mehr und mehr ausschliessen. Betrachtet man die
Myomkranken *nach mehr als 10 Jahren*, so ergiebt sich — wenigstens bei solchen, denen äussere Glücksumstände ein gewisses
Mass von Pflege und Schonung gestatten, — dass bei ihnen von
einer Invalidität, welche durch die Myomoperation bedingt ist, nur
in seltenen Ausnahmefällen die Rede sein kann. Sowohl nach
den abdominalen als nach den vaginalen Operationen, mögen sie
radikal oder conservativ ausgeführt worden sein, gelangen die
Patienten zu einer Arbeits- und Genussfähigkeit, welche sie die
Schwere der nervösen Störungen, der Ausfallserscheinungen, der
lokalen Beschwerden vergessen lassen. Nach meinen Beobachtungen gelangen die vaginal und die conservativ Operierten früher
an dieses Ziel, als die abdominal und radikal Operierten. *Jedenfalls aber rechtfertigt das Befinden aller die operative Behandlung
der Uterusmyome!*

THÈME I — INDICATIONS ET TECHNIQUE DE L'OPÉRATION CÉSARIENNE

Par M. le Dr. ALFREDO DA COSTA (Lisbonne)

Très vieille, si vieille, qu'on perd la netteté historique de ses premiers pas, l'opération césarienne constitue, encore aujourd'hui, un sujet de discussion sur lequel les opinions se multiplient autant qu'elles diffèrent. Il y a des médecins qui, à l'idée d'une opération césarienne, reculent devant une opération réputée presque comme synonyme de mort. D'autres, au contraire, lui considèrent la plus grande innocence et la plus simple technique. Pour les uns ses indications sont multiples; elles sont réduites pour d'autres. Il y en a qui la croyent imposable au nom de la morale et de la déontologie. C'est, d'après quelques-uns, une opération à ne pas entreprendre toutes les fois qu'on ne puisse compter sur une riche installation de services de chirurgie ou qu'il n'y ait pas d'autres moyens d'obvier à la dystocie.

L'opération césarienne, qui pendant tant d'années a représenté une intervention de marque pour celui qui l'exécutait et de résultats douteux pour celle qui la souffrait, est incontestablement, aujourd'hui, une opération courante, quoique toujours de certaine gravité, comme, d'ailleurs, toutes les laparotomies. Il faut, pourtant, convenir que, si, par son intention, elle constitue une opération d'obstétrique pure, elle est, par son caractère technique, un peu hors du type des interventions auxquelles l'accoucheur est généralement habitué. Exigeant de larges incisions, des ligatures, des sutures, des manœuvres rapides, sûrement exécutées, sous l'imminence d'accidents multiples, parmi lesquels l'hémorrhagie prend la première place, l'opération césarienne est une opération de chirurgien habitué aux grandes interventions modernes. Je ne la considère donc pas comme d'exécution banale, à la portée de toutes les mains, quand même elles se seraient montrées exercées au maniement du forceps, aux difficultés du céphalotribe, ou aux manœuvres délicates de la version. Je ne suis pas de ceux qui la supposent une opération réservée seulement aux grandes maternités. Mais je ne la conseillerais, jamais, dans un coin de province où l'appareil chirurgical moderne ferait défaut. C'est une opération dépendante, dans ses indications, des conditions de son exécution. Hors ces conditions, en absence d'instruments appropriés, sans toutes, absolument toutes les conditions d'asepsie, avant, après et pendant l'opération, sans un personnel auxiliaire instruit, dressé et de pleine confiance, sans un aide sûr et habitué à ce genre d'opérations ou du moins aux grandes opérations chirurgicales, sans un opérateur qui ait fait ses premières armes dans la chirurgie générale, je tiens l'opération césarienne comme une intervention difficile et dangereuse.

En étudiant une opération, je dois naturellement supposer que toutes les conditions de sûreté où elle doit être faite sont réalisées ou réalisables. Je vais donc me figurer dans un milieu où ce travail est possible, et l'étudier en thèse.

L'opération césarienne a une indication des plus nettes: la nécessité d'ouvrir un chemin à un fœtus qui, par une raison quelconque, ne peut passer par les voies naturelles. Et, partant de ce principe, il ne reste qu'à savoir si on ne pourra pas extraire le fœtus par d'autres moyens que l'ouverture du ventre et de l'utérus, ou si, dans le cas où l'intervention laparotomique est préférée, celle-ci doit être exécutée, toujours, de la même manière. De là, deux questions à résoudre:

1.° S'il est indispensable de faire sortir un fœtus qui ne peut passer par les voies naturelles, est-il préférable de l'extraire par la méthode césarienne, par la symphyséotomie, par l'ischiopubiotomie, par l'hébotomie ou par l'embryotomie?

2.° Dans le cas où l'opération césarienne a été l'intervention choisie, vaudra-t-il mieux la faire conservatrice ou mutilatrice, abdominale, vaginale ou sus-pubienne?

Symphyséotomie

La symphyséotomie est une opération facile, en apparence, et qui exige un arsenal très réduit. Mais cette apparence de facilité ne correspond pas toujours à la réalité. D'une exécution banale, dans ses premiers temps, elle présente, toutefois, un moment dangereux, lors de la division finale de la symphyse. Du ligament postéro-inférieur de la symphyse jusqu'à l'urèthre, la distance est à peu près nulle, de manière que le moindre excès du couteau peut facilement entamer l'urèthre. Et, si, en vérité, cela ne détermine pas la mort, cet accident peut bien être la cause d'infirmités difficiles à guérir.

On sait bien que cet écueil peut être tourné par l'emploi des couteaux courbes, genre Galbiatti, avec lesquels on divise la symphyse d'arrière en avant. Mais, alors, on est souvent heurté par la tête fœtale qui impossibilite le maniement de la falcetta. Du reste, pour plus qu'on emploie le couteau courbe, l'incision terminale des fibres de l'arcuatum constitue un temps délicat, à cause du voisinage du méat et des racines du clitoris.

Cependant, si c'était seulement cela, on trouverait toujours un bon moyen d'y obvier par l'attention et l'adresse de l'opérateur. Mais, il y a des circonstances qui rendent l'intervention, non seulement plus difficile qu'elle le semble, mais, encore, de résultats aléatoires, et, parfois, dangereux. Pour que la symphyséotomie soit profitable il faut deux conditions:

1.º que les articulations sacro-iliaques soient intactes;

2.º que les parties génitales molles (vagin et vulve) aient une grandeur suffisante et des conditions d'élasticité satisfaisantes pour laisser passer un corps relativement volumineux.

Or, quant à la première, on sait comme il est difficile d'établir d'une manière certaine si les articulations sont saines et susceptibles d'être mobilisées, et, quant à la deuxième, j'ose soutenir qu'il est impossible de déterminer, au préalable, dans tous les cas, si le vagin se détendra assez, pour laisser passer, sans se rompre, la tête du fœtus. Dans les cas d'ankylose sacro-iliaque ou dans ceux, possibles, de peu de mobilité des articulations, la symphyséotomie sera une opération perdue; dans les cas de moindre extensibilité du canal vagino-vulvaire, ce sera une opération dangereuse. Et le danger est d'autant plus à redouter qu'il est facile de constater que la réduction de grandeur et d'élasticité du vagin et de la vulve suit, jusqu'à un certain point, la diminution de la grandeur pelvienne, qui est, précisément, la cause de l'intervention symphysienne.

Je ne formule que des hypothèses ayant passé sous mes yeux. Je me souviens d'une femme qui, après avoir été symphyséotomisée par moi, avec une réussite opératoire complète, resta souffrante, pour tout le reste de sa vie, des suites d'une déchirure du vagin, qui commença au col utérin et suivit la paroi vaginale supérieure jusqu'au méat, devant la tête du fœtus, à mesure que cette tête descendait. L'urèthre se fendit et la fistule, qui en résulta, ne put être guérie, du moins pendant plusieurs mois, pendant lesquels je pus suivre la malade.

Du reste, la symphyséotomie n'est pas une opération exempte des complications possibles d'infections. Au contraire, sous ce point, elle me semble bien plus délicate, plus exigeante, plus dangereuse que l'opération césarienne. Et, puis, peut-on affirmer, d'une manière absolue, que le rétablissement de la diérèse symphysienne sera, dans tous les cas, parfait? Ne trouve-t-on pas d'anciennes symphyséotomisées qui sont toujours restées avec quelque défaut dans leur manière de marcher, d'autres qui ont conservé, pendant de longs mois, des troubles de la miction, d'autres encore qui se plaignent, pendant longtemps, de douleurs persistantes au pubis et à la région sacro-iliaque?

C'est peut-être à ces raisons multiples que la symphyséotomie doit la descente rapide de la réputation enthousiaste qui l'entoura d'abord. Il arrive à peu d'opérations d'évoluer dans un cycle presque complet, en si peu de temps. Prônée jusqu'aux plus grandes hauteurs, par un accord presque unanime, elle tomba bientôt dans un certain abandon. On dirait que les ailes d'Icare avec lesquelles elle prétendit atteindre le soleil ont trop vite souffert de la hardiesse de son vol initial.

Ischiopubiotomie

L'ischiopubiotomie est, pour ainsi dire, une opération d'amphithéâtre. Imaginée avec le talent que Farabeuf sait toujours mettre dans tous ses travaux anatomiques et opératoires, elle fut exécutée, sur le vivant, une seule fois, par un des premiers accoucheurs du monde. Mais il semble que, malgré une réussite complète, l'opérateur même n'a pas conservé un grand désir de la recommencer. Il faut qu'un motif sérieux ait fortement agi sur l'esprit savant et très prudent de Pinard pour qu'il l'ait si tôt jetée dans l'oubli.

A priori, je pense que ce doit être une opération difficile, hasardeuse et de résultats aussi incertains que ceux de la symphyséotomie. Budin l'a, du reste, démontré avec toute la sagacité de son grand esprit d'analyse, et, à ce que je pense, d'une manière si concluante, que je n'ai jamais éprouvé le désir de l'essayer, même sur le cadavre.

Hébotomie

L'hébotomie (pubiotomie, opération de Gigli) est une opération rationnelle et extrêmement facile sur le cadavre. Je ne l'ai pas encore exécutée sur le vif, faute d'occasion, mais je ne vois pas de raison pour la considérer de plus grande difficulté dans ces circonstances (¹).

Incontestablement, elle présente tous les avantages de la symphyséotomie, sans avoir les inconvénients de l'ischiopubiotomie. Elle garantit l'intégrité de l'urèthre, épargne le méat urinaire, respecte le clitoris et, à ce que l'on assure, elle est d'une innocuité absolue, pourvu que l'on observe rigoureusement les préceptes d'asepsie indispensables à toute opération. Mais quelles que soient ses grandes facilités techniques, son innocuité clinique peut soulever des doutes. Le vagin et l'urèthre restent-ils, en effet, à l'abri des déchirures, dans les cas où à une apparente normalité ne correspond pas une normalité égale d'élasticité? Évidemment non. Elle a donc beaucoup des défauts de la symphyséotomie, auxquels on doit ajouter encore les doutes possibles sur la mobilité des articulations sacro-iliaques, qui lui sont applicables. C'est, dans le fond, une symphiséotomie perfectionnée; quelque chose qui se rapproche d'une variante de méthode, et qui, à vrai dire, ne constitue pas une méthode nouvelle.

Je reconnais toutefois que, si, après avoir laissé s'écouler le temps, lorsqu'on pourra faire un bilan statistique sérieux, la clinique viendra confirmer ce que la théorie fait prévoir, on sera en droit de la proclamer une opération d'avenir qui, dans les cas extrêmes, dans ceux qui exigent un petit écartement des pubis, dans ceux où l'on peut faire un diagnostic assez sûr de l'intégrité des articulations sacro-iliaques, devra faire une concurrence sérieuse à l'opération césarienne.

Embryotomie

Je m'en occupe à peine, parce que dans des temps pas trop éloignés elle était la méthode en usage, et trouve encore des dé-

---

(¹) Après que ces lignes ont été écrites, j'ai eu l'occasion de faire une hébotomie sur une femme grosse à terme et avec un bassin de 8,5 centimètres. Je n'ai qu'à confirmer les prévisions du texte. L'opération fut extrêmement facile et, sur cette femme, d'un résultat à ne rien laisser à désirer. Aucune hémorragie, aucun délabrement du vagin, de l'urèthre ou du clitoris. L'accouchement s'est accompli spontanément, et une heure après, la femme urinait sans besoin de sonde. Tout de suite que le pubis a été sectionné, la tête descendit et le travail se termina en quelques minutes. Depuis le commencement de l'incision cutanée jusqu'à la terminaison de l'accouchement, délivrance comprise, il s'est écoulé, juste, une demi heure. Malgré le temps pendant lequel l'œuf resta ouvert (12 heures) et une chute complète du cordon, l'enfant est né vivant et très bien portant.

Le premier accouchement de cette femme, qui est second para, fut terminé par le forceps appliqué au dessus du détroit supérieur, agissant plutôt comme un compresseur que comme un agent de traction et de rotation, le fœtus étant mort quand la mère entra à la maternité. Il pesait, celui-là, 2.200 grammes. Le fœtus actuel pesait à la naissance 3960.

fenseurs chez certaines organisations anti-chirurgicales. Quant à moi ce sont des opérations à rayer du tableau des opérations obstétricales, toutes les fois que le fœtus sera vivant et que le chirurgien aura la liberté de la méthode à suivre, au nom de sa conscience scientifique et professionnelle.

Opération césarienne

L'opération césarienne a, sur toutes celles dont nous venons de parler, l'avantage incontestable d'être une opération sur laquelle on peut compter. D'un grand effet, plutôt que d'une grande difficulté, elle ne dissimule pas, ordinairement, des surprises qu'on ne puisse pas prévoir. Si on peut disposer de toutes les bonnes conditions nécessaires à sa réalisation, on peut dire que c'est une opération sûre. Il est évident que, comme toutes les opérations d'une certaine importance, elle est sujette à des contretemps, qui la plupart des fois peuvent être écartés. Mais, sauf les accidents qui dépendent d'une technique un peu plus mouvementée, à laquelle il est indispensable que l'adresse de l'opérateur soit toute faite, elle n'en présente pas de plus nombreux ni de plus redoutables que les symphyséotomies.

On avance qu'elle peut amener des conséquences futures, dues à des adhérences péritonéales, ou à des déchirures utérines dans les accouchements ultérieurs. Admettant que ces reproches soient exacts elles ne seraient pas plus à craindre que les inconvénients, également possibles, dans l'avenir des femmes symphyséotomisées. Néanmoins, je dois dire que j'ai opéré plus d'une fois des femmes qui avaient déjà souffert une opération césarienne et que je n'ai trouvé aucun de ces inconvénients. Du reste, les adhérences sont évitables, jusqu'à un certain point, avec une bonne technique, et les ruptures du travail le sont aussi avec une intervention faite à temps.

Quant aux ruptures de la grossesse, après une césarienne, je ne connais personnellement aucun cas, et je les tiens aussi pour évitables, avec une technique soignée.

Intimement convaincu de la supériorité de l'opération césarienne, comparée avec les autres, dans les cas où le fœtus ne pourrait passer par les voies normales, je n'hésite pas à émettre cette première conclusion de ce que je viens de dire: — dans les circonstances où il sera permis de choisir, avec une parfaite égalité d'indications, entre ces deux grandes méthodes d'extraction artificielle du fœtus, la césarienne ou la symphysienne, on doit préférer la première.

Mais les circonstances où le choix de la méthode à suivre est libre sont rares. Chacune de ces deux méthodes a des indications qui lui sont propres et qui ne peuvent, sans inconvénient, être remplacées par d'autres interventions. Ainsi, personne n'aurait l'idée de comparer la symphyséotomie avec la césarienne, dans les cas où la limite du rétrécissement pelvien de 6 ou 6,5 centimètres serait atteinte. On sait que, dans de nombreux bassins, la distension des articulations sacro-iliaques, devant aller au delà de ce qui est compatible avec leur intégrité parfaite, pour que l'accouchement soit possible, la symphyséotomie n'a pas lieu d'être appliquée. Par contre, il y a des conditions où l'opération césarienne n'est pas à recommander; si l'œuf est rompu depuis longtemps, si par une raison quelconque on soupçonne que l'utérus est le siège d'infections que le traumatisme césarien peut généraliser, il est prudent de donner la préférence à la symphyséotomie.

On peut, d'une manière générale, établir, en des termes simples, les règles qui doivent guider l'accoucheur dans le choix de l'indication césarienne. L'opération césarienne est indiquée toutes les fois que s'impose la nécessité d'extraire, par voie artificielle, un fœtus auquel ne peuvent suffire les voies naturelles, sauf les cas où les conditions spéciales de la femme (infection ovulaire, infection utérine, anémie profonde, cachexie, tuberculose avancée, etc.), rendent l'ouverture du ventre particulièrement dangereuse. Dans ces termes, au lieu d'être la dernière étape à laquelle on a recours pour résoudre la dystocie, on doit penser, avant tout, à l'opération césarienne, en laissant les autres interventions sanglantes seulement pour les cas où des circonstances spéciales la rendent inapplicable. Ainsi, au lieu de faire l'opération césarienne seulement dans les cas où la symphyséotomie n'est pas applicable, je proposerais au contraire la symphyséotomie seulement quand il serait tout à fait impossible, vu les conditions de la femme, de nous hasarder à une césarienne.

Je ne pousserai pas l'affirmation de la supériorité et de la bénignité de l'opération césarienne au point de la conseiller comme un bon moyen de parer aux inconvénients d'un placenta prævia. Je pense que cette idée, soutenue par Mr. D. Manuel Candella (de Valencia) au dernier Congrès de médecine, à Madrid, n'a pas réussi à grouper des sectaires et a plutôt soulevé des protestations.

Quelle que soit la bénignité relative d'une opération césarienne, dans la période aseptique où nous vivons c'est une laparotomie, c'est-à-dire, une contingence avec laquelle on irait aggraver les conditions d'un placenta prævia; d'autant plus que les dangers et les inconvénients d'un placenta prævia sont réparables par d'autres moyens. Il ne m'est pas encore arrivé de trouver un cas de placenta prævia qui n'ait pu être résolu, avec plus ou moins de difficulté, par la simple intervention manuelle. Je conviens que, dans des circonstances véritablement exceptionnelles, il puisse être permis de recourir à la césarienne comme un appel urgent. Ainsi, si, par hypothèse, on se trouve en présence d'un placenta prævia dont l'hémorrhagie met en danger la vie de la femme et de l'enfant; si le fait se produit en des conditions de rigidité pathologique du col, ôtant tout espoir d'une dilatation rapide, même avec les procédés artificiels des doigts, des ballons, ou des dilatateurs mécaniques, il est possible qu'avec une intervention césarienne on réussisse à sauver les deux êtres, quoique par un procédé un peu violent. Mais ceci représente une circonstance de véritable exception, que je n'ai jamais trouvée. L'hémorrhagie du placenta prævia est ordinairement assez lente pour donner le temps à une dilatation cervicale, si l'accouchement doit être accompli, ou à une hémostasie par les nombreux procédés, plus ou moins sûrs, dont dispose l'obstétrique. Dans l'immense majorité des cas, dans une majorité qui menace d'atteindre la totalité, le placenta prævia n'est pas une indication de l'opération césarienne.

Quelle que soit la manière dont on envisage un sujet dans les conditions exclusives de ses indications chirurgicales, on ne peut pas se dérober aux circonstances qui proviennent de la volonté de la femme à opérer ou de sa famille. L'opération césarienne est encore une de celles qui causent de l'effroi. Il y a des femmes qui la refusent péremptoirement. Il est évident que cette circonstance, et encore d'autres qui dépendent du milieu, ne peuvent, à juste titre, entrer en ligne de compte dans le nombre des conditions sur lesquelles doivent reposer les motifs d'une opération. Mais, sans aucun doute, elles sont à prendre en considération quand on choisit la méthode à suivre.

Il y a des penseurs qui soutiennent le principe, peut-être déontologiquement juste, que, en dépit de toutes les délibérations de la famille et même de la malade, il appartient au médecin seul de déterminer le chemin à suivre, en vue de l'intervention à employer. En admettant que ce soit la bonne doctrine, — qu'en vérité nous ne suivons pas, — quel est le moyen pratique de la rendre effective? Personne ne défendra le procédé violent de l'emploi de la force physique ni même celui de la surprise, sous l'anéantissement de la volonté dû au chloroforme. Et il faut penser que les césariennes ne se font pas seulement dans les maternités, où généralement les malades se soumettent, sans rien dire, aux indications du médecin. Ce sont des opérations de la clinique civile, devant laquelle est souvent battue l'argumentation la plus solide.

Certes, le clinicien doit employer tous les moyens persuasifs pour obtenir la confiance de la malade; mais on ne réussit pas toujours, et il serait déplorable d'abandonner deux existences, que l'on peut sauver par d'autres moyens, quoique moins profitables et sûrs, sous prétexte d'obéissance au principe de ne rien faire, puisque l'on s'oppose à ce que, en bonne obstétricie, on devrait faire. C'est, alors, le cas d'avoir recours aux symphyséotomies, aux tentatives probablement infructueuses des versions et du forceps, à l'expectation même, forme passive et déguisée d'embryotomie qui dans ces circonstances trouve une condition atténuante dans l'impossibilité de mettre à exécution les moyens qui seraient ceux du droit et du devoir professionnels.

La technique de l'opération césarienne est, au fond, d'une simplicité extrême. L'essentiel est de bien se fixer sur un procédé choisi et de s'y affectionner, pour ainsi dire.

Il serait hors de propos de parcourir toute la longue histoire des manières différentes par lesquelles on peut arriver au même but, avec des résultats qui diffèrent peu entr'eux. Je m'en tiens donc à la technique que j'ai l'habitude de suivre, donnant, pour quelques-uns de ses temps, les raisons déterminantes de son adoption.

L'opportunité opératoire.

Une école que je tiens comme très respectable préfère, propose et soutient l'idée de l'opération hors le moment du travail. Après avoir déterminé, avec l'exactitude possible, la date probable de l'accouchement, on fixe l'opportunité opératoire pour quelques jours avant. Alors, sans précipitation, sans les inconvénients d'un demi engagement du fœtus, avec tout le temps nécessaire pour disposer les instruments, prévenir les aides, préparer les pansements, etc., l'opération se fait avec la plus grande sécurité et la tranquillité la plus parfaite. En effet, ces avantages sont incontestables, comparés à ceux d'une intervention, qui, exécutée au moment incalculable du commencement du travail, ne peut jamais être faite dans ces conditions, avec l'ordre et la tranquillité dans lesquelles elle a lieu, lorsqu'elle est fixée d'avance.

Il reste à voir, cependant, si ces avantages, qui regardent plutôt à la commodité de l'opérateur qu'aux résultats opératoires, compensent d'une manière évidente les inconvénients d'une anticipation opératoire.

J'appartiens d'une manière décidée et profondément convaincue à l'école de ceux qui croient que chaque semaine, chaque jour, chaque minute que l'on soustrait artificiellement à la vie intra-utérine d'un fœtus, est une extorsion faite aux bonnes conditions d'une gestation complète. Un fœtus qui naît forcément avant qu'il ne le doit, est un fœtus auquel on nuit dans sa croissance présente et future. Les preuves établies par Pinard, par Bachimont, par Bardé et par moi-même sont, à ce que je pense, assez convaincantes. Indubitablement, un prématuré est un incomplet. Il pèse moins, il est moins vigoureux, donc moins préparé pour résister aux rigueurs de la vie extra-utérine.

Il n'est pas facile de fixer le quantum de diminution de résistance qui correspond, au juste, à chaque période d'anticipation à la naissance. Mais, il est bien sûr que cette diminution existe, et très sensible, puisque en 10 jours (telle a été la période de mes observations) elle s'est fait sentir, en moyenne, par une différence de poids de 300 grammes en moins, lors de la naissance (¹).

Ce serait assez pour que je rejette in limine, comme précepte général, l'opération anticipée. Mais on doit ajouter encore le défaut de l'énergie des contractions de l'utérus qui, avant l'accouchement, est bien inférieure à celle de l'occasion du travail, ce qui signifie une plus faible garantie de l'hémostasie lors de l'opération. Il est bien vrai que les défenseurs de la césarienne anticipée tâchent de se procurer tous les éléments de calcul pour rapprocher l'opération, autant que possible, du moment qu'on suppose être celui de

---

(¹) La protection aux femmes grosses pauvres — 1899 — La protection aux nouveaux-nés pauvres — 1900, par Alfredo da Costa.

l'accouchement spontané. Mais peut-on avoir la prétention de l'évaluer avec précision? Peut-on, même, garantir toujours que l'erreur n'aille pas au delà de 3, 6, 8, ou 10 jours et plus?

Le moyen de calculer l'âge d'une grossesse par l'appréciation exclusive de la hauteur utérine, variable avec tant de circonstances, étant, comme on le sait, faillible, il ne reste, pour base de l'appréciation, que la date des dernières règles. Et ce procédé, est-il d'ailleurs certain? N'y a-t-il pas de grossesses qui vont au delà de 280 jours? N'y en a-t-il pas qui durent les unes plus que les autres; quelques-unes qui commencent peu de jours avant les premières règles qui manquent, d'autres qui commencent quelques jours après la dernière époque? Comment donc avoir une notion sûre, sur la date de l'accouchement, qui nous permette de régler, d'après elle, une intervention opératoire qui court le danger de produire, sans nécessité, un prématuré? Et, puis, en admettant que les calculs soient possibles avec ces éléments d'ordre anamnestique, comment affirmer l'exactitude des informations de la femme? Il est très fréquent de les voir se tromper, d'un mois, sur la date de leurs dernières règles. Elles fixent bien une date (et il y en a qui ne la fixent pas) et quand, plus tard, on la leur demande elles ignorent si cette date se rapporte aux dernières règles parues ou aux premières manquées. Elles ont bien le souvenir d'une date, mais auquel des deux faits se rapporte-t-elle?

Devons-nous, suivant cette route qui nous conduit aveuglément à une erreur possible de 8, 10 ou 15 jours, anticiper la naissance d'un enfant, seulement parce qu'il est plus commode de procéder en toute tranquillité?

Il me semble préférable d'avoir tout préparé (dans le cas où on a le temps) pour faire l'opération césarienne aussitôt que les premiers signes du travail commencent. Cela même dans l'intention d'épargner à la mère et à l'enfant un effort qui ne leur profite en rien. Car, du reste, je ne pense pas que l'opération soit d'une technique plus difficile ou d'un pronostic plus sombre, par le simple fait d'un retard de quelque temps, pourvu que ce temps ne soit assez long pour permettre la rupture de l'œuf et le moulage de la tête fœtale.

Je suis donc de ceux qui plaident pour l'intervention au dernier moment, lorsque le travail se déclare. Ce sera évidemment moins commode, mais ce sera plus en accord avec les règles de l'obstétrique.

Les incisions.

Les incisions du ventre ont été l'objet de tant de descriptions et de discussions qu'il n'y aurait pas lieu d'y revenir ici. Pour moi, je préfère l'incision médiane et assez large pour qu'elle permette de faire sortir l'utérus plein, hors de la cavité abdominale. J'incise naturellement, d'un trait, la peau et le tissu cellulaire, jusqu'à l'aponévrose et je continue avec plus de précaution jusqu'au péritoine. Cette précaution n'est peut-être pas nécessaire, dans la plupart des cas, puisque nous n'avons pas, d'ordinaire, à compter sur des organes importants dans la ligne de l'incision. Mais il m'est déjà arrivé d'avoir pu, par un heureux hasard, éviter une anse d'intestin grêle qui, s'étant introduite entre la paroi abdominale et l'utérus, se trouvait adhérente à la ligne de cicatrisation d'une laparotomie déjà soufferte auparavant. Ainsi prévenu, j'ai pris pour système de suivre très soigneusement dans l'incision de l'aponévrose jusqu'au péritoine que je préfère déchirer avec les doigts plutôt que de le couper avec le bistouri. Une petite ouverture faite au péritoine, j'y introduits mon indicateur gauche, et après avoir reconnu l'état de la paroi par sa face profonde, j'élargis la plaie aponévrotique et péritonienne avec les ciseaux. Quant à l'étendue de l'incision elle est variable. Je la commence ordinairement à trois ou quatre travers de doigts au-dessus de la symphise et la termine à deux, trois ou quatre travers au-dessus du nombril, selon la grandeur de l'utérus.

Dans les incisions utérines je préfère les longitudinales et celles de la ligne médiane. Et, comme il me semble, à priori, car je ne l'ai jamais essayé, que l'incision postérieure doit avoir l'inconvénient de pouvoir drainer vers le péritoine les liquides venant de l'utérus, j'ai toujours employé de préférence, ou l'incision classique antérieure médiane, ou celle du fond de l'utérus, selon Caruso. Du reste, quoique on ait d'avance orienté l'esprit dans le sens de l'une ou de l'autre de ces deux incisions, je ne crois pas que l'on doive insister spécialement sur un des systèmes, avec exclusion de l'autre. Il m'est déjà arrivé d'avoir l'idée de faire l'incision médiane antérieure et d'être obligé de recourir, par des circonstances occasionnelles, à l'incision de Caruso. Ce fut le cas, qu'après avoir fait l'ouverture de l'utérus sur une petite extension, je m'aperçus, à temps, que j'avais intéressé le bord placentaire et que le placenta était inséré plus bas que l'endroit où j'avais commencé l'incision. Alors, naturellement, au lieu de prolonger l'incision vers le bas, comme j'en avais l'intention, j'ouvris l'utérus dans le sens opposé, sectionnant le fond jusqu'à sa face postérieure. Ce changement de direction m'a permis d'extraire le fœtus sans perte de sang et sans décollement placentaire.

Voilà pourquoi je préfère ne pas marquer, dès le commencement, avec le bistouri, toute l'étendue de l'incision utérine. Il me semble préférable de commencer par une incision petite, d'y introduire le doigt et explorer la situation placentaire, élargissant ensuite l'ouverture vers le côté où il aura moins de danger de l'atteindre. Il est vrai, qu'en atteignant le placenta par son bord, l'inconvénient ne serait pas grave, mais il est incontestablement plus sûr, plus propre et plus utile au fœtus, de pouvoir faire l'extraction, en conservant le placenta inséré.

De même que pour la paroi abdominale, il me semble aussi préférable de faire l'incision de la paroi utérine avec les ciseaux, guidés par l'index et le médium gauches introduits dans la petite boutonnière initiale, soit entre l'œuf et la paroi utérine, si l'œuf est entier, soit dans l'œuf, attaquant la paroi utérine et l'ovulaire ensemble. Suivant l'idée déjà émise, j'évite autant que possible de prolonger l'incision jusqu'à la paroi postérieure de l'utérus dans les cas où je suis forcé de la diriger en haut, de même que j'évite d'arriver à l'anneau de Bandl dans les cas où l'incision doit être dirigée vers le bas.

La situation de l'utérus au moment de son ouverture.

C'est un point sur lequel les opinions se partagent en deux camps opposés. Les uns préfèrent faire l'incision utérine après avoir amené l'utérus hors du ventre par un mouvement de bascule. D'autres penchent pour l'ouverture en place. Je ne pense pas que ce soit une question suffisamment grande pour diviser des écoles. Cependant je m'incline à la méthode classique, plus employée, peut-être, en Allemagne qu'en France, de faire sortir le corps de l'utérus hors du ventre, avec obturation provisoire de la plaie abdominale, par des compresses stérilisées, et de continuer l'opération ainsi, au grand jour, bien plus à l'aise pour l'opérateur et avec avantage pour l'opérée.

L'ouverture de l'utérus dans le ventre n'a certainement pas d'inconvénients, si l'œuf est intact et si on peut avoir, en conséquence, la confiance de l'asepsie du liquide amniotique; d'autant plus, qu'il y a toujours moyen de protéger le péritoine. Mais, si cet inconvénient est évitable, jusqu'à un certain point, il n'en est pas de même lorsqu'il s'agit d'un autre, difficile à remédier, lorsqu'on opère avec l'utérus enserré. Quelle que soit l'adresse opératoire, on sait bien qu'il y a un moment où se produit une hémorrhagie qui peut atteindre une certaine importance. Non seulement les lèvres de la plaie utérine donnent du sang, parfois assez abondant, mais, encore et surtout, la surface d'insertion placentaire le donne aussi, dans les cas où l'extraction fœtale ne peut être faite sans décollement total ou partiel du placenta.

Quoique on affirme le peu d'importance de cette hémorrhagie, bientôt suspendue par la rétraction utérine, il me semble de bonne prudence de charger un aide d'entourer, avec les mains, le col utérin, prêt à faire la compression des utérines au premier appel de l'opérateur. Or, il est difficile de le faire avec l'utérus dans le ventre et comme, d'autre part, il n'y a pas d'inconvénient à basculer l'utérus hors de la cavité abdominale, je pense que, sauf des circonstances spéciales à chaque cas particulier, il est préférable d'opérer de cette manière.

On a soutenu que l'éventration de l'utérus avait le défaut de l'exposer à une grande perte de chaleur. C'est naturel, surtout dans les climats froids. Il faut, pourtant, savoir si cette perte de chaleur peut arriver à être nuisible, dès que l'opération ne s'éternise pas. Parce que, en vérité, le temps de refroidissement n'est pas long, même en supposant qu'on n'ait pas pris la précaution d'entourer l'utérus de compresses chaudes, ce que du reste, je ne trouve point nécessaire sous un climat comme le nôtre. Évidemment, si des adhérences utérines longues à défaire ou des déchirures saignantes rendent l'extraction fœtale urgente, il ne vaut pas la peine de sacrifier la rapidité de l'opération à une simple obéissance de système. Mais, en dehors de conditions semblables, je crois que l'éventration a pratiquement des avantages techniques. Outre cela, toutes les opérations césariennes ne se font pas avec intégrité de l'œuf, et, celui-ci étant déchiré, il sera imprudent de compter absolument sur l'obturation par des compresses, pour obvier aux contacts, avec le péritoine, de liquides qu'il nous est permis de ne pas supposer libres d'éléments infectieux.

L'extraction fœtale.

L'extraction fœtale qu'on fait ordinairement avec rapidité, peut avoir un temps embarrassant: celui de l'extraction de la partie fœtale qui est prise dans l'anneau de Bandl ou qui est partiellement engagée dans le détroit supérieur, par une amoldation plus ou moins grande. On l'a bien noté, ce moment embarrassant, qui doit être un instant d'angoisse pour celui qui a le fœtus dans les mains et qui, ne pouvant l'extraire rapidement, court le risque de le voir mourir. J'ai cherché à éviter cet écueil possible, en chargeant un aide d'avoir deux doigts de sa main droite introduits dans le vagin de l'opérée, en les appuyant sur la partie qui se présente, attendant le moment où, à un signe de l'opérateur, il devra la pousser en haut, en même temps que l'opérateur tire le tronc du fœtus. Celui-ci ne reçoit pas alors le moindre effort de traction au cou et sa sortie est presque instantanée.

Le reste est courant et classique; l'enfant passe aux mains de la personne chargée de la ranimer et l'opérateur se livre aux soins de l'hémostasie, de la toilette abdominale et des sutures des plaies utérine et pariétale.

Les sutures utérines et pariétales

Les sutures représentent un point tellement capital pour l'opération césarienne que c'est, pour ainsi dire, après ses perfectionnements que la césarienne est entrée dans la pratique chirurgicale courante de nos jours. Tout le monde connaît les alternatives par lesquelles a passé l'opération césarienne avant Sänger. Et, quoique je ne sois pas convaincu que sa façon de suturer ait été la véritable cause de la transformation d'une opération considérée mortelle en une opération relativement bénigne, il est certain que ce fut l'introduction d'une manière spéciale de coapter les bords de la plaie utérine qui a marqué une époque nouvelle dans l'histoire des progrès de cette opération. Je suis d'avis qu'en observant avec rigueur les préceptes de l'asepsie, toutes les sutures sont bonnes, pourvu qu'elles satisfassent à ces deux conditions : très bien affronter les lèvres de la plaie utérine; très bien garantir sa coaptation, pour que la ligne d'incision reste étanche et qu'aucune goutte d'exsudation intra-utérine ne puisse passer dans la grande cavité péritonéale.

C'est en vue de ces deux principes que j'ai l'habitude d'employer un genre de suture qui, tout en obéissant aux principes de Sänger, est néanmoins un peu différent de sa manière de faire. Je fais premièrement une suture à surjet avec laquelle je rapproche les lèvres de la plaie utérine, ayant soin, bien entendu, de ne pas traverser la muqueuse utérine. La plaie ainsi fermée, je procède ensuite à une nouvelle suture également en surjet, au moyen de laquelle je mets en contact, par sa face superficielle, le péritoine qui borde les deux lèvres de l'incision utérine. De cette manière je protège la première suture, je la renforce, je garantis l'union, quand même quelque point de la suture profonde aurait dû s'échapper, et je provoque une adhérence péritonéale, protectrice de la cicatrice musculaire, qui, s'établissant rapidement, contribue encore à garantir la grande cavité péritonéale contre la perméabilité de la suture profonde, aux liquides de l'utérus. Ainsi, au lieu des points alternativement profonds et superficiels (suture entrecoupée double), comme il est d'usage presque classique, je me suis toujours très bien trouvé de ces deux sutures superposées. Dans le seul cas où j'ai dû réopérer une femme déjà une fois césariée par moi avec l'emploi de ce genre de suture, j'ai pu vérifier que la cicatrice était régulière et très solide.

Les règles opératoires courantes s'opposent en général à l'emploi de la suture à points continus. On affirme que, si un point s'échappe, toute la suture sera perdue, tandis que cet inconvénient est complètement écarté avec la suture à points indépendants les uns des autres. Je ne puis contester la grande valeur de cet argument, mais il me semble qu'il n'est pas d'une application juste à l'opération césarienne.

Pour apprécier la valeur relative de ces deux systèmes de suturer, quant à la garantie de coaptation parfaite des lèvres de la plaie, si parfaite qu'on puisse être sûr qu'elle empêchera le passage de liquides, j'ai procédé à quelques expériences qui me semblent assez concluantes. Prenant deux vessies de bœufs récemment abattus, je fis, sur les deux, des incisions semblables aux incisions employées sur l'utérus pour l'opération césarienne. J'ai suturé une des vessies avec une suture à points continus (en surjet) et j'ai employé pour l'autre une suture à points indépendants. Ceci fait, je mis chacune des vessies en communication avec un réservoir en verre au moyen de tuyaux de caoutchouc. Après avoir rempli ces réservoirs avec une solution au permanganate de potassium à 1:1000, je les élevai à une hauteur de deux mètres au-dessus du niveau où se trouvaient les vessies et je pus vérifier alors que, tandis que par les intervalles des points indépendants suintaient de grosses gouttes de la solution de permanganate, facilement reconnaissables à leur couleur vineuse, la suture à points continus résistait parfaitement, sans aucun indice de transsudation.

Voulant reprendre l'expérience, j'ai chargé quelques-uns de mes élèves de la répéter avec moi. Nous avons, plus d'une fois, échangé nos rôles tour à tour pour qu'il ne puisse subsister aucun soupçon sur l'influence personnelle, dans la manière de faire la suture. J'ai eu même le soin de choisir, pour la facture de la suture à points continus, un camarade que je savais d'opinion contraire à la mienne. Eh bien, malgré toutes les variantes, le résultat a toujours été le même.

Évidemment, les conditions ont été exagérées dans l'expérience, puisque les vessies ont été soumises à une pression de deux mètres de hauteur. Mais, cela n'ôte pas le droit de conclure que la suture à points continus donne de plus fortes garanties d'un étanchement parfait. Et, d'autre part, est-il vrai que, si par malheur un point se rompt (ce qui ne doit pas arriver), toute la suture soit perdue? Je ne le pense pas. Au contraire, je suppose que sur un corps élastique et contractile comme l'utérus, l'éraillement d'un point représente, à peine, le relâchement de la suture, mais l'union doit se maintenir, parce que l'ampleur du fil sera bientôt distribuée par toute la longueur de la plaie, à moins que le fil ne soit cassé, ce qui n'est pas à admettre dans une opération faite avec le soin le plus vulgaire.

Inversement dans la suture à points indépendants, la rupture d'un point ne peut d'aucune manière être compensée par le glissement du fil et produira fatalement une boutonnière par laquelle le drainage sera, non seulement possible, mais facile.

Quel que soit le procédé employé, le fil doit être assez fort et suffisamment épais, pour éviter les coupures des bords suturés.

La fermeture de la plaie abdominale, j'ai l'habitude de la faire aussi par un procédé spécial que je fus porté à imaginer après une laparotomie qui eut comme conséquence éloignée une éventration. Il m'a semblé que si on trouvait un moyen de détruire, d'une manière franche, le paralléllisme des lignes d'incision des trois plans de la paroi (séreuse, aponévrose et peau) en les croisant entr'elles, on pourrait peut-être obtenir une disposition cicatricielle plus solide. Et, dans cette idée, j'ai essayé et puis exécuté la suture suivante qui jusqu'à ce jour m'a donné les résultats les plus satisfaisants, y compris ceux de l'esthétique.

Je commence par charger une aiguille courbe de Hagedorn avec un fil de soie assez long. Je traverse avec l'aiguille toute

l'épaisseur de la paroi abdominale, de sa face profonde à la superficielle, et je fixe l'extrémité du fil à un bouton spécial de forme et
grandeur figurées sur la gravure (Fig. 1). Cette fixation se fait avec

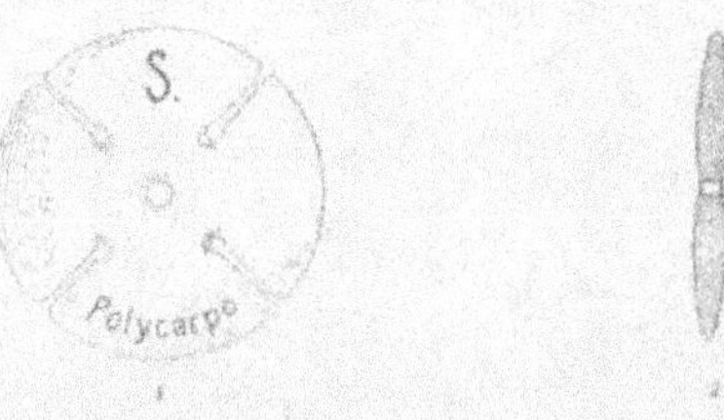

Fig. 1

Bouton pour la suture à trois plans, de l'auteur. — 1. bouton vu de face. — 2. bouton vu de profil et en coupe.

une rapidité extrême en passant le fil par le trou central du bouton
et en l'enroulant, ensuite, en directions croisées, par les quatre
encoches existant sur le bord du bouton. Chargeant de nouveau

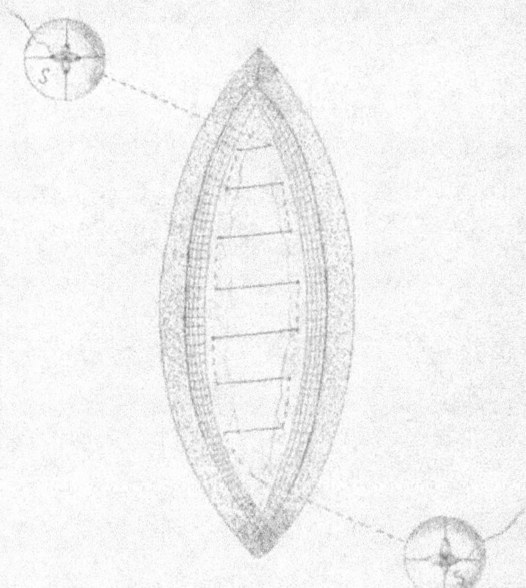

Fig. 2

Suture du péritoine avant sa fermeture

l'aiguille avec l'autre bout du fil, je fais la suture du péritoine à
points passés en zigzag, de manière à juxtaposer les faces super-
ficielles de la séreuse incisée (Fig 2). Arrivant au bout de la plaie
je perfore de nouveau toute l'épaisseur de la paroi abdominale de
bas en haut, faisant sortir l'aiguille à quelques centimètres de
l'angle de la plaie et, comme précédemment, après avoir bien tiré
le fil, je le fixe à un bouton pareil au premier. J'ai toujours le
soin de fixer ces deux boutons de la suture péritonéale à un coté
de la plaie et, si l'un a été placé à gauche je mets l'autre à droite,

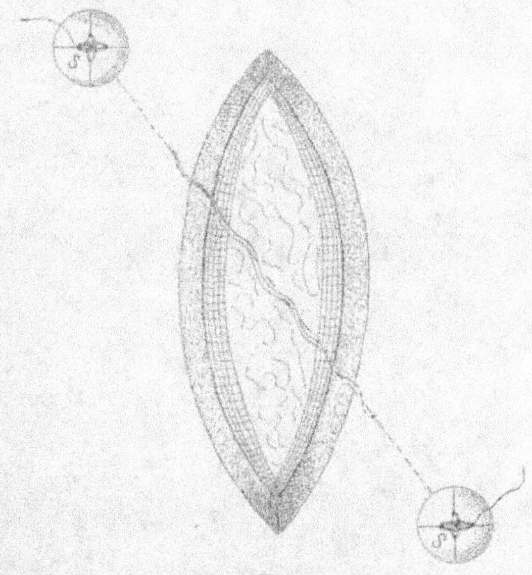

Fig 3
Suture du péritoine après sa fermeture

de façon qu'en tirant le fil, qui maintenant unit les deux boutons, la
ligne de suture péritonéale rectifiée prenne une direction franchement oblique, relativement à l'axe de l'incision cutanée (Fig. 3).
Pour que l'on puisse toujours savoir quel est le fil qui a suturé
la séreuse, les deux boutons destinés à ce fil sont marqués avec
la lettre S (séreuse).

Cette suture terminée, je répète la même opération pour les
bords de l'aponévrose. Je place le premier bouton, qui est le troisième de la suture totale, du côté opposé au premier et vis-à-vis.

de celui-ci, et, en exécutant l'union de la même manière que pour
le péritoine, je fixe l'extrémité du fil à un quatrième bouton placé
vis-à-vis du second (Fig. 4). Bien entendu que pour le passage du
premier point de cette suture, il n'est plus nécessaire de traverser
toute l'épaisseur de la paroi abdominale, mais seulement la partie
qui reste hors du péritoine déjà suturé. Ainsi que les premiers,
les boutons destinés à l'aponévrose ont une lettre (A).

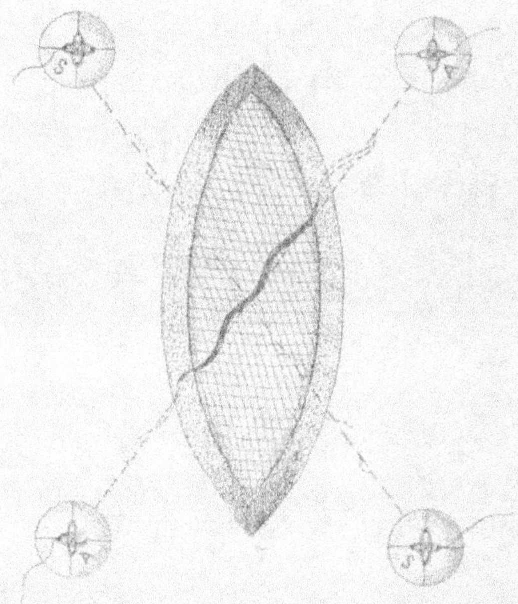

Fig. 4
Suture de l'aponévrose après sa fermeture

Finalement je fais la suture de la peau en introduisant l'aiguille entre l'aponévrose et la peau et perforant celle-ci de bas
en haut à deux ou trois centimètres de l'extrémité de la plaie et
dans le prolongement de son axe. De cette manière lorsque je tire
le fil il reste exactement dans l'axe longitudinal de l'abdomen, se
croisant donc avec les deux sutures sous-jacentes qui, à leur tour,
sont également en croix (Fig. 5). Les boutons destinés à la peau
sont marqués avec la lettre P.

Par ce procédé le parallélisme des cicatrices des trois plans reste tout à fait détruit et l'union de la peau, pouvant être exécu-

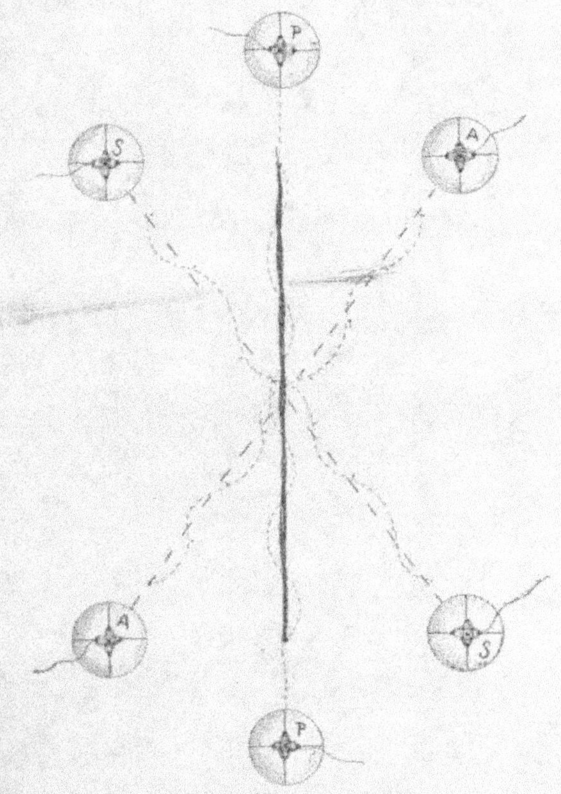

Fig. 5
Schéma des trois plans de suture. Le trait noir représente
la ligne d'incision cutanée

tée par la méthode intradermique, est parfaitement linéaire (Fig. 6).

J'ai l'habitude d'induire non seulement la plaie cutanée, mais aussi les six boutons qui retiennent les fils, avec du collodion. Je les recouvre en dessus et en dessous avec une forte couche de cette substance, tâchant ainsi d'éviter que, par un point quelconque, il puisse s'établir une voie de communication avec le pansement, lequel pourrait bien venir à s'infecter par négligence de la malade même.

Pour défaire cette suture, on procède avec la plus grande facilité et sans aucune gêne pour la malade. Il suffit de soulever avec la

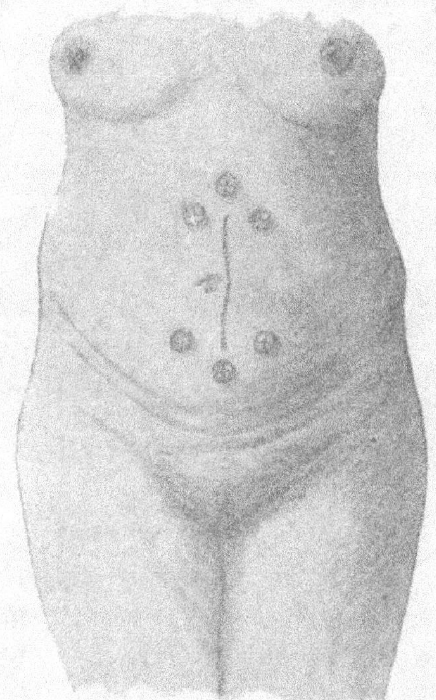

Fig. 8

Aspect de la suture achevée

pointe des ciseaux un des boutons correspondant au fil qu'on prétend extraire et de couper le fil par dessous. En tirant l'autre bouton du même fil celui-ci sort entier et sans effort (Fig. 7).

Je n'ai jamais eu à enregistrer un cas d'éventration depuis que j'employe cette suture. Et, si je compare l'aspect de la peau des femmes sur lesquelles je l'ai employée (Figs. 9 et 10) avec celui des autres, où on a pratiqué la suture entrecoupée, je suis frappé de sa supériorité esthétique, toujours à prendre en considération chez les femmes. Tandis que sur ces dernières on reconnaît toujours les signes ineffaçables des points de suture (Fig. 8), sur les autres, la ligne d'union disparaît presque complètement, quelques

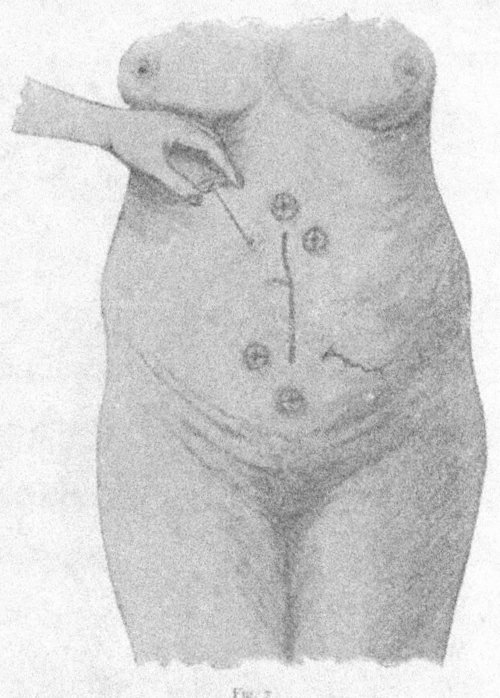

Fig. 7

Manière de défaire la suture. L'extrémité du fil est indiquée pour donner plus de clarté à la figure. Il est toujours préférable de couper le fil au ras de la peau, en le tirant un peu, avant de le couper.

mois après, comme il est habituel, du reste, dans tous les cas de suture intradermique (Fig. 10).

Césariennes mutilatrices

Au point où sont arrivés les perfectionnements de l'obstétricie, les césariennes mutilatrices perdent du terrain, comme opérations réglées et résolues d'avance. Dans la plupart des cas, elles constituent, ou du moins elles doivent constituer, à mon avis, des opérations auxquelles on a recours pour pallier aux conséquences d'un

cas moins heureux de césarienne conservatrice ou en considération de circonstances fortuites, sur lesquelles on n'avait pas
compté.

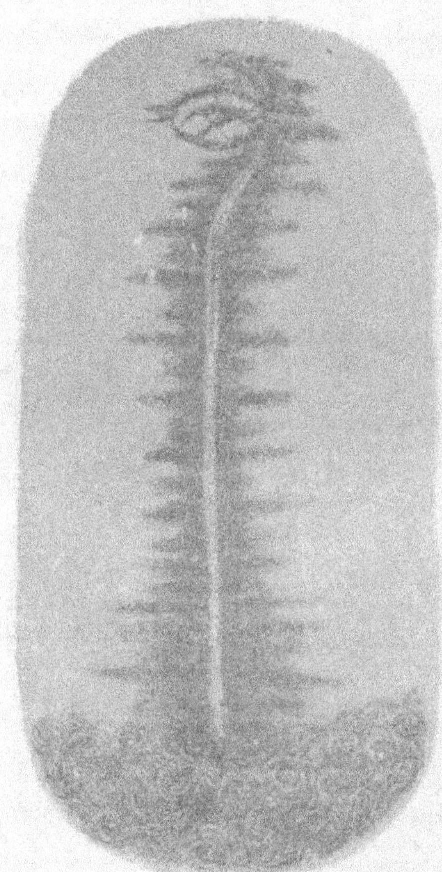

Fig. 8

Aspect de la cicatrice abdominale 3 trois après l'opération, avec l'emploi de la suture ordinaire
à points indépendants. (D'après Schaeffer)

Si, en ouvrant l'utérus dans l'intention exclusive d'un accouchement artificiel, on trouve une matrice présentant tous les signes
d'une infection profonde, la mutilation utérine s'impose. Mais, si,

en prévoyant cette hypothèse on avait cherché et acquis la certitude de cette infection, il aurait mieux valu ne pas exécuter la laparotomie césarienne.

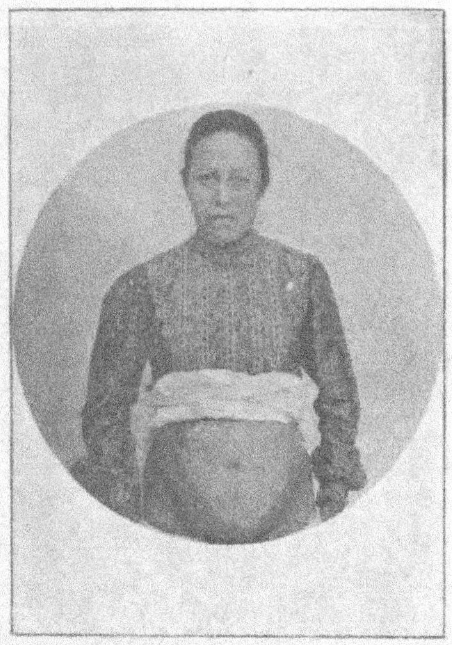

Fig. 9
Aspect de la cicatrice abdominale, un mois après l'opération.
Plaie suturée par le procédé de l'auteur.

Les césariennes mutilatrices sont des opérations qui visent à la santé de la mère sans se préoccuper en rien de la vie et de la santé de l'enfant. Ce ne sont pas des interventions destinées à remplacer les moyens normaux de l'accouchement, dans le travail physiologique de l'expulsion du fœtus.

Ce sont à peine des moyens de remédier à des complications avec lesquelles l'accouchement, en particulier, n'a rien à voir. Et, si ce n'était la circonstance de son exécution à l'occasion de l'extraction du fœtus, on pourrait bien les classer dans le domaine de la gynécologie plutôt que dans celui de la tocologie opératoire.

Les opinions qui se débattent, en sens divers, sur l'utilité ou

l'inutilité de l'extraction utérine, à cause d'une infection puerpérale, sont encore sur le tapis de la discussion. Quant à moi, je
suis de ceux qui croient qu'il n'y a pas de raison pour une hys-

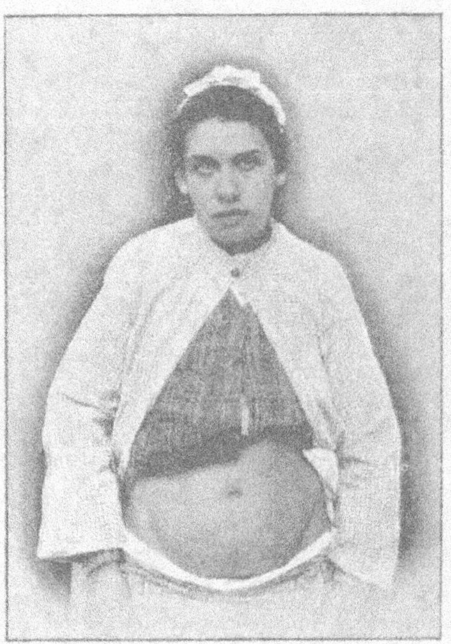

Fig. 16
Aspect de la cicatrice abdominale, deux ans après l'opération.
Plaie suturée par le procédé de l'auteur

térectomie lorsque l'infection seule constitue le motif de gravité clinique. Mais, en supposant que l'idée soit juste, ce n'est
pas l'accouchement qui détermine l'intervention; ce n'est pas
vraiment une césarienne que l'on doit faire, dans le sens qu'on
a toujours donné à ce mot. Ce sont des opérations faites dans
d'autres buts, comme ceux d'épargner une généralisation infectieuse, si, pourtant, on l'épargne toujours.

Même, dans les cas où l'opération de Porro ou l'hystérectomie
totale seraient indiquées par l'existence d'une ostéomalacie, que
l'on dit guérissable par l'ablation utérine, nous devons convenir

que l'opération n'a pas le caractère tocologique que présente la césarienne conservatrice.

La dystocie seule n'indique jamais l'amputation utéro-ovarienne. Il n'y a donc pas de raisons pour la mettre en parallèle avec la césarienne conservatrice, dont le but est celui de la plus pure et légitime tocologie anormale. Ces deux opérations ne s'opposent ni se remplacent l'une par l'autre. L'une cherche à résoudre la dystocie, l'autre à écarter des complications possibles, présentes ou futures, auxquelles les questions de la mécanique de l'accouchement sont tout à fait étrangères.

Les indications multiples de l'amputation utéro-ovarienne peuvent se résumer dans cette affirmation générale: qu'on peut la conseiller dans tous les cas où la permanence d'un utérus tenu pour malade est ou peut devenir nuisible à la femme. L'infection ou les tumeurs, l'ostéomalacie ou la tuberculose, les grandes déchirures ou les grandes hémorrhagies, peuvent conduire à une opération mutilatrice, mais il faut bien voir qu'il existera entre celle-ci et la conservatrice cette différence qui les place à des points de vue différents; tandis que la deuxième est une opération destinée à des utérus sains en des femmes qui ont un bassin anormal, la première est une intervention spécialement réservée aux utérus malades, même en des femmes dont les bassins sont typiques. Sauf les cas de l'ostéomalacie, et même dans ceux-ci, ce n'est pas le défaut pelvien qu'on prétend remédier, c'est la maladie générale qu'on pense à guérir.

Césariennes extra-péritonéales

L'opération césarienne par la voie extra-péritonéale est une tentative que les connaissances de la technique moderne ne justifient pas. Elle avait, peut-être, sa raison d'être aux époques où le péritoine était le cauchemar des opérateurs, mais pas actuellement. Je l'accepte comme une ressource possible lorsque la voie abdominale et transpéritonéale nous est interdite par quelque circonstance extraordinaire, mais en dehors de ces circonstances je ne pense pas qu'elle soit destinée à avoir une application pratique courante.

On propose la césarienne vaginale (Dührsen) dans certains cas où le col devient imperméable, par la présence d'une tumeur épithéliale par exemple. Mais, dans ces cas, pourquoi ne ferait-on pas l'opération abdominale? A moins que l'intervention n'ait été

décidée quand la tête fœtale déjà assez engagée nous porterait
à croire qu'elle ne pourrait plus être refoulée vers l'utérus, ce
qui d'ailleurs aurait pu s'effectuer par le procédé dont j'ai déjà
parlé; à moins que le défaut ne réside seulement dans l'orifice
externe et qu'on puisse le corriger avec l'incision du col, ce qu'il
serait trop solennel de classer comme une opération césarienne,
je ne crois pas que l'incision par voie vaginale soit utilisable.
Sera-t-elle moins dangereuse? Je ne le pense pas. Le revirement
complet des statistiques comparées de l'hystérectomie vaginale
avec l'abdominale démontre bien que l'ancienne gravité de celle-
ci dépendait seulement d'un défaut d'exécution. Depuis que l'an-
tisepsie tenace qu'on imposait au vagin et que le péritoine ne
supportait pas, a été remplacée par l'asepsie, qui convient à la
séreuse mais ne suffit pas pour le vagin, les choses ont changé,
et aujourd'hui la voie abdominale est préférée, partout, comme la
plus sûre et la plus utile.

CONCLUSIONS

1 — Dans les circonstances où il sera permis, en face de
l'obstétricie, de choisir, avec une parfaite égalité d'indications,
entre ces deux méthodes d'extraction fœtale, — la méthode césarienne ou la symphyséenne, — on doit préférer la première.

2 — Dans les cas où se présenteraient des motifs d'hésitation
dans le choix d'une de ces deux méthodes, on doit penser d'abord
à l'opération césarienne, ayant recours aux symphyséotomies
seulement lorsque des circonstances spéciales de chaque cas
peuvent rendre dangereuses les conséquences de la césarienne.

3 — Sauf les cas exceptionnels, difficiles à prévoir, le placenta
prævia ne constitue pas une indication de l'intervention césarienne.

4 — En général, la meilleure opportunité opératoire est celle
du commencement du travail de l'accouchement.

5 — Dans le choix de l'incision utérine, l'accoucheur doit être
guidé par les conditions spéciales de chaque cas, sans exclusi-
visme d'école. L'incision longitudinale médiane antérieure, lorsqu'il
n'y a de raison particulière qui s'y oppose, semble généralement
la meilleure.

6 — Sauf les cas qui exigent une grande urgence dans la
terminaison de l'acte opératoire, il semble préférable d'inciser
l'utérus après l'avoir éventré.

7 — Avant de procéder à l'extraction fœtale et avant même

d'ouvrir l'utérus, il est prudent de charger un aide d'introduire deux doigts dans le vagin de l'opérée, prêt à pousser la partie qui se présente, au moment où cela lui sera ordonné par l'opérateur.

8 — Toutes les sutures utérines sont bonnes si elles réunissent à la solidité les qualités d'une parfaite confrontation des bords incisés et celles d'une complète imperméabilité au passage de liquides.

9 — Les césariennes extra-péritonéales sont des tentatives opératoires d'une valeur clinique très réduite.

THÈME I — TRAITEMENT DES MYOMES UTÉRINS

(Traitement des fibromes utérins)

Par MM. les Drs. Th. TUFFIER

Professeur agrégé à la Faculté de Médecine de Paris, Chirurgien de l'hôpital Beaujon,

et Dr ROUVILLE

Professeur agrégé à la Faculté de Médecine de Montpellier

La thérapeutique des fibromes de l'utérus est passée par différentes phases et il semble que chacun de nos congrès ait marqué et sanctionné un progrès dans leur thérapeutique.

C'est ainsi que la question même de l'intervention chirurgicale dans ces cas fut d'abord discutée. Cette intervention admise, les opérations palliatives telles que la castration furent opposées aux opérations curatives, c'est-à-dire à l'hystérectomie, et le congrès français de 1897 marque assez bien les efforts dirigés dans ce sens. Avec les progrès de l'asepsie, la thérapeutique curative gagnait du terrain, et le congrès d'Amsterdam sanctionne la valeur des procédés d'hystérectomie vaginale. Enfin, au congrès français de 1899 l'union commence à se faire entre les chirurgiens. L'hystérectomie abdominale paraît rallier tous les suffrages et règne sans conteste; il semble vraiment par le nombre, par l'origine, par la valeur des statistiques et des opérateurs que le dernier mot ait été dit sur la thérapeutique des fibro-myomes. Il n'en est rien cependant, car en face du traitement curatif par l'ablation de l'utérus, se levaient en même temps des méthodes conservatrices que l'un de nous a largement exposées et défendues, si bien qu'aujourd'hui le débat semble circonscrit, au point de vue des interventions en général, entre *la méthode radicale* dont les procédés varient peu et le *traitement conservateur* qui est loin d'être admis par tous les gynécologues. En même temps s'est ouverte l'ère des *questions spéciales* — fibromes et grossesse — dégénérescence des fibromes — que nous devrons étudier.

Vous nous permettrez, dans ce rapport, de ne point insister sur les points bien connus, bien établis, presque universellement admis, et sur lesquels nous serions sûrs d'obtenir l'approbation unanime et facile de tous nos collègues, pour insister particulièrement sur des *points discutables et discutés* qui permettront à chacun d'entre nous d'entrer dans la lice, et d'exposer ses idées personnelles sur la question.

Les *indications générales* de l'intervention n'ont guère varié depuis 1899 et elles peuvent être largement résumées en quelques propositions:

Tout fibrome évoluant rapidement doit être extirpé;

Tout fibrome n'augmentant pas de volume et n'amenant aucun accident doit être respecté;

Tout fibrome qui, par sa présence, provoque des phénomènes de compression vésicale, urétérale ou intestinale, ou qui détermine des pertes sanguines ou séreuses très abondantes et répétées, et compromettant la santé des malades, doit être supprimé;

A côté de ces indications tirées des complications provoquées par le fibrome, nous devons placer les contre-indications générales qui résultent de l'état même de la malade: Les deux complications les plus fréquentes sont: d'une part *l'albuminurie*, d'autre part, *la cachexie*, qui rend vraiment très aléatoire toute intervention en pareil cas. Nous avons vu un grand nombre de ces fibromes compliqués d'albuminurie; nous en avons observé également que compliquait un état cardiaque relativement menaçant; enfin nous avons opéré un grand nombre de femmes dont l'état anémique était vraiment préoccupant. Nous croyons donc devoir envisager ces trois complications.

*
* *

L'*albuminurie* n'est qu'un symptôme qui indique une lésion rénale, et l'étendue et la gravité de cette lésion sont absolument variables suivant les cas; si bien qu'il serait aussi erroné de dire qu'il faut opérer tous les fibromes compliqués d'albuminurie, que de voir dans cette complication une contre-indication formelle à l'opération. Aussi certains auteurs ont-ils donné à l'appui de la thèse de l'intervention des exemples de disparition de l'albuminurie après l'ablation du fibrome; d'autres, au contraire, ont cité des cas, au moins aussi instructifs, de mort ou d'accidents graves d'urémie après l'intervention.

Nous avons étudié de très près cette question chez nos malades et, à part quelques rares faits où il est impossible de se prononcer sur *la valeur physiologique, fonctionnelle du rein*, on peut dans l'immense majorité des cas, prévoir cet état et par conséquent juger de l'opportunité de l'intervention. Il suffit pour cela d'étudier méthodiquement la valeur du rein et nous procédons de la façon suivante: l'examen de l'urine totale est pratiqué, et ses résultats nous donnent déjà, sur la dépuration, un élément important; puis cette même analyse est faite sur des fractions urinaires représentant la diurèse nocturne et la diurèse diurne (nous avons même trouvé une fois que l'albuminurie orthostatique peut exister dans ces cas); ce deuxième résultat obtenu, nous pratiquons l'épreuve de la chlorurie alimentaire, celle de l'élimination du bleu de méthylène et enfin le dosage des matériaux de l'urine après la mise au régime lacté à dose fractionnée d'après la méthode propre au dr. Manté et à l'un de nous.

Forts de ce résultat nous posons l'indication opératoire. Mais une autre indication non moins formelle se pose; c'est celle d'opérer de la façon la plus simple et la plus rapide.

Lorsque les résultats obtenus sont douteux, nous avons encore recours à l'étude du sang, éléments figurés et sérum, et surtout à l'étude de la réfraction du sérum par le procédé Tuffier et Manté.

Ayant ainsi en mains tous les éléments de résistance du sujet, nous imposons la loi générale suivante:

Toutes les fois qu'il n'est pas nettement démontré que le filtre rénal suffira à l'élimination du chloroforme et des produits de désintégration qui sont toujours éliminés après une opération, nous refusons d'intervenir, et surtout si les accidents qui commandent l'intervention ne sont pas absolument urgents. Et à cet égard nous regardons les pertes sanguines comme insuffisantes, pour commander une opération, à moins qu'elles ne soient extrêmes.

L'état général des malades a été, pendant longtemps, un objet de préoccupation, et il semblait que, lorsque nous avions affaire à ces femmes pâles réellement exsangues, l'intervention était discutable. Vraiment, à l'heure actuelle, *la rapidité opératoire* et *l'hémostase presque instantanée* permettent de reculer très loin les limites de l'intervention de ce côté. A cet égard, tout en tenant compte, au premier chef, des éléments de la clinique, il ne faut pas dédaigner les méthodes de laboratoire et l'examen systématique du sang peut fournir des éléments importants.

L'*âge* des femmes est, au contraire, un gros élément qui doit être exactement pesé dans ces indications. A l'approche de la ménopause, cette discussion s'impose d'autant plus que c'est précisément à cette époque que les fibromes saignent le plus abondamment, on pourrait presque dire constamment. C'est là qu'il est difficile de formuler une loi; il existe autant de cas différents qu'il existe de malades; c'est le sens clinique de chacun qui devra le guider dans l'appréciation de la gravité des accidents. Il est certain que s'il s'agit d'une femme robuste, pouvant facilement faire les frais d'une perte sanguine assez considérable, si le fibrome est peu volumineux et si l'hémorrhagie cède par le repos et la médication usuelle : injections chaudes, irrigations rectales, bains, etc... on pourra temporiser, doubler ce cap dangereux, et voir cesser les accidents, c'est-à-dire observer le volume de la tumeur, pour s'abstenir de toute intervention si elle reste stationnaire. Dans tous les cas, au contraire, *où les accidents peuvent compromettre la vie de la malade*, il n'y a pas de doute qu'il soit nécessaire d'intervenir.

Les *lésions cardiaques* nous paraissent beaucoup moins importantes, lorsqu'elles ne sont pas liées à de l'albuminurie, c'est-à-dire à l'existence d'une néphrite interstitielle; elles s'accommodent très bien de l'anesthésie chloroformique, et elles s'améliorent notablement après l'ablation du néoplasme; et, vraiment, avec nos méthodes de technique actuelles, on peut, sauf exceptions rares ou lésions de gravité particulière, les considérer comme peu importantes. Nous n'avons jamais vu d'accidents se produire dans ces conditions, et nous avons constaté en revanche un grand nombre d'améliorations. Nous dirions volontiers que, loin de constituer une contre-indication, ces insuffisances cardiaques commandent l'intervention opératoire.

A côté de ces faits d'indication tirés de l'état du sujet j'aurai à discuter les indications tirées de la *tumeur elle même*. Cette question si intéressante autrefois est maintenant à peu près jugée.

Des phénomènes d'*infection* caractérisés par un état fébrile continu ou sub-continu des malades sont une indication opératoire;

mais il faut bien se souvenir de la gravité toute spéciale de ces faits. En général, c'est à la suite d'hémorrhagies abondantes que des phénomènes de septicémie se manifestent avec ou sans douleur du côté de l'utérus. La température s'élève à 38°.5, 39°, avec intermittences bien nettes; les malades jaunissent, perdent l'appétit, maigrissent même assez rapidement, et nous devons intervenir. Bien entendu, les traitements palliatifs, injections chaudes, curettage même, ont été employés, et n'ont donné le plus souvent aucun résultat. L'opération, grave en pareil cas, est cependant indiquée, car nous n'avons jamais vu ces accidents une fois établis céder d'une façon définitive; ils sont sous la dépendance d'une infection des fibromes et de l'utérus, plus rarement de leur sphacèle, ou d'une phlébite bien nette que nous avons pu constater dans les veines utérines. Ceci explique la persistance des accidents d'infection. Quelques précautions opératoires que la septicité du produit à enlever impose — fermeture du col (Rochard), ablation par voie vaginale — sont les seuls faits intéressants de cette complication.

Les autres indications tirées *du siège, du nombre, de la forme, du volume même* de la tumeur, ne pèsent plus guère dans la balance; car notre technique opératoire est suffisamment pourvue dans ces cas et nous savons, au milieu des difficultés inhérentes à certaines conditions anatomiques, franchir les obstacles sans aggraver notablement le pronostic opératoire.

Il en est autrement de *l'état des annexes*. Lorsqu'avec un fibrome coexiste une salpingite, l'indication est plus formelle encore; et cette complication inflammatoire entre en ligne de compte dans la détermination thérapeutique.

I — TRAITEMENT MÉDICAL

Il est *symptomatique* et s'adresse *aux douleurs et aux hémorrhagies;* vouloir lui demander davantage serait aller au devant d'insuccès certains. L'action sur la tumeur elle-même de certaines méthodes thérapeutiques (méth. d'Hildebrand, médication thyroïdienne...) ne nous paraît en effet nullement démontrée.

Repos absolu prolongé, injections vaginales d'eau bouillie très chaude (50°) prises dans la position horizontale et fréquemment renouvelées, tels sont à notre avis, à l'heure actuelle, les deux moyens par excellence au double point de vue sédatif et hémostatique.

L'action des courants continus a été très diversement appréciée. L'accord semble fait aujourd'hui entre les cliniciens sur les bons effets de cette méthode dans les hémorrhagies symptomatiques des fibro-myomes, et nous n'avons jamais pu, quant à nous, constater autre chose que son action hémostatique. La diminution de volume de la tumeur et l'atténuation des douleurs consécutives sont bien plus rarement notées; il serait imprudent de trop compter sur ces résultats. C'est donc surtout et presque exclusivement le symptôme hémorrhagie qui est justiciable du traitement électrique; mais cette méthode ne saurait être employée indistinctement dans tous les cas de fibro-myomes; elle constitue une arme à double tranchant. Très dangereuse en des mains inexpérimentées, et dans les cas trop nombreux où elle fut employée, d'erreurs de diagnostic ou d'examens cliniques insuffisants, l'électrolyse a aujourd'hui ses contre-indications formelles, reconnues de tous; absolument à rejeter dans les fibromes compliqués de lésions annexielles, kystiques, inflammatoires, suppurées, dans les fibromes augmentant rapidement de volume (dégénérescence kystique sarcomateuse...) ou multiples, dans les fibromes pédiculés intra-utérins ou sous-séreux; contre-indiquée chez les hystériques, les brightiques et dans l'état gravidique (Zimmern), cette méthode est certainement susceptible de rendre des services dans les cas de fibrome unique, petit, interstitiel, de consistance molle, hémorrhagique, chez les femmes peu éloignées de la ménopause ou chez lesquelles le chirurgien doit renoncer à intervenir.

Eaux chlorurées sodiques: Leur action dans la fibromatose utérine est incontestable; elle porte sur *l'état général* qu'elles améliorent et sur l'état local en décongestionnant l'utérus. Il a été donné à l'un de nous d'observer avec Tédenat, à leur retour de Balaruc (Hérault), plus de 50 femmes ayant des fibromes utérins de volume variable.

Les mêmes faits sont constatés à Salies et à Brucoutz Biarritz.

Elles reconnaissent toutes, ou à peu près, les mêmes contre-indications: fibromes à évolution rapide, surtout chez les femmes encore éloignées de la ménopause, fibromes très volumineux, fibromes hémorrhagiques, existence de poussées inflammatoires aiguës du côté du fibrome, de l'utérus ou des annexes; dégénérescence maligne; altérations rénales; cholélithiase avec poussée actuelle ou récente, entérite avec diarrhée; tuberculose pulmonaire; affections cardiaques. En dehors de ces contre-indications formelles, elles trouvent leurs meilleures indications dans les tu-

meurs fibreuses, molles, facilement hémorrhagiques, et particulièrement chez les femmes voisines de la ménopause. Nous possédons, dans le traitement par les eaux chlorurées sodiques, une
ressource thérapeutique de premier ordre, dont nous devons faire
bénéficier deux catégories de malades: celles reconnues définitivement inopérables, dont les eaux chlorurées sodiques modifie-
ront très heureusement l'existence, par leurs effets locaux et
généraux; celles dont l'état actuel oblige à différer une intervention jugée nécessaire, et qui pourront, après le traitement, subir
l'opération dans des conditions bien plus favorables.

II — TRAITEMENT CHIRURGICAL PALLIATIF

Il avait une importance considérable lorsque l'intervention
radicale était grave; il dut même son existence à cette gravité.
À l'heure actuelle, le pronostic opératoire est vraiment si atténué
que nous pouvons laisser les opérations palliatives au deuxième
plan, pour le réserver à des cas absolument spéciaux. Nous ne
parlerons pas de l'influence des rayons X sur les fibromes, car ce
dernier fait rentrerait dans l'histoire de la castration indirecte;
sur ce point la question est encore trop obscure et nous vous
laissons le soin de l'éclairer.

Curettage: Les statistiques les plus contradictoires ont été
publiées relativement à la valeur du curettage dans les *hémorrhagies* symptomatiques des fibro-myomes et dans ces écoulements
séreux dont l'abondance devient vraiment une complication débili-
tante complexe, et le rôle des lésions de la muqueuse utérine,
variable suivant le cas, explique peut-être la variété même des
résultats obtenus par l'emploi de la curette. Quoi qu'il en soit
d'ailleurs, il résulte de l'étude attentive des statistiques publiées
que les observations sont fréquentes qui témoignent des bons
effets de cette méthode; mais il en ressort également que ces effets
sont très *exceptionnellement durables* et, pour notre part, nous
n'avons jamais vu de guérison définitive par ce procédé. Le curettage parfaitement aseptique et pratiqué avec une extrême prudence peut, en définitive, être conservé comme une tentative
d'hémostase dans les cas bien déterminés de pertes sanguines
d'origine fibro-myomateuse, chez certaines femmes réfractaires
à une intervention radicale, ou chez lesquelles une intervention
de cette nature se trouve actuellement ou définitivement contre-
indiquée.

Ligature des utérines: Malgré les faits très intéressants rapportés par Delagénière (du Mans) au congrès d'Amsterdam d'abord, puis au congrès de Paris de 1900, on ne saurait, nous semble-t-il, à l'heure actuelle, recourir à cette méthode dans le but d'amener l'atrophie, voire la disparition de fibro-myomes extirpables; l'opinion est presque unanime à ce point de vue. Cette méthode ne peut trouver ses indications que dans les contre-indications de l'extirpation des fibro-myomes; elle est palliative. Les faits publiés par les auteurs et nos faits personnels nous démontrent que la ligature est simple, rapide et sans dangers et que son action hémostatique est incontestable, mais ce sont là autant de qualités de l'hystérectomie. Elle est donc applicable seulement aux cas où l'extirpation de la tumeur est contre-indiquée et à ceux où une opération radicale commencée ne pourra sans danger être poursuivie; on la combinera avec profit au curettage.

Castration: La castration a été très en honneur et justement réputée il y a quelques quinze ans. L'ablation, même pénible, des deux ovaires était certainement moins dangereuse que l'ablation du fibrome. Pour notre part, nous y avons eu recours, dans plusieurs circonstances, avec un plein succès, jamais démenti depuis dix ans; mais si l'on veut bien tenir compte de ce fait que la gravité de l'extirpation totale a notablement diminué, et *que la recherche et l'ablation des ovaires sont souvent fort pénibles* sur un gros utérus fibromateux, on comprendra le peu d'applications qu'elle trouve aujourd'hui. Dans nos opérations, nous avons pu constater cette difficulté; l'ovaire est souvent situé en arrière de la tumeur et difficilement abordable; souvent il est tellement aplati, étiré, aminci, sur le ligament large, qu'on a la plus grande peine à l'isoler. Cependant, comme l'efficacité de la castration ne nous a jamais fait défaut, nous considérons que c'est, de tous les traitements palliatifs, celui qui restera le plus longtemps dans la pratique.

III — TRAITEMENT CURATIF

Il existe actuellement deux méthodes de traitement curatif des fibro-myomes; la première consiste dans l'ablation de la tumeur et de l'organe qui la renferme; c'est *l'hystérectomie* qui se pratique soit par le vagin, soit par l'abdomen; la seconde consiste dans l'ablation de la seule tumeur en conservant l'organe et la fonction; c'est *l'énucléation*, qui peut être également vaginale et abdominale.

Envisager successivement chacune de ces méthodes, montrer comment elle se présente à nous à l'heure actuelle, ce qu'elle est et ce qu'elle vaut; fixer son bilan, préciser ses limites; puis, les comparer l'une à l'autre pour, de cette comparaison, tirer les conclusions qui en découlent au point de vue de leurs indications respectives; tel doit être le rôle de vos rapporteurs.

Nous serons brefs sur les hystérectomies, et cela pour deux raisons: la première c'est la façon toute nouvelle dont nous paraît devoir être envisagée aujourd'hui la question du traitement chirurgical des fibro-myomes; la seconde, c'est que tout a été dit sur les hystérectomies, et que nous sommes presque tous d'accord sur les points qui, tout récemment encore, nous divisaient.

Examinons ces deux affirmations, et pour légitimer la première, jetons un rapide coup d'œil sur l'histoire moderne de la chirurgie des fibromes utérins. Hier encore l'hystérectomie abdominale totale ralliait tous les suffrages; son apparition en France avait été tardive et tandis qu'à l'étranger où elle comptait de nombreux adeptes, grâce aux perfectionnements successifs de la technique, son pronostic s'améliorait chaque jour, nous ignorions presque totalement ce qui se faisait ailleurs dans cette voie; l'hystérectomie vaginale seule retenait notre attention, et lorsqu'après l'abandon successif des hystérectomies à pédicule externe et à pédicule interne, la suppression par le ventre de tout pédicule, source d'hémorrhagies et d'infection, fut en 1881 définitivement admise, méthodisée et vulgarisée en Allemagne par Bardenenher, nous ne crûmes pas en France devoir abandonner complètement la voie vaginale en faveur de la voie abdominale pure, et, pour réaliser l'extirpation totale, nous nous adressâmes à la fois à l'une et à l'autre; et ainsi prirent naissance les procédés mixtes d'hystérectomie totale, vagino-abdominale, abdomino-vaginale, abdomino-vagino-abdominale. *L'hystérectomie abdominale totale* ne fut vraiment connue et pratiquée chez nous qu'à la suite des publications de Guermonprez, de Péan, Doyen, de 1891 à 1893 et, à partir de 1894, tous nos efforts n'ont qu'un but, contribuer le plus largement possible aux perfectionnements techniques de l'opération nouvelle qui régna chez nous, sans conteste, jusqu'en 1896. A cette date, Terrier vulgarise en France une méthode d'hystérectomie abdominale déjà ancienne puisque Schrader la pratiquait en 1881, mais qui ne fut définitivement établie et vulgarisée à l'étranger, en Amérique surtout, qu'en 1888. Dès lors la lutte s'engagea chez nous entre l'hystérectomie abdominale totale et l'hystérectomie abdominale subtotale, en faveur de laquelle se prononcent, à l'heure actuelle, l'immense majorité des chirurgiens français. Depuis quelques années cependant, le règne quasi-absolu de la subtotale semble ébranlé; la chirurgie *conservatrice* des fibro-myomes est à l'ordre du jour; l'impulsion donnée chez nous à la pratique des énucléations abdominales par Témoin, Tuffier, Monprofit, paraît devoir porter ses fruits; les observations se multiplient, les indications se précisent, les résultats sont mis en balance avec ceux des hystérectomies abdominales.

En un mot, une méthode rénovée, dernière étape dans le traitement chirurgical des fibromes, paraît s'imposer de plus en plus à l'attention des chirurgiens, comme réalisant, en matière de chirurgie utérine, la condition sine qua non d'une opération vraiment bonne, la guérison radicale obtenue sans sacrifice d'organe. Et c'est ce qui nous permet de dire que la question de la thérapeutique des fibro-myomes a changé de face: les éléments du problème ne sont plus les mêmes: la question ne se pose plus entre telle ou telle méthode, tel ou tel procédé d'hystérectomie; elle se pose entre l'hystérectomie d'une part et l'énucléation de l'autre.

Tout a été dit sur les hystérectomies abdominales; nous sommes tous d'accord pour reconnaître que le pourcentage de mortalité est, à l'heure actuelle, minime et à peu près égal pour les deux méthodes; tous ou presque tous nous circonscrivons de façon identique le champ des indications de l'une et de l'autre; tous enfin, ou presque tous, nous sommes unanimes à penser que, si parmi les procédés opératoires imaginés pour extraire l'organe, le meilleur est, pour les cas simples, celui que nous savons le mieux exécuter, un choix judicieux, que doivent déterminer la nature même et la disposition des lésions, s'impose entre ces procédés pour les cas complexes. Ainsi se trouve justifiée notre seconde affirmation.

Hystérectomie vaginale

A la suite des succès retentissants obtenus par Péan dès 1882, la grande majorité des chirurgiens français adoptèrent l'hystérectomie vaginale qui devint rapidement l'intervention de choix dans le traitement des fibro-myomes de l'utérus. La castration ovarienne, très pratiquée à cette époque, vit son champ d'action diminuer à mesure que s'étendait davantage celui de la «castration utérine» et l'opération de Battey ne tarda pas à disparaître devant les résultats chaque jour plus nombreux et plus brillants de l'opération de Péan. L'hystérectomie abdominale, fort grave encore, opposait son pourcentage très élevé de mortalité à celui, tout à fait minime, de l'intervention nouvelle qui ralliait chez nous tous les suffrages. On en vint, et bien à tort, à étendre indéfiniment les indications de l'hystérectomie vaginale; les tumeurs les plus volumineuses, atteignant ou dépassant l'ombilic, furent attaquées par la voie basse. Ce fut alors le règne des morcellements sans limites des «opérations de dystocies longues et laborieuses» dont nous avons tous plus ou moins gardé le pénible souvenir. Alors aussi le pronostic s'assombrit tandis qu'à l'étranger lentement mais sûrement progressait la méthode rivale dont le triomphe allait, à partir de 1895, s'affirmer de plus en plus; ce triomphe semble aujourd'hui définitif. L'hystérectomie abdominale est devenue l'intervention de choix contre les fibromes-myomes.

Définitivement abandonnée par les uns, la voie vaginale conserve encore quelques adeptes; mais ses plus fidèles partisans eux-mêmes ont considérablement restreint ses indications. Nous sommes loin aujourd'hui de ce principe formulé à bon droit par Segond, il y a quelques années, alors que l'hystérectomie abdominale restait encore une opération grave, aujourd'hui fortement amendée: «Toute tumeur fibreuse ne dépassant pas le niveau de l'ombilic doit être, sans exception, enlevée par la voie vaginale.» A l'heure actuelle en présence de la bénignité que les perfectionnements de la technique et la pratique de l'asepsie ont conférée à l'hystérectomie abdominale, nous formulerions volontiers, à notre tour, le principe suivant: «Tout fibrome utérin qui ne peut être extirpé par des manœuvres simples et rapides d'énucléation vaginale, relève de la voie haute; en dehors des indications, du reste fort étendues de l'énucléation intrapéritonéale, c'est à l'hystérectomie abdominale qu'il faut avoir recours.» Mais ce principe est-il absolu? et devons-nous être classés parmi les partisans exclusifs de l'hystérectomie abdominale? Non! et il est pour nous des cas rares en vérité, où l'ablation vaginale de l'utérus fibromateux peut être opposée avec avantages à l'ablation abdominale; il en est d'autres où elle doit être préférée à cette dernière. On pourra hésiter entre les deux voies, et opter sans arrière-pensée pour la voie vaginale quand, en dehors de toute complication annexielle, l'utérus fibromateux est *petit* ou moyen, *mobile, facilement abaissable, le vagin large*, la *vulve aisément dilatable*; ces mêmes conditions étant réalisées, *on devra*, selon nous, enlever l'utérus par le vagin s'il existe une *adiposité* notable des parois, constituant un élément défavorable à la facile exécution de l'hystérectomie abdominale. Ainsi limitée dans ses indications, l'hystérectomie vaginale est une opération facile, rapide et bénigne qui doit être conservée.

Hystérectomie abdominale

L'hystérectomie *abdominale* étant décidée, faut-il la faire totale ou subtotale? Nous sommes tous d'accord sur la nécessité de *supprimer le col quand il est malade* (cancer, gros col de métrite...). L'indication de l'ablation totale est également formelle dans tous les cas où leur *évolution rapide* fait naître des craintes relativement aux dégénérescences malignes possibles des fibromyomes. Quant à l'état septique de l'utérus, du fibrome ou des annexes, il ne constitue à nos yeux une indication nette à l'hystérectomie abdominale totale que dans les cas où une poche purulente ayant été rompue pendant l'opération, il n'est pas possible, d'autre part, de réaliser une péritonisation parfaite du petit bassin; le drainage par le vagin ne saurait alors être négligé. Quant au reproche adressé à la subtotale d'exposer à l'infection par l'ouverture de la cavité cervicale, il tombe devant les faits, car il n'existe pas, à notre connaissance, d'accidents post-opératoires imputables à cette cavité, facile à isoler au cours des manœuvres, profondément cautérisée puis hermétiquement suturée et enfouie sous le péritoine. La gravité plus grande de l'hystérectomie totale semble bien résulter d'ailleurs des statistiques publiées jusqu'à ce jour, et dont Pozzi, dans la dernière édition de son livre, a réuni un grand nombre (9,38 % de mortalité pour la totale, 6,33 seulement pour la subtotale; mais les statistiques globales ne méritent pas grand crédit; les cas qui les composent sont forcément disparates; elles négligent trop d'éléments importants d'appréciation. Aussi n'est-ce point sur elles qu'il convient de se baser pour porter, sur les deux méthodes en présence, un jugement équitable. Et de fait, les raisons sont tout autres du succès en France de l'hystérectomie subtotale qui vient de retrouver en 1903, au sein de la Société de chirurgie, lors de la discussion soulevée par Richelot, l'énorme majorité qui s'était déjà affirmée en sa faveur au Congrès français de chirurgie de 1899. Cette discussion est trop récente; elle est encore trop présente à tous les esprits pour que nous pensions devoir en rappeler ici les différentes étapes. Notre collègue a basé son éloquent plaidoyer en faveur de l'hystérectomie totale sur deux arguments dont il s'est efforcé de démontrer la valeur: 1.º—l'ablation totale de l'utérus fibromateux n'est ni plus difficile ni beaucoup plus longue ni plus grave que son ablation partielle; 2.º—à mérite égal, l'hystérectomie totale doit être préférée à sa rivale, parce que le moignon du col, laissé en place, peut devenir cancéreux, étant donné les relations certaines qui existent entre l'hypertrophie utérine fibro-myomateuse et les dégénérescences malignes.

Nous ne saurions souscrire à cette double affirmation de Richelot; les inconvénients du suintement hémorrhagique souvent malaisés à pallier, consécutifs à la section de la tranche vaginale, sont incontestables, et cette section du vagin, comme du reste aussi sa suture occlusive, n'est pas toujours rapide et simple; nous entendons bien que notre collègue se défend de pratiquer une ablation totale «de fantaisie», qu'il n'incise pas le tissu vaginal lui-même, mais qu'il coupe dans le tissu cervical à ras des insertions vaginales, ce qui le met à l'abri des hémorrhagies et de toute perte de temps. Il laisse donc adhérente au vagin une «parcelle» de tissu utérin et son hystérectomie n'est pas totale: sa technique différant essentiellement de celle, parfaitement réglée, de l'hystérectomie totale classique à laquelle nous sommes tous d'accord pour reconnaître plus de difficultés et de dangers qu'à la subtotale; l'opération telle que la conçoit et la pratique Richelot, vraie «subtotale atypique», ne saurait offrir à nos yeux ni les avantages de l'hystérectomie totale, puisqu'elle est moins radicale, ni ceux de la subtotale, puisqu'elle ouvre le vagin; et cette ouverture d'une cavité normalement septique et de désinfection difficile est autre chose pour nous qu'une «vieille rengaine»; elle est un danger réel que certains faits démontrent. Au surplus, n'est-ce pas sur les mérites techniques respectifs des deux méthodes que notre collègue base son argumentation. Il y a autre chose, et cette autre chose a une telle importance qu'elle doit nous faire adopter définitivement l'hystérectomie totale: Le moignon du col de la subtotale peut devenir cancéreux! c'est possible: quelques observations semblent le prouver, mais leur nombre est infime en regard de celui des hystérectomies subtotales faites dans ces dernières années, et la proportion d'une degénérescence du col pour 100 hystérectomies, donnée par Faure comme un maximum, est, d'après les faits recueillis par Piquant, notablement au-dessus de la vérité et nous sommes de l'avis de ce dernier quand il dit: Nous croyons que, dans plusieurs des observations publiées, il s'agit non de dégénérescence du moignon après hystérectomie

subtotale, mais du simple développement d'un cancer cavitaire
passé inaperçu au moment de l'opération. Un fait publié dernièrement par Bland Sutton (J. of obst. and gyn. 1901) est intéressant à ce point de vue: Une femme de 49 ans subit une hystérectomie abdominale totale pour fibromes; 3 mois après elle présente un cancer de sa cicatrice vaginale; on examine alors la
pièce opératoire, heureusement conservée, et le microscope démontre l'existence d'un cancer de la cavité cervicale méconnu
jusqu'à ce jour; si on avait pratiqué la subtotale n'aurait-on pas
étiqueté ce cas: dégénérescence cancéreuse du moignon? La lec-
ture des observations dans lesquelles l'hystérectomie subtotale
a été suivie du développement d'un cancer, nous a prouvé que ce
cancer suivait souvent de trop près l'intervention pour ne pas
avoir existé au moment de l'opération (6 mois dans l'observation
de Richelot, 4 mois dans celles de Noble, 4 mois dans celle de
Shenck, quelques mois dans celle de Wehmer, 8 mois dans celle
de Menge).

La coexistence du cancer et des *fibromes chirurgicaux* est
«rarissime», avons-nous dit, et la conception de Richelot d'après
laquelle l'utérus fibromateux serait le terrain exclusif sur lequel
se développe le cancer, est toute théorique. Rien n'en démontre
la réalité, et les faits qu'il nous a été donné d'observer et de recueillir nous ont amenés à conclure à «l'entité morbide», à «l'unité
pathologique», au «cadre nosologique spécial et indépendant» de la
fibromatose utérine. Aussi n'est-ce certainement pas la crainte de
la cancérisation du moignon qui nous fera préférer l'ablation totale de l'utérus à la segmentation intracervicale, plus facile, plus
rapide et moins grave, et surtout à l'énucléation des fibromes par
voie abdominale.

Des faits de cancer du vagin après hystérectomie totale et
des cancers ovariens après ablation de fibromes utérins achèvent
de démontrer que le cancer est peut-être fréquent chez les fibroma-
teuses, mais il peut se développer en un point variable de l'organisme.

L'hystérectomie subtotale a donc toutes nos préférences. Mais
les procédés sont nombreux; lequel faut-il choisir? Nous devons
faire ici une distinction capitale entre les fibromes compliqués et
les fibromes non compliqués de lésions annexielles, et si, dans ce
dernier cas, chacun doit, à notre avis, choisir le procédé qu'il
connaît, et exécute le mieux, dans le premier, au contraire, le
chirurgien doit se laisser déterminer dans son choix par la na-

ture et la disposition des lésions en présence desquelles il se
trouve:

a) *Cas simples:* Notre technique habituelle est celle de l'hystérectomie supra-vaginale par le procédé dit «américain».

Seuls quelques points de notre pratique nous paraissent méri-
ter attention: Un mot d'abord sur *la position de Trendelenburg!*
L'emploi du plan incliné qui depuis 1893 s'est rapidement généralisé chez nous, est devenu le complément indispensable de la plupart de nos opérations gynécologiques.

Nous voudrions seulement nous élever contre l'abus que font,
à notre avis, nombre de chirurgiens de cette pratique excellente.
Toutes les malades ne s'accommodent pas de la même façon de la
«position renversée» prolongée, et tout spécialement pour les
femmes grasses, pour celles dont la circulation est en quelque
manière défectueuse, cette position peut constituer un véritable
danger. Beaucoup de nos opérées de fibro-myomes n'entrent-elles
pas dans cette catégorie? On a publié des cas de mort par dilatation aiguë du cœur; on a vu des hématémèses se produire par
stase veineuse; Franz (de Halle) nous a appris, par ses expériences
très intéressantes, que l'élévation du bassin entraîne une diminution
considérable dans la respiration abdominale, et que la respiration
thoraxique ne compense pas du tout, ou compense très mal cette
diminution; il nous a montré, en outre, que la diminution des deux
respirations est surtout marquée quand on transforme rapidement
la position ordinaire en élévation. Sans aller aussi loin que Kraske
qui conseille de s'abstenir de l'élévation du bassin chez ces malades, nous conseillons, et telle est notre pratique, de *réduire au
minimum de temps la position renversée*, et, contrairement à ceux
de nos collègues qui «renversent» leur malade avant d'inciser la
peau, et ne la redressent qu'après la dernière suture, nous ne
«basculons» avec lenteur qu'au moment nécessaire et nous re-
dressons aussitôt que possible.

La conservation totale ou partielle des ovaires nous apparaît
comme une nécessité chaque fois qu'elle est possible sans entraîner
de difficultés opératoires nuisant au succès de l'opération. Depuis
les travaux expérimentaux ou cliniques de Curatulo, Tarulli, Jayle,
Mainzer, Chrobak, Landau, Jacobs, Glaevoecke, etc... nous connaissons bien les troubles divers consécutifs à l'ablation brusque
de ces organes. Dès 1897, nous attirons (1) sur ce point l'attention

---

(1) Tuffier — Soc. de chirurgie, 1897

de la Société de chirurgie; nous y sommes revenus depuis en maintes circonstances; plusieurs de nos collègues adoptent cette conduite, et, récemment, à la Société italienne d'obstétrique et de gynécologie, Alessandro tirait des nombreuses constatations cliniques et anatomo-pathologiques faites à la clinique gynécologique du professeur Spinelli des conclusions tout à fait favorables à la conservation des ovaires, dans les hystérectomies pour fibromes: «Ces glandes doivent être conservées en totalité ou en partie chaque fois que leur état anatomique et l'âge des malades permettent de penser qu'elles sont, au moins jusqu'à un certain point, capables de fonctionner; leur conservation, totale ou partielle, s'impose même s'il existe au moment de l'intervention des signes d'insuffisance ovarienne, ces troubles pouvant résulter d'une circulation défectueuse des organes génitaux sous l'influence du fibrome; on a vu disparaître, après l'hystérectomie pour fibromes, avec conservation des ovaires, des troubles de cet ordre qui existaient avant l'opération.» Nous connaissons les arguments émis contre cette pratique, et nous n'ignorons pas que des laparotomies secondaires ont dû être faites pour enlever des ovaires que l'on avait cru pouvoir conserver. Mais nous estimons que si, comme nous le faisons, on ne consent à abandonner dans le bassin que ces *glandes macroscopiquement saines, de volume et de consistance normaux*, sans la moindre trace d'adhérences périphériques, et si, au moindre doute sur leur altération possible, on les extrait avec l'utérus, les chances d'accidents ultérieurs d'origine ovarienne sont ainsi réduites à leur plus simple expression. Je sais qu'on a exagéré les méfaits de la castration ovarienne, mais nous avons retiré de cette manière d'agir un bénéfice dans la plupart des cas; cependant quelques-unes de nos malades ont présenté, malgré la conservation de l'un ou de leurs deux ovaires, les symptômes consécutifs à l'oophorectomie.

Enfin la *péritonisation* constitue, pour nous, un temps essentiel de l'hystérectomie abdominale; on ne saurait la négliger sans renoncer, de parti pris, aux précieux bénéfices d'un des plus importants progrès réalisés en chirurgie pelvienne. Nous accordons, pour notre part, un soin tout particulier à l'application exacte de cette méthode dans toutes nos interventions entraînant un délabrement plus ou moins considérable du péritoine, et pour ne pas sortir du sujet qui nous occupe nous poursuivons sa réalisation aussi parfaite que possible, non seulement, ce qui est facile, dans nos hystérectomies pour fibromes non compliqués, mais aussi et surtout dans tous les cas où la coexistence de lésions péritonéales infectieuses, au point de départ dans l'utérus, les annexes ou le fibrome lui-même, rendent parfois malaisée cette reconstitution du péritoine pelvien.

Dans les cas de fibromes non compliqués, qui se présentent à une péritonisation parfaite, nous refermons toujours le ventre sans drainage.

b) *Fibromes compliqués de lésions annexielles.* — Notre conduite varie nécessairement avec la disposition anatomique des lésions, qui ne peut être appréciée qu'après l'ouverture du ventre. Si nous avons affaire à des annexes malades, sans suppurations, peu augmentées de volume, nullement adhérentes, ou reliées aux parties voisines (utérus, parois pelviennes) par de faibles adhérences, faciles à vaincre, nous enlevons utérus et annexes comme s'il s'agissait d'un cas simple, par un des procédés indiqués plus haut, et de préférence par le procédé de Kelly.

Les annexes enflammées adhèrent-elles intimement aux parois pelviennes? Le problème qui se pose alors est de savoir quel sera, dans tel ou tel cas le meilleur procédé à mettre en œuvre pour réaliser ce décollement des annexes dans le sens indiqué. Voici par exemple un utérus fibromateux flanqué de deux tumeurs annexielles, dont l'une est peu adhérente au bassin, dont l'autre adhère au contraire intimement au pelvis; le procédé «dit américain» est le procédé de choix, si l'on a soin de commencer l'opération par le côté le moins adhérent, de façon à enlever en dernier lieu, de bas en haut, les annexes les plus adhérentes. Supposons maintenant que *les deux annexes adhèrent aux parois pelviennes:* le *procédé employé par Terrier* atteint aisément le but: c'est l'hystérectomie subtotale par *ablation première de l'utérus;* enlevons d'abord l'utérus seul; rien ne sera ensuite plus facile, grâce à l'espace libre laissé par l'utérus au centre même des lésions, que de décoller secondairement les annexes de bas en haut; et cela avec plus de sécurité que par l'hémisection de J. L. Faure moins sûrement aseptique: Section des ligaments larges sur les bords de l'utérus. Taille du lambeau péritonéal préutérin. Recherche et hémostase des utérines. Section supravaginale du col. Cautérisation du moignon. Ablation des annexes et des poches annexielles. Hémostase définitive. Suture du col. Péritonisation. Mais il peut arriver que les annexes *adhèrent non seulement aux parois pelviennes mais aussi à l'utérus lui-même.* C'est alors, mais alors seulement que le procédé «d'hémisection utérine» de Faure nous

paraît nettement indiqué; tout autre procédé lui est certainement
inférieur dans ces cas éminemment complexes: Section de l'utérus
sur la ligne médiane du fond vers le col jusqu'à l'isthme. Section
transversale de chaque moitié utérine qu'on renverse vers le haut.
Décollement facile des annexes de bas en haut et de devant en
dehors. Ablation des deux annexes avec la moitié utérine correspondante. D'autres cas, plus complexes encore, peuvent se présenter: la combinaison de plusieurs procédés peut devenir nécessaire; l'important est *de les connaître tous*, et de les *utiliser au
mieux des circonstances*.

La péritonisation a ici une importance primordiale; nous
estimons en effet que, quelle que soit son utilité dans les interventions aseptiques, c'est surtout dans les opérations septiques
du bassin qu'elle trouve la plus formelle indication, et nous
dirions volontiers que son opportunité se mesure en quelque
sorte aux difficultés mêmes de son application; elle s'impose au
triple point de vue de l'hémostase à réaliser, de l'infection à limiter,
des adhérences intestinales à prévenir, et nous savons aujourd'hui,
grâce aux travaux de Chaput et Sneguireff, de Quenu, d'Amann,
mener cette péritonisation à bonne fin, dans la plupart des cas.
Suivant les lambeaux dont on dispose, la facilité plus ou moins
grande d'adossement de tel ou tel organe, on aura recours à l'un
des procédés multiples imaginés dans ces dernières années, parmi
lesquels l'adossement recto-sigmoïde de Quenu nous paraît être,
quand il est possible, le procédé de choix. Mais, à ce point de
vue, nous sommes trop souvent obligés de faire non ce que nous
voulons, mais ce que nous pouvons pour arriver à tirer de la
situation qui nous est faite le meilleur parti possible dans chaque cas particulier.

L'hystérectomie abdominale totale n'est pour nous qu'exceptionnellement indiquée dans les fibromyomes. Lorsque nous ju-
geons qu'il y a intérêt à drainer par le vagin, par suite de la
rupture d'une poche purulente au cours des manœuvres de l'hystérectomie subtotale, rien n'est plus simple que de transformer
extemporanément en hystérectomie totale le procédé de subtotale
que la disposition anatomique des lésions nous avait imposé. En
dehors de cette indication, le chirurgien reste libre de recourir à
tel ou tel procédé d'hystérectomie totale qui lui est le plus fami-
lier. «L'hémisection utérine» de Faure ne reconnaît d'autre indication que celle qui résulte de l'existence de complications annexielles dans les cas déterminés plus haut.

Quel que soit le procédé employé, le vagin est drainé s'il y a lieu, ou fermé après hémostase directe de sa tranche postérieure qui donne le plus de sang. Péritonisation aussi exacte que possible si elle reste incomplète, drainage abdominal du Douglas combiné ou non au drainage vaginal.

Énucléation

A — Énucléation vaginale: L'opération d'Amussat a subi entre les mains de Péan, de Doyen, de Segond, d'importantes modifications qui ont singulièrement étendu son champ d'action; de réalisation facile dans les cas de *fibromes sous-muqueux, bas situés,* et de *volume moyen,* elle ne pouvait être, dans les environs de 1840, qu'une opération grave, surtout quand elle s'adressait à des tumeurs développées dans les parties supérieures de l'utérus profondément incluses dans le parenchyme utérin, ou de volume considérable; et, de fait, de nombreux revers dus à l'infection, à la gangrène, à la perforation de l'utérus, aux hémorrhagies primitives ou secondaires, ne tardèrent pas à la faire presque complètement abandonner jusqu'en 1883, époque à partir de laquelle Péan, dans une série de publications, fixe, en l'appuyant sur de multiples interventions, la technique du morcellement, déjà employé et décrit, mais sans précision, par Emmet en 1874. Les succès obtenus par cette méthode qui, combinée à l'énucléation, permettait de mener à bonne fin l'extraction de fibromes souvent très volumineux, entraînèrent à la suite de Péan de nombreux chirurgiens, ainsi qu'en témoigne la discussion ouverte à la Société de chirurgie en 1889 sur la myomectomie vaginale par morcellement. Mais l'opération de Péan ne tarda pas à subir, quoique pour des raisons différentes, le sort qu'avait subi l'opération d'Amussat; elle fut abandonnée, et disparut, éclipsée par la vogue toujours croissante des hystérectomies par l'une et l'autre voies. Déjà cependant, dès 1887, une heureuse modification avait été introduite dans la technique de l'énucléation vaginale; la dilatation simple, l'incision bilatérale du col, telles que le pratiquaient Amussat et Péan, procuraient une voie d'accès insuffisante dans la cavité utérine. Doyen utilise alors, pour l'ablation des polypes et des fibromes interstitiels, l'hémisection avasculaire, rectiligne ou en V, de la paroi antérieure de l'utérus, premier temps de son procédé d'hystérectomie vaginale. Segond, en 1897, atteint le même but par son «hystérectomie cervico-vaginale uni ou bilatérale combinée ou non aux morcellements» et peut ainsi extraire des fibromes cavitaires et interstitiels haut situés et volumineux de 1.000 à 1.200 grammes.

Nous sommes de ceux qui pensent que ces opérations vaginales économiques constituent, mais dans de certaines limites à déterminer, une ressource précieuse, et qui n'a rien à redouter des progrès réalisés dans le domaine des hystérectomies. Depuis le discrédit dans lequel était tombée, sous les coups des ablations totales de l'utérus par le vagin et l'abdomen, l'opération de Péan, la question a changé de face, et, à l'heure actuelle, le principe de la conservation étant admis dans le traitement des fibromes, le problème à résoudre est le suivant: *faut-il énucléer par le ventre ou par le vagin?* et c'est dans la délimitation exacte du champ d'action de chacune de ces méthodes qu'en réside tout l'intérêt. Eh bien, nous n'hésitons pas à dire, en nous basant sur les résultats aujourd'hui acquis des énucléations abdominales, que l'heure est venue de faire à ces dernières la part qu'elles méritent; nous estimons que les myomectomies doivent, dans la plupart des cas, être abdominales. C'est dire qu'avec les polypes et les fibromes de la portion cervicale, évidemment extirpables par le vagin, seuls, à notre avis, les fibromes sous-muqueux, de petit ou moyen volume, uniques ou peu nombreux, saillants dans la cavité utérine et facilement abordables par incision du col, doivent être attaqués par la voie basse qui est bien alors « la voie de nature» suivant l'expression de Martin, et doit être tout naturellement suivie. Vouloir, en dehors de ces indications limitées mais précises, étendre le domaine des myomectomies vaginales en y faisant rentrer les fibromes sous-péritonéaux, volumineux, multiples, serait s'exposer à tous les inconvénients et aux dangers d'une intervention longue, laborieuse, parfois hémorrhagique sans facilité d'hémostase, dans un milieu dont l'infection fréquente des utérus fibromateux rendra toujours l'asepsie problématique. En résumé, *simplicité, facilité* et *rapidité* d'exécution sont pour nous les conditions indispensables d'une bonne myomectomie vaginale; en dehors d'elles, cette intervention perd ses avantages, et l'énucléation abdominale reprend ses droits.

Mais là encore se présente la question de l'opérateur. Il est certain qu'entre des mains très expérimentées, le champ de l'énucléation par voie vaginale s'étendra et que certains «cas limités» rentreront dans le domaine de l'une ou de l'autre méthode suivant l'habitude et l'habileté du chirurgien.

Le gros inconvénient de la voie vaginale c'est qu'elle permet difficilement l'exploration bien complète de l'utérus et qu'elle ne permet pas de reconnaître certaines formes de sclérose localisées et de les distinguer des fibromes.

Nous avons vu des cas de ce genre où, même par voie abdominale, le doute était permis et cependant on avait les lésions sous l'œil et sous le doigt.

B — Myomectomies transvaginales : Tout fibrome interstitiel qui, par son sens naturel d'évolution, n'impose pas en quelque sorte au chirurgien la voie vaginale, relève de la voie haute. C'est assez dire que, pour nous, les fibromes sous-péritonéaux pédiculés ou sessiles, disséminés à la surface de l'utérus, que l'on a voulu considérer comme relevant des différents procédés de myomectomies transvaginales, doivent être extirpés par l'abdomen. La laparotomie seule permet de bien voir ce que l'on peut et ce que l'on doit faire, et de bien faire ce que l'on fait. La voie transvaginale, sauf pour de *petits fibromes sus-vaginaux antérieurs ou postérieurs*, facilement accessibles après incision du cul-de-sac correspondant, est une voie de nécessité, un pis aller auquel on pourra exceptionnellement se résoudre chez certaines femmes opposant à toute intervention par l'abdomen une fin de non recevoir; en dehors de toute complication inflammatoire ou gangréneuse, elle doit céder le pas à la laparotomie dans les fibromes pelviens ayant dédoublé la cloison recto-vaginale; l'indication de la voie haute nous paraît plus formelle encore pour les fibro-myomes sus-vaginaux latéraux à cause de la présence de l'uretère et des gros vaisseaux difficiles à voir et à éviter, au cours de manœuvres parfois laborieuses à travers la brèche étroite du cul-de-sac latéral, et dans une cavité où l'enkystement des lésions par une coque utérine n'existe plus.

C — Enucléations abdominales : L'idée si simple et si logique d'extraire par le ventre les fibromes utérins en conservant l'utérus et ses annexes n'a pris corps, en France, que fort tard, et, hier encore, le principe de chirurgie économique et conservatrice, reconnu légitime et nécessaire dans ses applications à tous les organes, ne rencontrait chez nous, quand il s'adressait à l'utérus fibromateux, qu'un accueil indifférent. Entraînés par le puissant courant hystérectomiste, nous sommes restés étrangers au mouvement conservateur, peut-être un peu prématuré, né et poursuivi avec ardeur au delà de nos frontières. La perfection dans l'hystérectomie abdominale a été atteinte, et, à l'heure actuelle, grâce aux

améliorations successives de notre pratique, elle est devenue une
opération courante, facile et bénigne.

Si nous pouvons aujourd'hui proposer, sans arrière-pensée, la
conservation de l'utérus fibromateux par la voie laparotomique
nous le devons à deux facteurs, conséquences directes de nos
efforts antécédents, en matière de chirurgie radicale: le premier,
c'est la perfection avec laquelle nous faisons tous l'hystérectomie
abdominale; le second, c'est que nous voyons de moins en moins
ces énormes fibromes remontant à l'épigastre. Nous opérons mieux;
nous opérons plus tôt. Il se passe pour les fibromes ce qui s'est
passé pour les kystes de l'ovaire; les tumeurs kystiques, dont
l'énorme volume faisait la joie et l'honneur de nos devanciers ne
se voient plus qu'exceptionnellement. D'autre part, il est incontestable que le pronostic de l'hystérectomie abdominale est actuellement bénin. L'*énucléation* est, à coup sûr, entourée de plus
de difficultés; elle nécessite plus de précautions, des soins plus
minutieux, et sa vulgarisation ne pouvait que suivre celle de
l'ablation totale de l'organe. C'est pour cela que Spencer Wells,
dès 1863, ne continua pas ses essais; il venait trop tôt; c'est pour
cela que Martin, en 1880, ne fut pas suivi, chez nous du moins;
et si l'énucléation abdominale compte, à partir de cette date, de
fervents adeptes en Allemagne, en Russie, en Suisse, en Angle-
terre, en Amérique, les premières tentatives faites en France
dans ce sens par Vautrin, Jaboulay, Bouilly, Doléris, passèrent
inaperçues; la masse des chirurgiens était trop loin, et la bonne
parole, apportée par Témoin (de Bourges) en 1896, à la Société
de chirurgie, et, quelques mois plus tard, au X⁰ Congrès français
de chirurgie, tomba dans un terrain stérile, et se perdit au milieu
des discussions bruyantes sur les différents procédés et sous-
procédés d'hystérectomie abdominale. Cependant, dès la même
époque une ébauche de chirurgie économique se dessine fort
estompée sans doute, mais cependant suffisante pour marquer la
trace de cette tendance conservatrice qui n'a cessé de se manifester chez nous, depuis la communication de Martin, très faible
d'abord, puis de plus en plus ferme, pour aboutir certainement,
dans un avenir prochain, au triomphe définitif de la méthode: ce
sont les énucléations auxiliaires de dégagement dans l'hystérectomie, conseillées après Treub par nos collègues Richelot, Pozzi,
Routier; c'est la conservation des annexes pour éviter des troubles
physiologiques consécutifs à la castration ovarienne recommandée
par Tuffier et Reclus. Au congrès français de Chirurgie de 1897,

Monprofit (d'Angers), comme Témoin l'année précédente, plaide éloquemment la cause de la chirurgie économique dans les fibromes, et se déclare partisan convaincu de la voie abdominale, même pour les tumeurs moyennes et petites; Hartmann parle dans le même sens. Doyen, rapporteur au Congrès d'Amsterdam en 1899, insiste à peine sur les opérations conservatrices, qui trouvent au contraire d'ardents défenseurs dans les chirurgiens étrangers, Alexander, Treub, etc. La voie abdominale est la voie de choix. Mais ce n'est vraiment qu'à partir de 1900 que la question est abordée de front; Olshausen vient, à cette date, de faire au Congrès de la Société allemande de chirurgie un plaidoyer remarquable en faveur de l'énucléation abdominale, «moins dangereuse que l'amputation abdominale totale, pas plus grave que l'amputation supra-vaginale, et qui permet en outre des grossesses ultérieures». La même année à la Société de chirurgie d'abord, puis, quelques mois plus tard au XIIIe Congrès international tenu à Paris, Tuffier décrit au plus menu sa technique de l'énucléation abdominale et communique les résultats de sa pratique; Témoin donne sa statistique et s'affirme de plus en plus partisan de la voie haute, comme Monprofit, qui insiste à son tour sur les indications et les contre-indications de la myomectomie abdominale; enfin Pozzi, qui l'un des premiers en France a pratiqué l'opération de Martin, ne lui reconnaît que des indications restreintes.

Technique de l'énucléation des fibromes

Les règles de cette opération étant imposées par l'anatomie normale des vaisseaux utérins et l'anatomie pathologique des fibromes, des détails de peu d'importance peuvent seuls distinguer la technique de chaque chirurgien. Aussi insisterons-nous peu sur ce point; il nous suffira, comme nous l'avons déjà fait ailleurs (¹) de mettre en lumière quelques points que nous considérons comme capitaux.

Le vagin étant aseptisé et la cavité utérine dilatée et curettée si besoin la veille de l'opération, aucun instrument spécial n'est nécessaire, cependant certains temps opératoires sont facilités par l'emploi d'une spatule et de crochets spécialement construits pour cet usage.

La paroi abdominale incisée, il importe tout d'abord de se

(¹) Tuffier : De l'énucléation des fibromes utérins. Paris, 1904, Masson, éditeur.

rendre exactement compte de l'état des annexes et de l'utérus. L'intégrité des annexes est une condition indispensable pour légitimer l'énucléation; on comprend facilement qu'il est nécessaire de connaître exactement le nombre et la situation des fibromes, la position et l'état de l'utérus. Cette exploration est bien plus facile s'il est possible d'attirer l'utérus au dehors de l'abdomen; cette dernière manœuvre n'est cependant pas indispensable, et l'on peut fort bien commencer l'énucléation, l'utérus étant en place. Cela fait, deux cas peuvent se présenter:

a) L'utérus forme un globe arrondi dans le centre duquel on sent un corps plus dur, plus ou moins facilement limitable; quelquefois on ne sent qu'un gros corps utérin. Nous fendons l'utérus sur sa face antérieure et autant que possible sur la ligne médiane, *avasculaire* au-dessous de la région du fond, en plein corps, jusqu'à ce que nous arrivions sur le fibrome. L'incision est de dimension suffisante pour permettre l'exploration facile du néoplasme, et elle est agrandie pour permettre le passage du plus grand diamètre de la tumeur. Les lèvres de l'incision sont écartées; pas une ligature, pas une pince ne sont en général nécessaires. Avec les crochets et la spatule, le fibrome est alors facile à extraire. Si le fibrome est latéral nous faisons, malgré cela, autant que possible l'hystérotomie sur la ligne avasculaire et nous attaquons la tumeur de dedans en dehors. Le siège médian, sur la ligne avasculaire, de l'incision utérine, l'attaque de la tumeur de dedans en dehors, nous paraissent les points importants de ce mode opératoire; c'est à notre sens la condition de la facilité et de la bénignité du procédé, c'est la meilleure façon d'éviter les hémorrhagies.

b) Les tumeurs intra-utérines sont multiples. Ici encore nous tâchons de nous conformer aux mêmes principes dans la mesure du possible; mais la ligne avasculaire médiane et rectiligne sur l'utérus normal est devenue latérale et sinueuse. Nous attaquons successivement les corps fibreux de dedans en dehors et autant que faire se peut par la même incision utérine; même s'il existe un fibrome concomitant de la paroi postérieure de l'utérus, on peut à la rigueur le chercher par l'incision antérieure transcavitaire. Seule une situation trop éloignée des tumeurs nous fait pratiquer des incisions multiples antérieures et postérieures. Les fibromes sont successivement énucléés sans qu'il soit besoin de faire une seule ligature; un simple tamponnement laissé pendant la durée de l'opération suffit en général; dans le cas où les veines donnent, il suffit d'appliquer une pince à leur niveau.

Cette énucléation terminée, il semble que le parenchyme utérin devrait rester creusé de vastes cavités. Or, il n'en est rien, le muscle utérin revient sur lui-même, comme cela se passe dans l'opération césarienne, et la perte de substance à combler est peut importante. Sauf les cas où le fibrome à la fois interstitiel et sous-péritonéal est adhérent à la séreuse utérine par une large surface, et dans lesquels nous réséquons partiellement la séreuse, nous ne touchons pas à la coque utérine et nous nous contentons de pratiquer le capitonnage de la poche.

Il arrive parfois que la cavité utérine a été ouverte, soit de propos délibéré pour aller chercher un fibrome situé dans la paroi postérieure, soit involontairement en énucléant une tumeur partiellement sous-muqueuse et adhérente. Boursier a voulu faire de l'ouverture systématique de la cavité utérine un temps de l'énucléation des fibromes, destiné à curetter la muqueuse; nous estimons cette pratique tout au moins inutile, et dangereuse jusqu'à un certain point, puisqu'elle apporte quelques chances, si minimes soient-elles, de contamination de la plaie; nous la considérons comme un accident opératoire de peu d'importance lorsqu'on a pris soin d'aseptiser le vagin et de dilater l'utérus, à travers lequel il sera facile de faire passer un tube à drainage.

L'opération est différente suivant que la cavité utérine est respectée ou bien ouverte; la première est et reste une opération aseptique, la seconde peut rester aseptique, mais rien ne nous le prouve, tout porte au contraire à penser que la cavité utérine a pu contaminer le champ opératoire, et il faut alors se comporter comme dans toute opération septique, assurer le drainage par l'utérus; dans les cas où l'opération a été plus particulièrement laborieuse, nous plaçons aussi une mèche de gaze dans le Douglas.

Cette réserve faite, nous pratiquons de la même façon la fermeture de la plaie utérine; il nous suffit d'en indiquer les principes: dans un premier temps nous faisons la suture du parenchyme utérin aussi serrée que possible avec des points perdus de catgut, dans un second la suture de la séreuse suivant le mode habituel au fil de lin et à l'aiguille ronde. Si l'on prend soin de bien affronter les tissus et d'éviter la muqueuse utérine, la suture suffit pour assurer l'hémostase; dans quelques cas exceptionnels il faut placer un ou deux fils à ligature sur un vaisseau béant.

Il est quelques dispositions spéciales qui compliquent certains temps de l'opération; nous en parlerons plus loin. Mais nous devons insister de suite sur ce fait, l'hémostase doit être absolument par-

faite. Tous les inconvénients, toutes les suites opératoires dépendent
de la perfection de cette hémostase. Il faut la bien vérifier une
dernière fois avant de fermer l'abdomen — et en cas de doute, il
faut drainer.

Indications et contre-indications

Il est des cas dans lesquels on ne songera même pas à faire
l'énucléation: chez une femme très voisine de la ménopause, lorsque les lésions des annexes commandent leur ablation, on ne cher-
chera pas à conserver un organe qui ne peut être d'aucune utilité
et c'est bien évidemment l'hystérectomie que l'on pratiquera.

Mais à côté de ces cas dans lesquels la conduite opératoire
ne saurait laisser place à l'hésitation, il en est d'autres pour lesquels on ne s'entend pas bien encore, il faut nous y arrêter quelques instants.

I° — *Rapports du fibrome avec le muscle utérin. Possibilité de
l'énucléation.*

La majeure partie des fibromes interstitiels sont encapsulés;
le tissu utérin condensé forme une coque aux parois de laquelle
la tumeur est unie par une couche de tissu cellulaire très lâche;
elle s'en sépare avec la plus grande facilité, une fois la coque ouverte, sous la pression du doigt ou de la spatule. Ces cas convien-
nent admirablement à l'énucléation. Quelquefois des fibromes
mous, œdémateux, sont difficiles à énucléer, ils se déchirent sous
les crochets, ne présentent pas à la spatule une résistance suffisante pour lui permettre de suivre le plan de clivage; l'opération
demande un peu plus de peine et de patience pour se laisser mener à bien et c'est tout.

Le fibrome bien qu'encapsulé peut être difficile à énucléer
parce qu'il est *lobulé*: les fibres utérines forment alors entre les
lobulations des cloisons qu'il faut aller débrider, comme on dé-
bride une hernie. Dans d'autres cas, les fibres musculaires péné-
trent par places le tissu du fibrome et viennent interrompre le plan
de clivage: quelques coups de ciseaux sur ces adhérences, saignant
d'ailleurs très peu, permettront d'aller plus loin retrouver le plan
de clivage. Après l'ablation de la tumeur, on observe souvent une
hémorrhagie assez abondante: le chirurgien n'a pas lieu de s'en
préoccuper et quelques minutes de compression l'arrêteront facilement.

Certaines dispositions peuvent donc rendre plus difficile l'énucléation d'un fibrome encapsulé; elle est toujours possible. Il n'en est pas de même dans ces cas de fibromes, diffus, bien décrits dans la thèse de Claisse, rares à la vérité, mais indiscutables cependant. Les fibres utérines pénètrent intimement le tissu du fibrome, il est impossible de les en séparer; le ciseau cherchant à isoler la tumeur, sculpte dans un bloc où l'on ne peut distinguer que très difficilement le tissu fibromateux du tissu utérin; on ne saurait alors faire qu'une besogne mal réglée, incertaine et encore incomplète. Ces cas commandent l'hystérectomie abdominale, même si le fibrome est petit et la femme loin de la ménopause.

A fortiori faut il appliquer cette conclusion aux cas d'utérus fibromateux sans fibrome, à ces cas désignés par Virchow sous le nom de métrite parenchymateuse et par Richelot sous celui de sclérose utérine, encore mal classés dans le cadre nosologique, et qu'on ne sait s'il faut réunir aux fibromes ou les en séparer. Cette proposition est évidente par elle-même. Dans un cas où il s'agissait d'une tumeur volumineuse remontant à trois ou quatre travers de doigts au-dessus du pubis, il nous semblait même pouvoir affirmer que le fibrome faisait nettement saillie sur la face antérieure de l'utérus, et nous pensions que l'énucléation en serait facile. Après l'ouverture du ventre, nous nous aperçûmes que l'utérus était également augmenté de volume dans toutes ses dimensions, l'incision sur la ligne avasculaire ne nous permit pas de trouver le moindre plan de clivage; après l'hystérectomie abdominale que nous pratiquâmes alors, il nous fut facile de voir que l'utérus également épaissi et scléreux en tous ses points ne présentait pas le moindre noyau fibreux localisé.

L'hystérotomie seule nous permet donc d'affirmer la nécessité de l'ablation totale.

2° — État du muscle utérin: On peut schématiquement présenter ainsi l'anatomie pathologique des fibromes. Dans une première catégorie de faits, les plus fréquents d'ailleurs, le ou les noyaux fibromateux sont situés au sein d'un parenchyme utérin épaissi, hypertrophié (grossesse fibreuse), mais de structure normale; le fibrome enlevé, l'utérus subit une sorte d'involution, tout à fait comparable à l'involution post-partum, revient sur lui-même et ne tarde pas à présenter son aspect normal bientôt après l'opération.

Dans une seconde catégorie de faits, qui forment le trait d'union entre les précédents et la sclérose utérine dont nous parlions tout à l'heure, les noyaux fibromateux ne sont qu'une localisation d'un processus généralisé à tout l'organe, une prolifération plus active et plus abondante du tissu scléreux qui a remplacé tout le tissu normal de l'utérus; les noyaux peuvent parfois s'énucléer facilement, mais *l'utérus dur, ligneux se prête mal aux sutures*, les parois ne viennent pas au contact, les fils ne tiennent pas, déchirent et coupent ce tissu friable; l'utilité d'un tel organe ne paraît pas bien considérable, son retour à l'état normal est des plus douteux, les chances de récidive sont nombreuses; en présence de semblables utérus nous n'avons pas hésité à pratiquer l'hystérectomie.

Entre ces deux termes extrêmes se place toute une série de faits intermédiaires pour lesquels il est difficile de donner des règles; c'est alors affaire à chaque chirurgien de décider la conduite à tenir.

Nous avons déjà dit ce que nous pensons des rapports des fibromes avec les tumeurs malignes, il nous suffit d'indiquer ici que rien à l'heure actuelle ne nous paraît suffisamment démontré à cet égard pour contre-indiquer l'énucléation, si l'utérus paraît sain au moment de l'énucléation. L'augmentation rapide de volume de certains fibromes pourra rendre perplexes certains chirurgiens en leur laissant croire qu'il s'agit d'une transformation sarcomateuse. C'est généralement au moment de la ménopause que l'on observe ces faits, c'est-à-dire à un moment où il ne saurait être question d'énucléation. Lorsqu'on les observe à la période d'activité génitale, ils nous paraissent de nature à faire hâter l'énucléation, ils ne nous paraissent pas de nature à la contre-indiquer.

3° — Volume des fibromes, rapports des fibromes entre eux. On peut poser en principe que ni le volume, ni le nombre des fibromes ne sont un obstacle *absolu* à l'énucléation, mais ils contre-indiquent l'opération dans certains cas. Elle est rendue plus difficile, plus laborieuse; elle est toujours possible si les fibromes sont encapsulés. Nous avons enlevé d'un seul tenant des fibromes pesant 800, 1.300 et même 3.000 grammes; nous avons enlevé jusqu'à dix-sept fibromes sur le même utérus. Bien entendu, personne ne songera à énucléer ces énormes fibromes dépassant l'ombilic, entourés de gros sinus veineux qui rendraient l'opération très difficile. Bien entendu, personne ne songera à pratiquer l'énucléation sur ces utérus fibreux, bourrés de petits fibromes qui nécessiteraient un nombre par trop considérable d'incisions, mais nous pensons qu'il faut singulièrement élargir les indications opératoires que précise Pozzi : «tumeur principale de volume moyen (ne dépassant pas le poing), tumeurs accessoires en nombre restreint deux, trois, du volume d'une noix ou d'une noisette». Ce qu'il importe surtout de considérer, c'est le siège réciproque des fibromes, souvent il est possible par une même section d'enlever plusieurs noyaux groupés dans une même région et cela facilite beaucoup l'opération.

Le plus difficile, après ces ablations de fibromes volumineux ou nombreux, c'est la suture du parenchyme : la minceur des parois apporte parfois une grande gène dans la pose des fils et le capitonnage d'une poche volumineuse ; lorsque les incisions sont trop rapprochées les unes des autres, la suture péritonéale qui est obligée de dépasser largement les surfaces cruentes finit par empiéter sur l'espace libre entre deux incisions, si bien qu'elles arrivent à se toucher ; lorsque le parenchyme utérin est scléreux, il se prête peu au rapprochement des parois, et, en cas d'incisions multiples, si la traction des sutures voisines s'ajoute encore à cet obstacle, il faut prendre de grandes précautions au point de vue de la situation et le serrage des fils, pour obtenir et maintenir un affrontement parfait de la séreuse, pour éviter de couper le parenchyme sous-jacent.

Nous ne doutons pas qu'avec un peu plus d'expérience, ceux qui ont enlevé un ou deux fibromes n'aillent au-delà, et ne reculent ainsi les limites de cette intervention.

4° — *Le siège* de la tumeur n'a jamais été non plus pour nous une contre-indication absolue à son énucléation.

La localisation de la tumeur au voisinage de la trompe ou à la partie postérieure et latérale du col demande quelques précautions ; si, malgré tout, la trompe est ouverte dans le premier cas, il est toujours possible de faire la salpingorraphie.

Le seul fait de localisation qui nous ait obligés à faire une hystérectomie a trait à un gros fibrome adhérent à la partie latérale de l'utérus, et *saillant dans le ligament large*. Nous fîmes l'énucléation, mais la large cavité creusée dans le ligament large dont les deux faces antérieures et postérieures présentaient des pertes de substances très étendues, nous conduisit à faire l'ablation de l'utérus.

Dans tous les autres cas il faut, comme nous l'avons déjà indiqué, placer l'incision d'accès aussi loin que possible des pédicules vasculaires normaux de l'utérus.

En somme, l'énucléation s'applique toujours aux fibromes de petit et de moyen volume peu nombreux, facilement isolables chez une femme encore éloignée de la ménopause et dont les annexes sont aseptiques et l'utérus non sclérosé.

Elle peut être étendue à des fibromes même volumineux chez des femmes voisines de la ménopause, si l'opération doit être simple.

Résultats

Il n'est pas à l'heure actuelle d'opération abdominale réglée, plus simple et partant plus facile que l'hystérectomie. La technique de l'énucléation varie au contraire suivant la disposition des fibromes, elle présente parfois des difficultés et nécessite peut être une habileté plus grande. Ce sont là de médiocres titres de recommandation à son actif et pour justifier la faveur dont elle jouit aujourd'hui, il faut qu'elle présente par ailleurs de sérieux avantages. En effet, si elle n'est pas plus facile que l'hystérectomie, elle n'est guère plus grave, et la conservation de l'utérus et des annexes est, à plusieurs points de vue, un avantage qu'il nous sera facile de mettre en lumière. Nous allons successivement examiner ces deux points:

1° *Gravité opératoire, mortalité*: Les observations publiées jusqu'à ce jour sont assez nombreuses pour qu'on puisse se faire une opinion à cet égard:

Ferendinos sur 290 observations trouve 3,1 % mortalité.

Loubet (Stat. de Tuffier, 1902) sur 34 observations trouve 2,94 % mortalité.

Zvibel sur 562 observations trouve 2,5 % mortalité.

Témoin sur 109 observations trouve 4,1 % mortalité.

Ces chiffres sont globaux, ils comprennent tous les cas opérés, et nous savons que toute opération présente à ses débuts une mortalité plus grande.

Nous sommes loin de la mortalité énorme (19 %) qu'accusait Martin en 1890, les perfectionnements de la technique et la pratique plus rigoureuse de l'asepsie nous donnent l'explication de cette différence, il nous semble qu'hystérectomie et énucléation doivent avoir une gravité à peu de chose près égale. Cependant ces chiffres nous démontrent qu'il ne faut pas classer l'énucléation parmi les opérations abdominales graves.

La mort reconnaît en général pour cause l'infection de la séreuse péritonéale, et cette infection a pour intermédiaire un suintement sanguin à travers les lèvres de la plaie utérine.

Une malade de Boursier est morte d'*hémorrhagie secondaire*, mais cette éventualité ne nous paraît pas constituer un danger bien fréquent de cette opération. Dans le cas de cet auteur, il s'agissait d'une tuberculeuse qui toussait beaucoup, le péritoine avait été infecté puisqu'on a trouvé du pus dans le bassin, de plus l'incision du parenchyme utérin n'avait pas été médiane, mais toute proche de la base du ligament large; toutes ces considérations nous montrent qu'il faut accuser de la mort non l'opération elle-même, mais les conditions défectueuses dans lesquelles elle a été pratiquée.

2.° *Résultats éloignés:* On pourrait a priori supposer qu'un utérus sur lequel on a pratiqué des énucléations sera désormais un organe présentant des cicatrices dures, rétractiles, d'une utilité tout à fait nulle: il n'en est rien. Le parenchyme, avons-nous dit, revient rapidement sur lui-même après l'ablation des corps fibreux, les jours suivants on sent progressivement diminuer son volume par le toucher bi-manuel, grâce aux sutures le muscle se cicatrise rapidement et régulièrement et, au bout de quelque temps, on a peine à distinguer les traces de l'opération: c'était le cas d'un utérus présenté par nous à la Société de chirurgie de Paris et qui avait été le siège deux mois auparavant de l'énucléation de deux volumineux fibromes: il avait repris son volume normal, sa surface comme l'intérieur de son parenchyme paraissaient tout à fait normaux.

Le cas le plus curieux à cet égard est celui d'une femme qui quatre ans après une énucléation était allée mourir d'une autre affection dans le service de notre collègue Darier, qui voyant une cicatrice sur la paroi de l'abdomen, et trouvant un utérus *absolument intact*, nous écrivit pour savoir quelle opération avait été pratiquée sur cette femme. Mais quelle est la valeur fonctionnelle d'un utérus sur lequel on a pratiqué des énucléations? Un premier fait est bien établi: la grossesse et l'accouchement sont possibles. Témoin, Ricard, Krönlen, Wager en ont vu. Engström sur 180 cas en a relevé 9, nous avons vu deux de nos opérées devenir enceintes. Zvibel arrive à une proportion de 3,2 % et Témoin nous écrivait que sur 109 opérations il a vu 5 grossesses à évolution favorable.

Si nous insistons sur ces grossesses à évolution favorable c'est que l'énucléation étant suivie d'une cicatrice utérine fibreuse et inextensible pourrait devenir une cause de dystocie. Sur les deux grossesses que nous avons pu suivre chez nos opérées, l'une a été conduite jusqu'à 8 mois et demi, l'autre s'est faite à terme et nous n'avons vu aucun accident dystocique. Hubbard a publié un cas où après une énucléation, un premier accouchement donna un enfant mort, il pratiqua pour une seconde grossesse dans laquelle l'utérus était développé transversalement une opération césarienne, d'ailleurs avec plein succès.

Il en est de même au point de vue de l'individu: nous n'oserions certes pas dire que la grossesse est possible sur tous les utérus qui ont été le siège d'énucléations, mais nous n'avons jamais observé de troubles menstruels, et il ne nous paraît pas indifférent de supprimer cette fonction chez une femme jeune encore, éloignée de la ménopause.

Il n'est même pas indifférent à notre avis de la supprimer chez une femme qui, sans être à proprement parler dans l'activité de sa vie génitale, se trouve encore cependant à quelques années de la ménopause.

Si un fibrome déjà existant peut se développer à cette période de la vie, je ne crois pas qu'il existe de nombreux faits démontrant que des fibromes peuvent naître à cette époque et se développer au point de nécessiter une opération.

Voici enfin l'objection la plus sérieuse que l'on puisse faire à l'énucléation: *la possibilité de la récidive*. Il semble qu'un fibrome n'est pas une affection localisée en un point de l'utérus, mais une manifestation d'une maladie qui atteint et modifie tout l'organe; dès lors, en supprimant le corps fibreux on ne supprime pas la maladie, l'utérus fibromateux continuera à fabriquer des fibromes. L'objection est évidemment de valeur, elle cadre parfaitement avec les idées actuellement courantes sur la fibromatose et si ce danger était démontré exact, nous accordons volontiers qu'il frapperait d'impuissance l'énucléation. Mais quelle est la réalité de ce danger? On a déjà pratiqué pas mal d'énucléations, la plupart datent déjà d'assez loin pour qu'on puisse se faire une opinion sur leur valeur, quelle est la fréquence des récidives? Féréndinos en trouve 3 sur 290 cas, c'est évidemment très peu; Zvibel sur 562 énucléations arrive à une proportion de 0.75 %, c'est sensiblement la même que la précédente. Nedler (Th. de St Pétersbourg 1903) arrive à une proportion un peu plus forte, 3 %. Ces statistiques nous montrent deux choses: la récidive paraît exister, mais elle est très rare. Nous disons «paraît exister», car il faut pour qu'il y ait vraiment récidive, bien démontrer que tous les noyaux fibreux ont été enlevés, il faut que l'utérus ait été lentement et minutieusement exploré: pour notre part nous n'avons jamais observé la récidive et sans nier sa possibilité, nous attribuons nos résultats au soin avec lequel nous explorons l'utérus.

L'hystérectomie abdominale pour fibrome doit être l'opération de nécessité; dans tous les cas où elle est praticable, c'est à *l'énucléation* des fibromes avec conservation de l'utérus et des annexes qu'il faut avoir recours. Si les arguments que nous avons essayé de réunir ici paraissent insuffisants à quelques-uns, nous avons la conviction profonde que les faits seront plus puissants que nous, et mieux que nous leur démontreront les avantages de l'énucléation.

INDICATIONS PARTICULIÈRES
DE LA THÉRAPEUTIQUE DES FIBRO-MYOMES

Les indications générales de la thérapeutique des fibromes de l'utérus, que nous venons d'exposer telles que nous les concevons, doivent être complétées par de brèves considérations touchant certaines particularités relatives au siège de ces tumeurs, à leur dégénérescence maligne, à leur infection, à leur gangrène, à leur coexistence avec une tumeur épithéliale, aux accidents d'occlusion intestinale qu'elles peuvent provoquer, et enfin aux cas de fibromes compliqués de grossesse.

Fibromes des ligaments larges: Tous les fibromes des ligaments larges doivent être abordés par la voie abdominale qui, seule, permettra de parfaire le diagnostic clinique toujours approximatif en pareil cas, de se rendre un compte exact non seulement de la nature de la tumeur incluse, mais aussi de l'inclusion elle-même et de l'état de l'utérus, et de prendre, en toute connaissance de cause, une détermination justifiée.

Si l'indication opératoire est nette, les manœuvres, quelles qu'elles soient, hystérectomie plutôt qu'énucléation, présenteront, toutes choses égales d'ailleurs, des difficultés moindres par le ventre que par le vagin. Ici, peut-être plus qu'ailleurs, un champ opératoire largement ouvert et bien éclairé est de nécessité absolue, et nous ne pouvons admettre, de ce fait, sauf cas exceptionnels, la voie parapéritonéale proposée par Pollosson.

Le traitement de choix des fibromes ligamentaires peut s'adresser à l'énucléation; mais les indications du traitement conservateur sont ici plus limitées que pour les fibromes proprement dits de l'utérus, et nous savons tous, par expérience, que s'il est de fibromes, les plus nombreux, en vérité, dont la localisation exacte entre les deux feuillets d'un ligament large, la pauvreté de ses connexions vasculaires, le volume petit ou moyen, l'encapsulement, rendent aisée l'énucléation, il en est d'autres, tumeurs énormes, qui, envahissant la cavité abdominale jusqu'au-delà de l'ombilic, plongent d'autre part dans la cavité pelvienne dont ils épousent les contours, déjetant l'utérus, s'insinuant sous la séreuse des faces antérieure ou postérieure de cet organe jusqu'à atteindre parfois l'espace interligamentaire du côté opposé; énucléer une pareille masse serait œuvre longue et laborieuse; c'est aussi, chose plus grave, œuvre éminemment dangereuse, car, et surtout, ces énormes fibromes sont généralement très vasculaires et baignent dans un riche lacis veineux; leur décortication ne va pas sans provoquer une hémorrhagie abondante qui, maintes fois, a tué la malade; c'est là le grand péril! Ajoutons la fréquence et la multiplicité des adhérences avec l'intestin et l'épiploon, l'infiltration œdémateuse presque de règle, entraînant une friabilité excessive du tissu que les pinces déchirent; ajoutons enfin la présence, tout au fond du champ opératoire, là où ne voyant pas ou voyant mal, nous opérons comme au juger, décortiquant, coupant, pinçant à l'aveugle, les vaisseaux utérins et de l'uretère! N'est-il pas dès lors de bonne pratique, laissant irrésolu le problème insoluble de l'origine utérine ou juxta-utérine de la tumeur, d'imiter la conduite suivie en pareilles circonstances par Vautrin, et pour éviter, grâce à l'hémostase préventive, une perte de sang considérable, et simplifier du même coup le temps de l'énucléation, de pratiquer l'hystérectomie abdominale totale ou subtotale, suivant les cas? Les difficultés et les périls de l'ablation isolée du fibrome ne compensent-ils pas et au-delà le sacrifice de l'utérus?

Nous avons toujours recours à cette ablation totale, et même après avoir pratiqué sans délabrements une énucléation, nous avons par mesure de prudence terminé par l'opération radicale.

Dégénérescence sarcomateuse: Un fibrome qui, depuis longtemps, reste stationnaire ou se développe avec lenteur, présente brusquement, le plus souvent aux environs de la ménopause, une augmentation rapide de volume et provoque d'abondants métrorrhagies. L'indication d'intervenir est formelle: le chirurgien opère donc, et l'anatomie pathologique reconnaît un fibrome d'aspect normal ou un fibrome en dégénérescence œdémateuse, myomateuse ou sarcomateuse, sans qu'on soit du reste bien fixé à l'heure actuelle sur la valeur exacte de ces termes.

Si, pour une raison ou pour une autre, l'opération est retardée, le volume de la tumeur va toujours augmentant; des troubles de compression apparaissent; la tumeur se lobule; elle se ramollit et fluctue en certains points. Si l'on intervient alors, on trouve l'utérus adhérent, avec parfois une infiltration néoplasique assez loin propagée dans les ligaments larges, l'épiploon, l'intestin, — il y a de l'ascite. On dit alors: dégénérescence sarcomateuse probable d'un fibro-myome. — Interrogeons les cliniciens: «la dégénérescence sarcomateuse des fibromyomes est rare; elle se rencontre dans 2 % des cas environ, d'après les statistiques, et encore n'est-il pas bien sûr qu'on n'ait pas compris dans ces statistiques un certain nombre de tumeurs diagnostiquées sarcomes par le seul examen microscopique». Interrogeons maintenant les anatomo-pathologistes: «la présence d'éléments sarcomateux est très fréquente dans les fibromes; elle se présente dans 50 % des cas (Pilliet et Cortes)». Si cette proportion était démontrée cliniquement exacte, tout fibrome diagnostiqué imposerait l'hystérectomie totale immédiate. Il n'en est fort heureusement rien et cette divergence d'opinions entre cliniciens et anatomo-pathologistes prouve seulement l'insuffisance actuelle de nos connaissances en ce qui concerne le sarcome. Nous devons nous en tenir aux données de la clinique, et conclure: «La dégénérescence sarcomateuse des fibromyomes utérins existe certainement, mais elle est rare; le fibrome ne tue par propagation ou généralisation veineuse que dans des cas tout à fait exceptionnels; mais la possibilité de cette évolution maligne d'une tumeur bénigne doit entrer en ligne de compte dans nos décisions opératoires en présence d'un fibrome à marche rapide, et nous engager à ne pas différer l'opération qui s'impose, en l'espèce, *l'hystérectomie abdominale totale*.

Fibromes et épithéliomas: Au milieu des éléments cellulaires propres du fibrome on peut rencontrer des cellules épithéliales néoplasiques de provenances diverses; cette constatation ne peut être faite qu'au microscope; elle est sans portée thérapeutique. Quant aux faits de coexistence d'un cancer du corps de l'utérus avec des fibro-myomes, si la tumeur maligne a été diagnostiquée soit avant, soit pendant l'intervention, l'hystérectomie abdominale totale s'impose. L'ablation totale de l'utérus ne s'impose pas moins si un cancer du col se développe sur un utérus fibromateux; les indications thérapeutiques sont évidemment celles de l'épithélioma; mais ici toute discussion cesse sur le choix à faire entre les voies vaginale et abdominale et *l'hystérectomie abdomi-*

nale ne saurait alors trouver de contre-indication que dans l'inopérabilité du cancer.

Fibromes suppurés, gangrénés : Ischémie et Infection sont les deux causes de la gangrène des fibromyomes; ces deux causes peuvent agir simultanément ou isolément. La gangrène par ischémie, la nécrobiose pure, doit être distinguée de la gangrène septique, les indications opératoires étant différentes pour l'une et pour l'autre. La première frappe souvent des fibromes sous-séreux pédiculés, tordus, quelquefois des fibromes interstitiels. En 1879, Vercontre a conseillé de traiter la torsion sphacélique des fibromes pédiculés par des manœuvres externes de détorsion pratiquées à la fois par l'abdomen et le vagin ou le rectum, la torsion se faisant, suivant la loi énigmatique de Lawson-Tait, dans le sens des aiguilles d'une montre, c'est en sens contraire que les manœuvres de détorsion doivent être dirigées; nous n'insisterons pas sur ce mode thérapeutique dont les résultats nous paraissent devoir être fort problématiques; à supposer même qu'elle soit couronnée de succès, cette pratique ne mettrait pas la malade à l'abri des récidives. *La torsion du pédicule, qu'elle soit brusque ou lente, commande formellement l'ablation de la tumeur*, et la technique ne diffère en rien, dans ses grandes lignes, de celle de l'ablation d'un fibrome pédiculé non tordu. Dans les cas où, sous l'influence de tumeurs séniles, voire interstitielles, l'utérus lui-même est le siège de la torsion, l'hystérectomie subtotale sera l'intervention de choix. Pozzi a rapporté à la Société de chirurgie, en 1903, une observation de fibrome interstitiel du volume d'une orange, brun-noirâtre, de consistance élastique, nullement ramolli; il en fit l'énucléation par voie abdominale, sutura l'utérus et referma le ventre sans drainage; la guérison se fit sans incident; il s'agit là évidemment d'un cas de *nécrose aseptique d'un fibromyome interstitiel*. Les faits de cet ordre seraient assez fréquents; mais il faudrait préciser les relations qui peuvent exister entre ces faits et les diverses dégénérescences des fibromes; peut-être serait-on amené à y voir le premier stade de la régression, de la guérison spontanée de ces tumeurs. Une discussion récente à la Société de chirurgie nous a insuffisamment éclairés sur ce point. Quoi qu'il en soit d'ailleurs, et pour peu que l'on ait quelque doute sur la nature aseptique de cette dégénérescence, *l'énucléation doit évidemment céder le pas à l'ablation de l'utérus.*

La nécrobiose pure est en somme très rare et nous nous trouvons le plus souvent en présence de *gangrènes septiques.* —

Un fibrome sur lequel s'est localisée l'infection est le plus souvent infiltré de pus; celui-ci peut se collecter en certains points de la tumeur et donner naissance à des cavités de dimensions variées. Certains auteurs décrivent ces cas sous la rubrique «Suppuration des fibro-myomes», les séparant absolument des cas de gangrène proprement dite.

Il peut exister des *suppurations* autour de fibromes incomplètement encapsulés, mais les cas de suppuration au centre même des fibromes paraissent se rapporter dans l'immense majorité des cas à des processus gangréneux septiques, et justiciables de la thérapeutique de cette dernière variété.

La gravité de la *gangrène des fibromes* d'une part, l'extrême rareté de leur guérison spontanée, de l'autre, impliquent formellement l'intervention chirurgicale rapide; le mauvais état général de la malade ne fait que rendre plus urgente l'indication opératoire. Nous sommes tous d'accord sur ce point, et *la seule question intéressante ici est relative à la voie à suivre et à l'étendue de l'acte opératoire.*

a) Polypes intra-utérins; Il faut les enlever par le vagin, aussi hâtivement que possible. Très simple dans la plupart des cas, cette polypectomie peut se compliquer de la présence de fibromes interstitiels concomitants. La conduite à tenir est alors discutable.

Si le polype n'est que l'expression d'une *fibromatose considérable*, l'hystérectomie abdominale est notre opération de choix. Si au contraire le polype est volumineux et le reste de l'utérus *bourré de petits fibromes*, nous préférons faire séance tenante une hystérectomie vaginale complémentaire. Lorsque le polype est *sphacélé* et le vagin infecté profondément nous nous bornons à pratiquer l'ablation du polype et nous remettons à une date ultérieure l'hystérectomie toujours dangereuse dans ces cas.

L'impossibilité de l'ablation totale soit par le vagin, à cause du *volume de la tumeur*, soit par le ventre, à cause des périls d'infection péritonéale oblige évidemment à recourir à l'une et à l'autre voie; le grand danger étant ici l'infection du péritoine, il nous paraît logique de n'ouvrir le ventre qu'après ablation par vagin de la portion sphacélée, et désinfection aussi parfaite que possible de la cavité utérine; on pare ainsi aux accidents les plus pressants qui rendent urgente l'intervention; et si, quelque temps après, l'ablation de la portion restante de la tumeur est jugée nécessaire, on pratiquera la laparatomie.

Les polypes entraînent et *inversent* (on devrait dire *éversent*) parfois à leur suite *l'utérus*. Il faut, bien entendu, sauf indications spéciales, comme dans le cas de gangrène de l'utérus rapporté par Routier à la Société de chirurgie de 1898, conserver cet organe; mais il ne nous paraît pas indiqué de réduire immédiatement l'inversion que si la manœuvre est facile, car sa persistance assure le drainage, et d'ailleurs sa réduction spontanée est la règle au bout de quelques jours. Si après la polypectomie suivie de curettage et de drainage de la cavité utérine, les phénomènes généraux infectieux persistent, l'hystérectomie est secondairement indiquée; elle peut l'être primitivement dans le cas de périmétro-salpingite suppurée coexistante. Les résultats de ces interventions sont essentiellement variables, suivant la période où l'on est appelé à intervenir, suivant l'absence ou le degré d'intoxication générale de l'organisme au moment de l'intervention.

b) Fibromes sphacélés: La gangrène des fibromyomes interstitiels expose la malade à deux grands dangers: la septicémie aiguë ou chronique, si l'on n'intervient pas; la péritonite, si l'on intervient. Nous devons donc intervenir, et intervenir par la voie la moins périlleuse pour le péritoine. Si l'utérus peut être extrait par le vagin, sans morcellements, facilement et rapidement, l'hystérectomie vaginale s'impose; car il ne saurait s'agir ici d'intervention économique, fatalement meurtrière: sur 10 cas d'ablation du fibrome infecté par curettage de la coque, Piquart relève 8 morts. L'hystérectomie vaginale est donc l'opération de choix dans les conditions susdites; mais ces conditions se trouvent rarement réalisées et trop souvent le volume de l'utérus, les adhérences qui l'immobilisent, rendent la voie vaginale impraticable ou grave; et, de fait, elle n'a été suivie, à notre connaissance, que par trois chirurgiens, Lauwers, Richelot, Lambert. L'hystérectomie abdominale sera faite totale; la subtotale a donné 7 morts sur 8 cas relevés par Piquart, et quant à l'hystérectomie supravaginale avec pédicule externe à laquelle Pollosson nous conseillait récemment encore de faire retour, nous ne pensons pas qu'elle trouve jamais dans le sphacèle des fibro-myomes un motif de résurrection. La pratique recommandée par Pozzi pour protéger le péritoine dans l'hystérectomie totale pour cancer pourra être utilisée avec avantages, et l'oblitération du vagin par deux pinces courbes protègera efficacement la séreuse contre toute infection éventuelle à point de départ dans l'utérus. La mortalité de ces interventions pour fibromes interstitiels gangrenés est encore considérable; si l'on ne tient compte que des opérations pratiquées dans ces 18 dernières années, c'est-à-dire avec une asepsie suffisante, on trouve 3 hystérectomies vaginales avec 2 morts, et 13 hystérectomies abdominales totales avec 4 morts, soit, pour les deux méthodes, une mortalité globale de 36 % environ. Etant donnée la gravité des cas, ce pourcentage de mortalité ne doit pas nous effrayer outre mesure.

Fibromes et occlusion intestinale: L'occlusion intestinale n'est pas une complication fréquente des fibromes de l'utérus. Faucon en cite cinq cas dans un mémoire à la Société de chirurgie en 1873. Dockel publie deux faits personnels dans la *Revue de gynécologie et de chirurgie abdominale* 1899; la *Revue d'obstétrique et de pédiatrie* de Bordeaux de 1901 renferme deux observations de Chavannaz; un fait de Paul Gallois est présenté en 1904 à la Société de thérapeutique; enfin Pellanda dans sa thèse (Lyon 1904) réunit les observations de Fourestier, Judes Hue, Knowley, Thornton, Zweifel, Koberlé, Percy Paton, Delore. — Il s'agit le plus souvent de fibromes peu volumineux, à évolution latente, ignorés de la malade et du médecin; l'occlusion est leur premier symptôme; il est alors quelquefois possible, par la palpation de l'abdomen, de sentir le fibrome et de soupçonner la cause des accidents; mais souvent le ventre, météorisé et douloureux, se prête mal à cette exploration et la tumeur n'est découverte qu'après l'ouverture du ventre, à l'opération ou à l'autopsie. L'occlusion peut se produire par deux mécanismes: ou bien l'intestin se coude et s'étrangle sur une de ces brides fibreuses si fréquentes autour des fibromes compliqués de lésions infectieuses; c'est *l'étranglement interne* qui est ici ce qu'il est ailleurs; seule la question de savoir s'il est opportun de profiter de l'ouverture du ventre pour enlever le fibrome, est intéressante. Ou bien l'occlusion est le fait du fibrome lui-même, et c'est le plus souvent le rectum ou l'os iliaque qui se trouvent comprimés. il s'agit donc, dans la plupart des cas, d'une occlusion de siège inférieur, à marche lente, qui ne se manifeste par des symptômes graves que tardivement, alors que les tuniques intestinales, depuis longtemps comprimées, sont déjà profondément altérées. Que faire? Il est bien évident tout d'abord que, seul, le traitement chirurgical est ici de mise; les faits de Duchaussoy et Gallois, dans lesquels il a suffi de mettre les malades en décubitus latéral pour voir cesser l'occlusion, sont fort intéressants, mais exceptionnels, et les termes du problème thérapeutique ne diffèrent pas ici de ce qu'ils sont ailleurs: Faut-il recourir à l'anus artificiel ou mieux faut-il ouvrir le ventre, chercher le siège de l'occlusion, lever l'obstacle, réparer s'il y a lieu les lésions intestinales? *Nous ne saurions à cet égard donner de règles fixes;* le grand facteur est ici le degré de résistance organique de la malade, et la détermination du chirurgien dépendra de son appréciation exacte dans chaque cas particulier. Elle dépendra surtout de *l'acuité des accidents.* Si l'occlusion est aiguë, le ventre météorisé, les anses distendues et l'état général grave, il faut parer aux troubles provoqués par la toxémie d'origine intestinale, et l'anus contre nature par la rapidité et la bénignité de l'intervention nous a paru recommandable. *L'ablation du fibrome est faite alors à froid.* Nous avons tenu cette conduite avec un succès analogue à celui de Chavannaz. Bockel au contraire, après enfouissement d'une plaque de sphacèle, a vu sa malade mourir de péritonite. Lorsque l'occlusion est rectale, les manœuvres de réparation peuvent être difficiles; aussi Bockel conseille-t-il d'extirper le rectum sphacélé comme on extirpe un rectum cancéreux, en passant au besoin par la voie sacrée.

Nous ne pouvons envisager ici toutes les compressions viscérales dues au fibrome enclavé partiellement ou totalement dans le petit bassin.

La compression de l'uretère en pareil cas donne lieu à des accidents d'*hydronéphrose* qui peuvent revêtir deux formes: La *forme latente* qui atrophie lentement, sourdement, insidieusement le parenchyme rénal sans autre symptôme appréciable qu'une albuminurie légère, et la *forme intermittente* qui revêt toutes les allures d'une hydronéphrose par coudure urétérale. Nous nous sommes trouvés en face de cette seconde variété; après épreuves multiples pour nous assurer de l'intégrité du rein gauche nous avons pratiqué avec plein succès l'ablation de l'énorme poche kystique qui n'avait plus de rénale que son origine. Le fibrome menaçant l'autre uretère doit être supprimé dans ces cas et bien entendu, seule la tumeur fibreuse doit être extirpée si le rein a une valeur fonctionnelle encore appréciable.

Il est une dernière coïncidence dont nous avons été très fréquemment témoins; c'est celle d'un *fibrome pelvien* et d'une *hernie ombilicale.* La présence simultanée est si fréquente que nous nous demandons s'il n'y a pas de relation de cause à effet entre ces deux lésions. Le fibrome oblitérant le petit bassin remplace la surface élastique du plancher pelvien par une surface inextensible et tout l'effort abdominal brusque portant sur la paroi ombilicale, on comprend que chez une femme grasse il y ait là une condition favorable à l'évolution d'une hernie. Toutes les fois que l'état général des malades nous l'a permis dans ces cas, nous avons fait du même coup l'hystérectomie et la cure radicale de l'omphalocèle.

Jointe à une cure d'amaigrissement, cette pratique nous a donné des succès durables que nous n'hésitons pas à attribuer à l'action simultanée des deux opérations.

Si au contraire les accidents d'obstruction sont intermittents ou chroniques, la suppression de l'obstacle par laparatomie s'impose.

Fibromes et grossesse: Nous avons eu à envisager cette coïncidence dans trois circonstances. Mais avant d'examiner cette éventualité nous devons signaler les faits dont nous avons été plusieurs fois témoin. Une femme est accouchée prématurément et rien ne permet de penser à une autre cause de l'accident que la présence d'un fibrome utérin peu volumineux. La conduite à tenir quelques mois après l'accouchement nous parait franche. Nous avons dans un de ces cas pratiqué avec le dr. Rucamier l'énucléation de trois fibromes dont un volumineux, la malade a guéri et nous avons pu voir sa grossesse et son enfant bien vivant. C'est là une thérapeutique qui vraiment s'impose.

a) Grossesse. La constatation d'un fibrome même volumineux au cours d'une grossesse ne nécessite en rien une intervention: 1.º) les accidents de cette coïncidence sont rares. En effet sur 13844 grossesses, Méheut en trouve 85 compliquées de fibromes dont *une seule* a présenté des troubles graves; 2.º) la grossesse évolue généralement jusqu'à terme ou près du terme. Voici des chiffres: a) avortements 3,52 % au lieu de 2,90 % (Méheut), accouchements prématurés 35/85 (Méheut); 3.º) les interventions chirurgicales sont plus difficiles et plus graves au cours de la puerpéralité. Si en principe l'intervention ne s'impose pas, le *siège* et *le volume* du fibrome peuvent cependant créer et commander l'intervention. Elle est indiquée lorsqu'un fibrome *semi-pédiculé* ou un *polype fibreux* du col menace de provoquer un avortement en excitant les contractions utérines, ou par les hémorrhagies qu'il détermine. Il faut alors intervenir et enlever le polype. L'intervention s'impose encore *lorsque la vie de la femme est mise en danger à bref délai par les accidents graves: rapide accroissement de la tumeur, compression de l'uretère, du rectum*, etc..., rétroversion incarcérée, torsion du pédicule; gangrène, suppuration, hémorrhagies. Basso ajoute à ces indications l'incapacité au travail chez les femmes pauvres. *Avant le sixième mois* de la grossesse, on doit intervenir dès le début des accidents; *après le sixième mois*, on temporisera le plus possible, afin d'assurer la viabilité de l'enfant. Il y a lieu de renoncer absolument à l'heure actuelle à l'avortement ou à l'accouchement provoqués; l'intervention doit être exclusivement chirurgicale et aussi radicale que possible. Cette intervention varie suivant le *siège*, le *nombre*, le *volume* et les *connexions* des fibromes, suivant *l'âge de la grossesse*, *l'état du col* et le *contenu de la cavité utérine*. Le fibrome peut évoluer vers *la cavité abdominale*; il peut avoir une évolution pelvienne. *Dans le premier cas*, il peut être *pédiculé* ou sessile; la laparatomie n'est guère indiquée dans les fibromes pédiculés. Si des accidents graves sont menaçants, la section du pédicule ou l'énucléation seront les opérations de choix. Pendant l'énucléation, la cavité utérine peut être ouverte, ou bien, l'énucléation faite, la paroi utérine peut être difficile à suturer; elle reste très amincie, et il y a danger de rupture utérine ou de hernie de l'œuf consécutives; il est alors prudent de pratiquer d'emblée l'hystérectomie subtotale, si la grossesse n'a pas atteint son sixième mois, l'opération césarienne suivie de l'hystérectomie subtotale, dans le cas contraire. Si l'utérus est *bourré de fibromes*, c'est encore à l'hystérectomie subtotale que nous conseillons de recourir. L'opération de Porro doit être abandonnée; on fera l'hystérectomie totale si le col est altéré (épithélioma), si l'enfant est mort, et, dans ce cas, il faut extirper l'utérus sans l'ouvrir. *Dans le second cas* (fibrome pelvien) on aura recours soit à la myomectomie vaginale (fibrome du col), soit à la myomectomie abdominale (polype tombé dans le Douglas), soit à l'hystérectomie subtotale ou totale (fibrome du segment inférieur); dans ce dernier cas en effet l'énucléation est généralement impossible, sauf pour les fibromes intraligamentaires dans les premiers mois de la grossesse (Delagenière).

Quels sont les résultats de ces interventions sur l'utérus gravide?

D'après Thumin (de 1885 à 1902):

Myomectomies simples — 62 cas — 5 morts — 10 avort., mortalité maternelle 9,60 %. Mortalité totale 16,13 %.

Énucléation — 40 cas — 2 morts — 11 avort., mortalité maternelle 5 %. Mortalité totale 27,5 %.

En réunissant les statistiques d'hystérectomies abdominales totales et subtotales parues dans ces dernières années (Lucas-Turner) il semble que l'hystérectomie totale soit moins grave que la subtotale, pendant la puerpéralité.

Mais nous ne saurions terminer ce chapitre sans répéter que les interventions pendant la grossesse ne doivent être entreprises qu'en face d'accidents menaçants. Plus notre expérience s'accroît, plus nous voyons ces grossesses compliquées de corps fibreux, qui paraissent devoir les compromettre, évoluer normalement ou presque normalement. Quelques précautions suffisent à les conduire près du terme. Cela s'applique non seulement aux fibromes à évolution abdominale, mais même à ceux qui par leur évolution pelvienne paraissaient voués à l'opération. La tête fœtale finit pas les écarter, par les faire remonter par un mécanisme qu'il faut avoir vu pour y croire, car il est aussi inexplicable qu'indéniable.

b) Travail : Il existe un fibrome pelvien. Si la vie de la mère ni celle de l'enfant ne sont directement ni immédiatement menacées, nous devons *attendre* et laisser faire la nature. — Si l'accouchement n'avance pas, il faut tenter la rétropulsion du fibrome, après anesthésie et dans l'intervalle des contractions. Feerolw et Turgard y ont *réussi* en mettant la femme en position genu-pectorale. Le fibrome est-il *prævia* (col ou segment inférieur) et est-il refoulé en bas par la présentation, nous l'extrairons par torsion ou énucléation; s'il est immobilisé, mais très ramolli et capable de se laisser laminer par le fœtus, l'emploi du forceps peut être indiqué, si le sommet est engagé; dans le cas contraire, mieux vaut recourir à la version. Mais l'extraction peut présenter des difficultés considérables; la vie de l'enfant peut être en danger sérieux, soit que la dilatation soit impossible, soit que l'excavation soit absolument encombrée, il faut alors renoncer à toute manœuvre de force par le vagin, et intervenir par l'abdomen. Mais, nous le répétons, les succès opératoires ne justifient pas dans ces circonstances une opération trop précoce.

CONCLUSIONS

Arrivés au terme de ce rapport, nous poserons les conclusions suivantes:

1°) Le traitement médical des fibro-myomes de l'utérus est purement symptomatique; il ne tire ses indications que des contre-indications temporaires ou définitives du traitement chirurgical.

2°) Les opérations palliatives ont vu leurs indications diminuer à mesure que le pronostic de l'intervention radicale allait s'améliorant; elles doivent être réservées à des cas absolument spéciaux. La castration ovarienne ne fait point exception à la règle; mais elle est, à notre avis, de toutes les interventions palliatives, celle qui restera le plus longtemps dans la pratique.

3°) Nous sommes tous à peu près d'accord sur les indications générales du traitement curatif des fibro-myomes, et sur les contre-indications absolues de ce traitement. L'étude attentive de l'état fonctionnel du filtre rénal s'impose chez les albuminuriques. L'anémie, la septicémie lente sont des indications à intervenir rapidement; il en est de même le plus souvent des troubles cardiaques. On ne saurait donner de règle fixe sur l'importance à attribuer à la ménopause au point de vue de l'opportunité de l'opération; elle doit être interprétée différemment suivant les cas.

4°) Le traitement conservateur doit être considéré comme le traitement de choix des fibro-myomes; l'énucléation doit être préférée, chaque fois qu'elle est possible, à l'hystérectomie.

Elle sera réservée aux femmes jeunes et aux fibromes petits ou moyens et peu nombreux.

5°) L'énucléation vaginale doit être réservée uniquement aux fibromes saillant dans la cavité utérine, et très facilement abordables par incision cervicale.

6°) L'énucléation transvaginale n'est indiquée que pour de petits fibromes sus-vaginaux antérieurs ou postérieurs, facilement accessibles après incision du cul-de-sac correspondant.

7°) L'énucléation abdominale doit avoir, selon nous, des indications plus étendues: *Le volume* du fibrome n'est pas à lui seul une contre-indication; il ne faut pas craindre les larges débridements de la coque musculaire utérine; la difficulté de la suture tient plus à la minceur des parois de la poche qu'à son volume. *La localisation* de la tumeur au voisinage de la trompe ou à la partie postérieure et latérale du col nécessite seule quelques précautions, grâce auxquelles l'énucléation s'opère sans danger: l'incision utérine d'accès doit être faite aussi loin que possible des pédicules vasculaires de l'utérus. *Le nombre* des fibromes ne peut être fixé; ce qui importe davantage c'est le siège réciproque des tumeurs; si plusieurs incisions doivent être faites, très voisines les unes des autres, de grandes précautions deviennent nécessaires dans la situation et le serrage des fils et peuvent faire rejeter l'opération. On ne renoncera à l'énucléation que si les fibromes multiples font saillie sous la muqueuse utérine et lui adhèrent dans une très grande étendue. *Les rapports* des fibromes avec le parenchyme utérin sont importants; seules les indurations fibreuses, fibromes histologiques, qui se continuent de tous côtés avec le parenchyme utérin, sans lignes de démarcation, commandent l'hystérectomie totale. S'il existe une *induration scléro-fibreuse* de tout l'organe, l'énucléation des tumeurs doit céder le pas à l'hystérectomie subtotale. *L'état de la muqueuse* est à considérer, et il est indispensable, dans les cas douteux, de curetter cette muqueuse avant l'intervention, et d'en examiner les fragments au point de vue histologique; l'hystérectomie totale s'impose au moindre doute.

8°) Les résultats immédiats de l'énucléation abdominale sont encourageants. La mortalité générale est actuellement de 2,75 % environ. L'étude des résultats éloignés démontre que les récidives vraies sont très rares et que des grossesses peuvent ultérieurement se développer.

Les cas de dystocie après l'opération sont trop peu nombreux pour être une contre-indication.

9°) L'hystérectomie vaginale n'a que des indications très limitées; on pourra y avoir recours, si, en dehors de toute complication annexielle, l'utérus fibromateux est petit, mobile, facilement abaissable, le vagin large, la vulve dilatable; on devra, à notre avis, la préférer à l'hystérectomie abdominale, s'il existe une adiposité notable des parois.

10°) L'hystérectomie abdominale subtotale doit être préférée, dans la plupart des cas, à l'hystérectomie totale; elle est plus facile, plus rapide et moins grave. L'hystérectomie totale est formellement indiquée quand le col est malade, quand il existe quelques doutes sur la dégénérescence possible du fibromyome, quand enfin, dans le cours d'une hystérectomie subtotale, il y a eu rupture d'une poche purulente, commandant un large drainage vaginal.

11°) Le choix du procédé d'hystérectomie abdominale est indifférent. Il est commandé par la distribution des lésions constatées après la laparotomie et le simple bon sens chirurgical suffit à guider l'opérateur — qui débarrassera le bassin des fibromes qui rendraient toute manœuvre pelvienne aveugle ou dangereuse, et l'objectif unique est *d'atteindre par le côté et la voie la plus facile* les quatre pédicules vasculaires, peu importe l'ordre dans lequel vous les aborderez. De même les lésions annexielles concomitantes seront extirpées avant, pendant ou après l'hystérectomie suivant leur disposition, leur adhérence et leur contenu.

12°) La conservation des ovaires est discutable. Il y a intérêt à les conserver, si la femme est jeune, névropathe et si les organes paraissent sains.

13°) Certaines particularités de siège des fibro-myomes, la dégénérescence maligne, l'infection, la gangrène de ces tumeurs, leur coexistence avec une tumeur épithéliale du corps ou du col, enfin les accidents d'occlusion intestinale auxquels elles peuvent donner naissance, sont la source d'indications thérapeutiques, et opératoires particulières, que nous avons envisagées.

14°) La coïncidence d'un fibrome et d'une grossesse n'est pas une indication opératoire. Si la tumeur ne siège pas à la périphérie de la zone de l'utérus qui doit se dilater, elle ne donne généralement lieu à aucun accident. Celles qui ont déjà provoqué un accouchement prématuré seront opérées, par énucléation si possible et à l'état de vacuité utérine. Les fibromes qui occupent le segment inférieur peuvent être atteints par énucléation vaginale, mais souvent l'accouchement a lieu presque normalement malgré leur présence; aussi convient-il d'examiner souvent les femmes qui les portent et de n'intervenir qu'au moment du travail s'il reste quelque chance d'évolution normale.

Si l'accouchement n'est pas possible, l'opération césarienne s'impose, et s'il existe un seul fibrome, son énucléation ultérieure sera préférée à l'hystérectomie immédiate.

En somme, le succès opératoire ne justifie pas dans ces circonstances une opération trop précoce, les faits prouvent la fréquence des accouchements normaux même en cas de fibromes volumineux du segment inférieur.

THÈME I — INDICATIONS ET TECHNIQUE DE L'OPÉRATION CÉSARIENNE
Par M. le Prof. GIOVANNI CALDERINI (Bologne)

On doit considérer l'opération césarienne comme l'extraction de l'enfant par la section de l'utérus (du latin: a *ventre* — utero — *caeso*) et en conséquence admettre deux manières d'opérer: l'abdominale et la vaginale.

Dans la première on sectionne le corps de l'utérus à travers les parois abdominales, dans la seconde on sectionne le col et le segment cervical de l'utérus à travers le vagin.

La première méthode est bien ancienne; la seconde au contraire est récente.

Chacune des deux a deux variétés: l'opération démolitrice et la conservatrice.

Le but de l'opération est l'extraction de l'enfant vivant aussitôt qu'il ait atteint l'aptitude à vivre hors de l'utérus, dans tous les cas où l'extraction est impossible par les voies naturelles, dans le cas aussi d'un enfant mort, dans tous les cas où l'on n'est pas même en condition d'extraire le fœtus par les voies naturelles au moyen d'opérations embryotomiques.

Dans nombre de cas on a recours à l'opération césarienne pour soustraire la mère ou l'enfant à un grand danger ou bien pour mieux garantir la vie de la mère, ou celle de l'enfant ou bien de l'un et de l'autre en même temps, confrontant cette opération à d'autres manières d'intervention.

C'est précisément pour sauver l'enfant qu'on recourt à cette opération pendant l'agonie de la femme, ou bien aussitôt la mère morte, pourvu que la grossesse ait dépassé le sixième mois.

OPÉRATION CÉSARIENNE ABDOMINALE

A. *Méthode démolitrice* (Porro). Avant l'année 1876 l'opération césarienne, proprement dite, favorable pour l'enfant, ne donnait aucune sûreté de bonne réussite pour la mère. Ce fut à cause de cela qu'on a salué comme un renouvellement de l'opération la méthode de Porro, c'est-à-dire l'amputation utéro-ovarienne comme complément de l'opération césarienne classique.

Cette méthode d'opérer s'est répandue, dans un bref laps de temps, dans tous les pays civilisés, saluée partout comme une grande innovation, parce que l'on a sauvé au moyen d'elle pas mal de femmes, en évitant l'hémorrhagie et la péritonite, causes principales d'insuccès de la méthode classique.

L'opération subit un grand nombre de modifications telles que: différents moyens de constriction du pédicule, enfoncement, traitement rétro-péritonéal, hystérectomie subtotale et totale, cette dernière par la voie abdominale, abdomino-vaginale ou vagino-abdominale.

Ainsi commença la nouvelle ère des méthodes modernes de pratiquer l'opération césarienne.

En 1901 25 ans étaient déjà écoulés depuis la date de la première opération de Porro.

Le prof. Truzzi, qui fut l'élève préféré du prof. Porro, fut chargé par la *Società italiana di obstetricia e ginecologia* de réunir les résultats et établir les indications de l'opération Porro fournies par l'expérience.

Il a achevé son travail avec un grand empressement, réunissant 1097 cas, dont 375 appartiennent à l'Italie.

Le plus grand nombre d'indications a été fourni par les rétrécissements du bassin (822 cas, dont 281 par ostéomalacie) avec une mortalité de 23,3 %; ensuite par les fibromyomes de l'utérus (108 cas, et du vagin (1 cas): mortalité 27,5 %; tumeurs ovariennes, 16 (mortalité 43,7 %); cancer utérin, vaginal, rectal (2 cas) 65 cas (mortalité 33 %); abcès purulent para-utérin, 2 cas (1 décès); anomalie de conformation de l'utérus, 19 cas (mortalité 5,2 %); dystocie par ventropexie (4 cas), ou par vaginopexie (4 cas) 8 cas (mortalité 25 %); atrésie et sténose vagino-cervicale, 30 cas (mortalité 20 %), utérus septique, 7 cas avec 2 décès.

Dans 317 cas, en plus d'autres indications, existaient des faits septiques, dans 4 cas seulement on a eu succès après tentatives de délivrance par les voies naturelles et dans deux cas fœtus volumineux, mais dans 77 cas on trouve, dans l'histoire de la malade, indiqué qu'on avait pratiqué des manœuvres pour la délivrance par les voies naturelles; dans 5 cas on a pratiqué l'opération pour le détachement du placenta cause d'hémorrhagie, avec insuccès; trois fois pour éclampsie grave avec deux décès.

Les méthodes suivies ont été généralement: la constriction du pédicule avec la bande en caoutchouc, la suture du péritoine pariétal à celui du pédicule au-dessous de la constriction (819 cas, décès 25 %); ou le traitement rétro-péritonéal après hystérectomie subtotale césarienne (56 cas, décès 12,5 %; ou l'hystérectomie totale abdominale (55 cas, décès 25,4 %); ou l'hystérectomie césarienne abdomino-vaginale (9 cas, décès 11,1 %); ou l'hystérectomie césarienne vagino-abdominale (2 cas, deux succès); ou l'inversion du pédicule (10 cas, décès 10 %); ou le traitement juxta-pariétal (2 cas, 2 décès).

Les plus beaux succès ont été obtenus par le traitement rétro-péritonéal avec enfoncement du pédicule et aussi avec l'hystérectomie totale et abdomino-vaginale.

Pour évaluer au juste la mortalité de cette méthode démolitrice, on ne doit pas oublier que depuis 1876 jusqu'en 1882 l'opération Porro, telle qu'il l'a pratiquée ou modifiée, a été la seule méthode presque généralement pratiquée et pour des cas très différents et que depuis le perfectionnement de la méthode elle fut réservée à des cas spéciaux surtout compliqués ou septiques.

Tout de même, la mortalité brute maternelle de 24,8 % sur 1098 opérations (jusqu'au 21 mai 1901) est tombée dans les dernières 10 années à 15,4 % et avec un peu de sélection des cas, on peut la faire descendre à 8,9 % et même à 5,5 %.

Quant aux enfants, 70 % des nés à terme sont nés vivants.

En additionnant aussi les enfants nés asphyxiés et réanimés, la mortalité résulte seulement de 22 %.

En Italie, depuis le 21 mai 1901, époque à laquelle finissent les recherches du prof. Truzzi, ont été pratiquées jusqu'à l'époque présente les opérations suivantes dont j'ai pu avoir des nouvelles.

Je considère aussi les opérations par rupture de l'utérus.

Total 58 opérées, pour bassin rétréci, 25; pour ostéomalacie, 18; pour placenta prævia, 4; pour rupture de l'utérus, 3 (trois succès); pour hystéropexie abdominale, pour carcinome de l'utérus, pour fibrome, 1 pour chaque indication. Mortalité : 4 femmes mortes = 6,8 % (1 pl. prævia, 2 pour bassin rachitique, 1 pour ostéomalacie; 1 pour bronchopneumonie). Enfants morts pendant le travail, 4; peu après, 3, total 7, non réanimés, 1, macérés, 2, morts avant le travail, 1; 8 sur 60 (2 jumeaux); ainsi mortalité : 13,3 %.

La technique que j'ai suivie pour l'opération Porro avec traitement externe du pédicule (réservé de préférence pour les cas de sepsis ou de lacération de l'utérus) est la suivante: incision des parois abdominales du pubis à la cicatrice ombilicale, éventration de l'utérus, clôture temporaire de la partie supérieure de l'incision par les pinces Museux, incision sagittale ou transversale du fond, extraction de l'enfant et des arrière-faix, transfixion de la région cervicale de l'utérus par l'aiguille de Kaltenbach portant un double cordon en caoutchouc, ligature en deux moitiés, au-dessous des ovaires, des ligaments larges et du col de l'utérus, après avoir tordu les deux cordons afin d'imbriquer les deux anses, ligature des deux bouts du cordon avec fils en soie avant de faire le nœud. Amputation de l'utérus et des annexes, accollement du péritoine pariétal au péritoine du pédicule et suture. Suture de l'incision à quatre étages, la dernière avec les agrafes de Michel.

Pour l'hystérectomie subtotale et totale après l'évidement de l'utérus, ligature et segmentation des plis infundibulo-pelviens et des ligaments ronds, incision du péritoine en avant et en arrière du corps de l'utérus, au niveau de l'anneau de contraction, décollement, ligature des artères ovariennes cherchées par le doigt, incision en travers du col de l'utérus, tenu avec des pinces Museux, suture antéro-postérieure, suture du péritoine, d'un pli infundibulo-pelvien à l'autre avec enfoncement des ligatures en masse.

Dans l'hystérectomie totale j'enlève aussi le moignon en ouvrant le vagin en arrière et en avant; suture des deux parois du vagin et pour le reste je continue comme j'ai décrit plus haut.

Je n'ai pas eu l'occasion de pratiquer l'hystérectomie césarienne abdomino-vaginale ou vagino-abdominale, je suivrai la première méthode en cas d'opération césarienne pour cancer du col de l'utérus.

Il va sans dire qu'il n'est pas nécessaire d'attendre la dilatation du col pour opérer, il est suffisant qu'il y ait des contractions pour perdre moins de sang.

Si bien que l'opération césarienne soit de préférence pratiquée aujourd'hui avec la méthode conservatrice, comme je dirai en suite, l'opération Porro avec ses différentes modifications a encore beaucoup d'indications, tels que: Infections, sténoses, atrésie tumeurs, anomalies congénitales de l'utérus, opérations césariennes répétées ostéomalacie, atonie de l'utérus après la méthode conservatrice, rupture de l'utérus, myomes, carcinome, de l'utérus et du vagin, sarcome de l'utérus, tumeurs des ovaires, hystéro et vaginopexies, éclampsie, placenta praevia, adhérences extraordinaires du placenta, blessures de l'utérus.

B. *Méthode conservatrice* (Sänger). L'opération Porro a vraiment initié l'époque de la renaissance de l'opération césarienne, mais elle ne correspondait pas aux préceptes de la chirurgie moderne conservatrice. C'est à Sänger qu'était réservé le mérite de reprendre, avec succès, les essais déjà faits avant l'époque antiseptique, pour améliorer l'opération césarienne conservatrice avec la suture de l'incision utérine.

Ses efforts, et ceux de Kehrer et de Leopold, ont réussi grâce à l'application des précautions antiseptiques et plus tard mieux encore grâce à l'asepsie et à la simplification de la technique opératoire.

Le prof. Caruso Fr., dans une publication qui paraît dans les *Annali di ostetricia e ginecologia*, l'année 1889, a recueilli la première statistique de 200 cas d'opération césarienne conservatrice, dont 150 exécutées en conditions favorables, avec une mortalité de 11,3 % et 50 dans des conditions favorables, avec une mortalité de 60 %; mortalité totale 25 %.

Pour ce qui se rapporte à la technique, 63 fois la matrice a été sectionnée *in situ* et 124 fois elle a été tirée hors de l'incision abdominale avant de l'inciser selon la méthode de Müller; dans 18 cas on ne sait point si l'incision a été faite en dedans ou en dehors de l'abdomen, la mortalité dans les premiers cas a été de 28,5 %, dans les derniers, de 20,1 %.

Pour éviter l'hémorrhagie pendant l'incision et la suture de l'utérus on a successivement essayé la constriction de la région cervicale utérine avec la gaze, la bande en caoutchouc, les mains ou le pincement des ligaments larges pratiqué avec les doigts.

L'incision fut pratiquée ou sur le tiers moyen de la paroi antérieure ou transversalement sur la région cervicale (Kehrer); ou sagittale (Caruso); ou transversale (Fritsch) sur le fond de l'utérus (voir dans la *Monatsschr. f. Geb. u. Gyn.* des années 1893, 1897, 1898, 1899, 1901; les travaux de Hans Schröder en faveur de l'incision transversale, de R. Uübl en faveur de l'incision sagittale et de C. Everke en faveur de l'incision moyenne sur la paroi antérieure).

La suture fut pratiquée après excision d'une pièce des parois utérines ou sans cela; on fait la suture de différentes manières et avec différents moyens.

On a essayé le drainage abdominal ou vaginal et abdomino-vaginal aussi, mais on a fini par l'abandonner. Plusieurs moyens furent essayés pour éviter les adhérences de l'épiploon ou de la cicatrice abdominale.

Plusieurs femmes moururent d'infection, d'autres d'hémorrhagie, surtout pour atonie en conséquence d'excès de pression sur la région cervicale de l'utérus et par la conséquente anémie, d'autres encore moururent d'empoisonnement par l'abus d'antiseptiques, d'autres enfin à cause de maladies préexistantes.

Dans le travail de Caruso sont relatés seulement 7 cas d'opérations pratiquées en Italie et pour 4 seulement sont donnés des détails; on a eu deux décès.

À l'occasion du Congrès international de Médecine de Berlin, tenu en 1890, j'ai cité, dans un mémoire que j'ai présenté sur l'accouchement prématuré provoqué, 23 cas d'opérations césariennes conservatrices exécutées en Italie, avec 10 décès; mortalité maternelle 43,47 %, mortalité pour l'enfant 8,69 %.

Ces chiffres ont justement effrayé le prof. Säuger qui a fortement défendu sa méthode.

Si mon distingué collègue, avec lequel depuis cette occasion je suis entré en relations très amicales, vivait encore, il pourrait se réjouir des bons résultats qu'à présent je suis à même de présenter dans cette occasion relativement à l'opération césarienne conservatrice pratiquée par mes compatriotes et par moi depuis l'an 1884.

La statistique que je présente, qui n'a pas la prétention d'être considérée complète, démontre qu'en Italie, comme partout, on a augmenté les indications de l'opération césarienne, on a perfectionné la méthode opératoire et on a augmenté le nombre des succès.

Ma statistique, depuis 1884 à nos jours, comprend 191 cas. L'indication a été 159 fois donnée par le rétrécissement du bassin, 5 fois par l'ostéomalacie, 5 fois par l'hystéropexie abdominale, 3 fois par le carcinome du col de l'utérus, 3 fois par la présentation de l'épaule, 3 fois par le placenta prævia, 2 par l'éclampsie; fibrome dans l'excavation, sténose du col, sténose syphilitique, kyste dermoïde, 1 fois pour chaque indication; 7 fois l'indication n'est pas rapportée.

Femmes mortes 20 (une fois le succès n'est pas indiqué), mortalité 20 sur 190 = 10,5 %.

Quant aux enfants, 8 sont morts pendant le travail; 3 ont vécu depuis quelques minutes à peu de jours; 1 né monstrueux, 1 avorton, 5 étaient morts avant le travail, pour 2 il n'est pas indiqué la façon de mort.

En conclusion, en considérant les morts en travail et les morts après leur naissance, on en a 11 sur 190 (2 jumeaux) accouchements, c'est-à-dire une mortalité de 5,7 %.

A l'heure actuelle il n'est pas facile de recueillir tous les cas d'opération césarienne opérés, dans tous les pays civilisés, par la méthode conservatrice; je me limite à citer une statistique des plus récentes d'un distingué collègue de Berlin, le prof. Olshausen (*Zeitschr. f. Gyn.*, 1906, No. 1) de 118 cas, dont 91 pour bassin rétréci, 7 pour éclampsie, 6 pour myomes, 4 pour carcinomes, 4 pour vaginofixation, 2 pour néphrite, 2 pour maladie du cœur, 2 pour sténose cicatricielle du vagin. Dans les 91 cas pour bassin rétréci, 9 décès, 3 sur 65 opérés par les assistants.

L'étude des opérations césariennes répétées avec succès sur la même femme est très intéressante.

L. A. Kriuski (*Monatsschr. f. Geb. u. Gyn.*, Bd. XXI, H. 1, 1905) relate une statistique de J. Grammatikati de 1900 de 127 opérations pratiquées sur 57 femmes, 2 fois sur 46 femmes, 3 fois sur 9, 4 fois sur 2, et une statistique du dr. W. N. Orlow; qui arrive jusqu'au commencement de 1903, de 41 nouveaux cas relatifs à 18 femmes, dont 14 étaient opérées 2 fois, 3 trois fois et 1 quatre fois; il ajoute pour les années 1903 et 1904 13 autres cas, d'une femme opérée 3 fois et les autres 2 fois chacune. De sorte qu'on aurait depuis les temps de Sänger 72 cas d'opération répétée la seconde fois, 13 opérées trois fois et 3 quatre fois. À peu près les mêmes chiffres donna Wallace *(On repeated cesarian section, Journ. Obst. a. Gyn. of Brit. Emp.*, Dec. 1902, p. 555), Haven et Joung *(The Am. Journ. of Obst.*, etc., Oct. 1903, p. 470) pour la fin de 1903.

Les cas relatés par Kriwiski, appartenant à la littérature russe, sont 9 femmes opérées deux fois.

Dans une statistique de Olshausen (l. c.), sur 118 cas on trouve une femme opérée deux fois, 2 femmes opérées trois fois et 3 femmes opérées quatre fois.

A. Fruhinsholz *(Ann. de Gyn. et d'Obst.*, Mars 1905, p. 135) donne une statistique de 52 cas d'opérations césariennes itératives qui s'étendent depuis l'an 1891 jusqu'à l'an 1906, qui démontrent que les cas d'avortement ne sont pas fréquents, et que les accouchements prématurés spontanés sont plus fréquents lorsqu'il y a des adhérences, qui ont été constatées 33 fois sur 52 cas.

A. Couvelaire *(Ann. de Gyn. et d'Obst.*, Mars 1906, p. 148) relate un cas de rupture de l'utérus dans la cicatrice d'une ancienne opération césarienne, survenue à la fin d'une grossesse compliquée d'hydramnios. Il a trouvé 8 cas de rupture de l'utérus depuis l'an 1896 jusqu'à l'an 1905 (7 dans la littérature allemande et un cas dans l'anglaise). La rupture a toujours été favorisée par la subtilité de la zone cicatricielle. Justement il a conseillé d'intervenir tout de suite et de préférer l'hystérectomie Porro à la suture.

Von Leuwen *(Ann. de Gyn. et d'Obst.*, Oct. 1901, pag. 577) a réuni 194 observations de grossesse chez 157 femmes ayant subi l'opération césarienne en Hollande; en mettant à part 11 cas d'avortements, il reste dans cette statistique 183 grossesses avec quatre ruptures de la cicatrice; 20 fois la paroi utérine a été trouvée très amincie.

La rupture arrive généralement dans les deux derniers mois de la grossesse, elle est favorisée par l'hydramnios et par les grossesses gemellaires, une bonne technique peut généralement l'éviter.

On a observé que les utérus césariétomisés répondent moins bien aux excitations des contractions pour la provocation de l'accouchement artificiel. Dans ces conditions j'ai eu une fois seulement l'occasion de provoquer l'accouchement et j'ai fait aussi la même observation.

Les cas d'opération césarienne répétée en Italie depuis l'an 1884 jusqu'à ces jours serrent au nombre de 10 opérées deux fois (Roncaglia 1, P. L. Ferrari 3, et Giucciardi 1 dans la clinique du prof. Pestalozza à Florence; Pestalozza 1, Truzzi 1, Bidone et Gardini 1 dans la clinique du prof. Calderini à Bologne; Ferri 1). Un cas de femme opérée trois fois (Ferrari P. L., dans la clinique du prof. Pestalozza).

Toutes les femmes et tous les enfants survécurent.

On pratique l'opération césarienne conservatrice à accouchement initié pour être sûr de l'écoulement des lochies à travers le col dilaté et pour avoir l'hémostase par les contractions utérines. Dans un cas opéré par moi-même à l'arme, afin d'opérer dans un laps de temps déterminé, j'ai dilaté le col de l'utérus artificiellement, après avoir excité les contractions par une sonde poussée entre les membranes et la paroi utérine. Mon collègue, le prof. Truzzi, a proposé d'exciter les contractions au moyen de la gaze trempée dans la glycérine afin de pouvoir opérer le jour suivant, et d'autres ont suivi son exemple en dilatant seulement le col de l'utérus.

On fait généralement beaucoup d'attention pour ne point tomber sur le placenta dont le siège est soupçonné par la distension partielle de l'utérus, pour la distension en avant ou en arrière de la trompe, pour la circulation plus évidente dans un certain endroit, mais je suis de l'avis qu'il ne faut pas trop se préoccuper du danger de porter atteinte au placenta, pourvu qu'on soit prêt à détacher le placenta, rompre les membranes à côté et extraire rapidement l'enfant sans trop faire presser sur la région cervicale de l'utérus.

Les enfants sortent souvent légèrement asphyxiés par la pression exercée sur l'utérus pendant l'éviscération, par le détachement du placenta, par la pression exercée sur la région cervicale par les bords sectionnés des parois abdominales, qui peut aussi empêcher l'extraction de la tête. On ne doit pas oublier l'action qu'a le chloroforme sur l'enfant.

Une question très discutée est la stérilisation de la femme après l'opération césarienne conservatrice.

Les cas d'opérations répétées plusieurs fois, dans la même femme, les cas assurés rares d'avortements, d'accouchements prématurés répétés et de rupture de l'utérus parlent contre la stérilisation.

Les cas qui indiquent la méthode de Porro originelle ou modifiée portent la conséquence inévitable de la stérilisation, l'indication même justifie dans ces cas graves cet outrage à une des plus importantes attributions de la femme: la faculté de la procréation. Les indications de la méthode conservatrice ne permettent pas en général cette grave mutilation; cependant après plusieurs opérations césariennes sur la même femme, après rupture de l'utérus, ou amincissement considérable de la paroi et dans des cas où il y a le désir et le consentement des deux époux qui, déjà pourvus de bon nombre d'enfants, n'ont plus le courage d'affronter encore une troisième ou une quatrième opération et les dangers relatifs, quoique réduits à un minimum, surtout si la santé et l'âge de la femme la rendent moins apte à la procréation, je suis de l'avis qu'on doit modifier la ligne de conduite trop rigoureuse et pratiquer la stérilisation par la résection de la partie moyenne des trompes et enfoncement sous-péritonéal des deux moignons.

Un de mes assistants, d'après mon autorisation, a opéré de la sorte et moi aussi j'ai opéré pareillement d'un côté dans des cas de grossesse extra-utérine.

La méthode que je suis dans l'opération conservatrice est la suivante: Position de Trendelenburg, incision longue 18—20 cm moitié au-dessous de la cicatrice ombilicale; éviscération de l'utérus en faisant sortir d'avance le coin du côté gauche, occlusion temporaire de la partie supérieure de l'incision avec les pinces de Museux; incision sur le fond, en général sagittalement, incision prolongée ensuite en avant ou en arrière, suivant la position du placenta suspectée par la gibbosité de l'utérus et par la congestion plus grave de la paroi correspondante. Délivrance sans faire trop comprimer la région cervicale par l'assistant, afin d'éviter l'hémorrhagie par atonie et la lacération des membranes par pression, essuyement de la paroi avec gaze stérile par pressions sans frottement, suture avec la soie et l'aiguille à grande courbure pour comprendre le péritoine et la musculaire en évitant de comprendre la muqueuse; je lie, après avoir placé tous les fils, en faisant essuyer par pression avec la gaze stérile la surface sanglante, ayant soin de déprimer les bords du péritoine, tandis que je serre les nœuds à côté de l'incision. Point de seconde suture, point de frottements du péritoine, enfoncement de l'utérus en ôtant les pinces Museux, suture de l'incision séparée du péritoine, des aponévroses, des muscles et de la graisse avec soie et rapprochement de la peau avec les agrafes de Michel.

Injection sous-cutanée d'ergotine pendant l'opération.

L'indication principale de l'opération césarienne conservatrice est donnée par les rétrécissements du bassin.

L'indication absolue était jadis posée à 65 mm en cas d'enfant vivant, à 54 mm pour l'enfant mort, après la considération qu'au-dessous de ces limites on ne pourrait pas pratiquer les opérations embryotomiques sans danger pour la femme.

Les bons résultats qu'on a à présent avec l'opération césarienne nous permettent d'élever à 65 les limites de l'opération césarienne pour l'enfant mort en évitant de la sorte des opérations embryotomiques ni faciles ni sans danger, et à 75 les limites des indications absolues pour l'enfant vivant.

L'indication relative on peut l'élever jusqu'à 85 mm, d'autant plus que c'est dans ces cas qu'on a les meilleurs résultats. Probablement parce que l'opérateur, qui a d'avance pris connaissance de la femme, s'est décidé pour cette opération à préférence d'autres, il s'y apprête avec plus de soin.

Naturellement, dans ces limites, l'opération césarienne conservatrice entre en concurrence avec l'accouchement prématuré à provoquer à la moitié ou à la fin du huitième mois, et le débat, à mon avis et selon mon expérience personnelle, est vaincu par l'accouchement prématuré artificiel pour l'intérêt de la femme. En effet, ma statistique personnelle sur 52 accouchements prématurés artificiellement provoqués, 12 dans la clinique de Parme (depuis 1886 à 1894), 40 à la clinique de Bologne, depuis 1894 à ce jour, pour rétrécissement du bassin, donne une mortalité de zéro pour la mère et de 12 (5 %) pour l'enfant.

Il n'en est pas de même pour la symphyséotomie et la pubiotomie, ces opérations n'étant pas aussi méthodiques que l'opération césarienne.

Il va sans dire que pour toutes ces opérations dans les rétrécissements supérieurs à 80 mm on peut être, et l'on est en effet, embarrassé à se décider, si on n'a pas l'expérience des accouchements antérieurs (forceps, enfant mort pendant le travail, opération embryotomique, enfant volumineux, etc.).

Pour l'indication relative, l'enfant doit être sans doute vivant, la femme en bonne santé, pas ou très peu, ou du moins avec beaucoup de précautions explorée, et visitée et assistée d'avance, accueillie de préférence dans une clinique ou dans une maison de santé, ou opérée à domicile seulement après les préparations nécessaires.

Je dois encore faire mention du consentement de la femme dans les cas d'indication relative. Je suis de l'avis que l'on ne doit pas le négliger : généralement c'est entre l'accouchement prématuré artificiel et l'opération césarienne conservatrice qu'on doit se décider et la femme penchera plus facilement de ce côté. Je suis toujours disposé à assentir si la femme offre toutes les garanties pour élever avec affection et attention son enfant prématuré.

Pour ce qui se rapporte à la symphyséotomie ou à la pubiotomie, c'est l'opérateur même qui doit décider, il réussira toujours à faire prévaloir sa préférence s'il y insiste.

Dans les limites supérieures de l'indication relative on ne doit jamais oublier la possibilité de l'accouchement spontané, si la grossesse n'est pas arrivée à terme.

L'indication de l'opération césarienne conservatrice pour l'éclampsie doit, à mon avis, être réservée aux cas graves, de même pour le placenta prævia. Je ne partage cependant l'enthousiasme de nos collègues américains pour cette indication.

Je peux me dispenser de citer d'autres indications ayant déjà exposé celles de l'opération démolitrice.

OPÉRATION CÉSARIENNE VAGINALE

A. *Méthode démolitrice* (Acconci). Le prof. Acconci, à Gênes, l'an 1895, 4-VIII, dans un cas de carcinome du col de l'utérus, la femme n'étant qu'au 7e mois de grossesse, a détruit le néoplasme avec le thermocautère de Paquelin, ouvert le vagin autour du col, ensuite les plis péritonéaux, utéro-vésicaux et le Douglas, lia les parties inférieures des ligaments larges, divisa la paroi intérieure et la postérieure de l'utérus, déchira les membranes, pratiqua la version suivie de l'extraction de l'enfant asphyxié, bientôt réanimé, et fit la délivrance artificielle. Il divisa ensuite complètement l'utérus en deux moitiés et l'exporta complètement après avoir lié de haut en bas les ligaments larges.

La femme survécut seulement quelques heures à l'opération qui de la sorte réussit une *opération césarienne vaginale com-*

plétée par l'hystérectomie totale vaginale. C'est en effet la césarienne vaginale par la méthode démolitrice.

Cette même opération fut pratiquée à Gênes aussi par le dr. G. Michelini, le 28-V-1897, dans un cas de carcinome de l'utérus la femme étant au 8ᵉ mois de grossesse, avec succès pour la mère; l'enfant, extrait asphyxié, mourut.

B. *Méthode conservatrice* (Dührssen). Le prof. Dührssen pratiqua la première *opération césarienne vaginale conservatrice* sur une femme qui avait le col de l'utérus déplacé par hystéropexie vaginale, avec succès pour la mère et pour l'enfant.

La méthode opératoire suivie par l'auteur est la suivante: incision latérale sur la vulve et le vagin pour élargir le champ opératoire; injection prophylactique d'ergotine; application du spéculum et d'une valvule, deux pinces sont placées sur les deux côtés du col, incision sur la lèvre antérieure et postérieure jusqu'au cul de sac prolongée sur 4 cent. sur le même.

En poussant le spéculum dans l'incision, on détache la vessie et le péritoine antérieurement, le péritoine postérieurement. Après cela, la paroi antérieure et la postérieure sont ouvertes sur une longueur de 6 cm., on prolonge les deux incisions avec deux coups de ciseaux de chaque côté, le sac se présente dans la large ouverture, on le déchire, on pratique la version et l'extraction de l'enfant sans trop se préoccuper de la perte de sang qui se fait dans ce moment. Si l'utérus est contracté on attend la délivrance artificielle en tamponnant après l'utérus, poussant le spéculum dans la cavité utérine pour faciliter la chose.

Pour pratiquer la suture on tire le col en bas avec les pinces ou les fils qui les ont substituées depuis le commencement de l'opération. On commence par la suture postérieure en faisant les nœuds du côté interne, pour la suture antérieure on les fait antérieurement. En pratiquant la suture du vagin on laisse antérieurement et postérieurement au col un petit espace pour y placer de la gaze au-dessous du péritoine. On la lève de 3—24 heures et on fait de même pour celle de l'utérus.

L'incision vaginale est suturée avec le catgut et l'incision périnéale avec la soie, qu'on enlève après 8 ou 10 jours.

Dührssen assure que l'opération ne présente pas de difficultés pour un opérateur expérimenté dans la pratique des opérations gynécologiques. il recommande tout de même d'être prêt à pratiquer l'hystérectomie totale, si l'hémorrhagie ne cesse pas après l'extraction de l'enfant et après la délivrance. Il pense que cette

méthode n'expose pas plus que d'autres à la sepsie ou à des difficultés dans les accouchements suivants ou à des ruptures de
l'utérus.

Les indications de l'opération sont de la manière suivante
exposées par Dührssen.

1. — Danger pour la mère, produit par des anomalies du col
de l'utérus et du segment inférieur (carcinome, myome, rigidité,
sténose, dilatation partielle en sac du segment inférieur de l'utérus), anomalies qui empêchent ou bien rendent difficile la dilatation du col et du segment inférieur par les contractions de
l'utérus.

2. — Des états qui mettent en danger la vie de la femme
et qui s'avantagent de l'évidement prompt de l'utérus (maladies
du cœur, des poumons, des reins, détachement précoce du
placenta).

3. — Conditions dans lesquelles la vie de la mère est sûrement en danger tellement qu'on prévoit une mort prochaine.

Naturellement dans les deux derniers cas seulement lorsqu'on
prévoit que le col ne pourra être dilaté ou qu'il ne convient pas
d'exciter les contractions à cause des dangers que la femme peut
rencontrer.

Dans le cancer limité au col, et pour le seul intérêt de la
femme, il propose l'opération césarienne vaginale radicale à toutes
les époques de la grossesse et il propose aussi la méthode conservatrice pour l'éclampsie pendant la grossesse.

Dührssen voudrait substituer l'opération césarienne vaginale
à l'opération abdominale aussi pour la femme mourante ou morte
et aussi pour l'enfant qui soit seul en danger, mais nous ne
saurions pas le suivre dans cette pratique.

Il a recueilli 201 cas d'opération avec 28 décès. Sont compris
dans les 201 cas 15 de Rühl, 14 de Krönig sans décès, 17 opérés
en Amérique, 17 pour éclampsie, avec un seul décès, et 33 de J. Veit
avec un seul décès; mortalité totale 13,9 %. Il a aussi réuni
46 cas d'opération césarienne vaginale, pour carcinome, pour prolapsus de l'utérus avec sepsie qui déjà commençait, 5 décès,
mortalité 10,6 %. Mortalité totale sur les 248 cas: 13,3 %.

Dans la statistique de Dührssen figurent pour l'Italie, jusqu'à
présent, les deux cas d'opération césarienne vaginale radicale
déjà mentionnés plus haut de Acconci et de Michelini et 5 cas d'o-
pération conservatrice (1 Spinelli, 3 Regnoli, 1 Ungaro).

Sans partager l'enthousiasme du prof. Dührssen et surtout

sans entrer dans la question peu pratique de priorité. Accouci-
Dührssen, je suis de l'avis que, pour des cas de carcinome de
l'utérus et d'autres dans lesquels il est indiqué l'accouchement
rapide et les voies naturelles ne peuvent pas être dilatées par
les différents moyens que nous possédons, cette opération peut, en
effet, rendre des services, pourvu, bien entendu, que les os du
bassin et les parties molles de l'excavation permettent le passage
de l'enfant.

Comptes Rendus des Séances

Présidence: M. CANDIDO DE PINHO

Le bureau provisoire est confirmé dans sa charge.

Sont nommés présidents d'honneur de la section:

OBSTÉTRIQUE: MM. Alfredo da Costa, Lisbonne; Paul Bar, Paris; Calderini, Bologne; Frederick John McCann, Londres; Doléris, Paris; A. Martin, Greifswald; E. Pestalozza, Florence; Sebastian Recasens, Madrid; Ettore Truzzi, Padoue; Sobral Cid, Coïmbre; George H. Washburn, Boston.

GYNÉCOLOGIE: MM. Azevedo Maia, Oporto; Custodio Cabeça, Lisbonne; Cordes, Genève; Jean Louis Faure, Paris; Frank, Cologne; Ricardo Suarez Gamboa, Mexico; Joan Grammatikati, Tomsk; Eugenio M. Gutierrez, Madrid; Jameson John Macan, Cheam; Thomas Jonnesco, Bucarest; Pfannenstiel, Giessen; S. Pozzi, Paris; Sabino Coelho, Lisbonne; Tuffier, Paris.

M. CANDIDO DE PINHO: Je suis heureux de vous remercier de l'honneur que vous venez de me faire en m'accordant la présidence de cette Section.

Votre gentillesse m'impose avec un devoir une dette de reconnaissance dont je ne pourrai jamais m'acquitter. Je reconnais qu'une telle distinction surpasse de beaucoup la valeur de mes titres; partant pour pouvoir bien réussir je compte surtout sur votre complaisance.

Parmi les charges que m'impose une distinction aussi élevée, celle qui m'est plus chère et qui me tient plus à cœur, c'est de vous souhaiter la bienvenue de la façon la plus chaleureuse. La présence à Lisbonne des représentants les plus éminents de la science médicale nous remplit d'un juste orgueil, parce qu'elle nous assure que nos efforts n'ont pas été tout à fait vains pour nous mettre au courant des progrès réalisés par nos confrères d'autres nations, dans ces derniers temps. Votre confraternité à ce moment dans la discussion des plus hauts problèmes de notre profession signifie une consécration dont nous sommes bien fiers.

Ceux qui étudient, il faut le répéter encore, ceux qui travaillent, étalent dans une démonstration éclatante les vertus qui, en découlant d'une culture scientifique, dépassent les frontières, en s'épanouissant dans une communion qui ne se propose que le perfectionnement mutuel.

Vous allez passer en revue quelques sujets d'Obstétrique et de Gynécologie qui ont le plus attiré votre attention, soit comme théorie, soit comme pratique courante. On peut dire que ces deux branches de l'art médical sont peut-être les plus remuées, depuis quelques années, par un travail de renouvellement saisissant du même coup les doctrines et les procédés. En redevant beaucoup à nos devanciers, nous attendons encore plus de ceux qui sont encore à l'œuvre.

On ne pourra mettre en doute qu'en revenant de ces Congrès où ces questions ont été débattues, chacun apporte chez soi des solutions nettes sur des points douteux ou des raisons pour poursuivre des recherches plus fructueuses. Repassez dans votre mémoire ce qui concerne, d'un côté la thérapeutique des infections puerpérales, et de l'autre cet ensemble d'opérations sur lesquelles renchérit la gynécologie conservatrice, et vous aurez la preuve que la discussion sur ces sujets n'est pas stérile; ce qui démontre le besoin de soumettre nos idées au criterium d'une vaste assemblée.

Grâce au retentissement et à la publicité des grandes interventions des accoucheurs et des gynécologistes, on s'intéresse de plus en plus au mouvement des idées, et même aux perfectionnements techniques, qui sont à l'ordre du jour au programme de chaque professionnel.

On ne peut pas être surpris d'une enquête aussi minutieuse à l'égard d'une fonction d'une si haute importance au sein de la famille et partant de la société. Eh bien! vous le savez, combien de fois arrive-t-il qu'à l'égard du même accident une solution se trouve contrecarrée par une autre, au grand dommage du prestige que tout praticien a besoin de garder. Qui peut donc blâmer les railleries, les récits empoisonnés, que les littérateurs et les publicistes mettent quelquefois dans les pages de leurs livres, ou dans leurs articles, en soulevant des doutes qui peuvent atteindre le praticien le plus honnête?

Tout le monde sait que chirurgiens et médecins livrent chaque jour les instruments du travail et les produits de leur intelligence et initiative, aussitôt qu'ils jaillissent dans la chaleur de leur effort. Il faut qu'ils se rallient sous le même drapeau d'abnégation et désintéressement, qui seuls peuvent leur assurer l'assentiment, la seule condition de légitimité. A ce point de vue il y a dans les rapports qui seront discutés, et dont nous ne saurions trop remercier les savants professeurs qui les signent, plus d'un sujet dont la solution dépend de la critique éclairée et intelligente que vous en ferez.

Parmi les noms que l'Histoire a inscrits dans ses pages d'or figurent ceux de quelques portugais qui sont partis de ces rivages à la conquête de la mer ténébreuse. Au moment où se fermait le cycle du moyen âge ils accomplirent les progrès les plus décisifs pour imprimer au mouvement moderne le caractère qui le distingue — au monde intellectuel, la méthode expérimentale; au monde moral, la solidarité humaine. Ainsi, les savants du XXe siècle ne se trouveront pas dépaysés dans la patrie des navigateurs du XVe siècle. Je fais les vœux les plus ardents pour qu'en partant d'ici, vos impressions soient d'accord avec ces nobles traditions.

Obstétrique

Présidence: MM. RECASENS et SOBRAL CID.

Nomenclature obstétricale

Par M. KARL HENNIG, Leipzig (v. page 1)

DISCUSSION

M. ALFREDO DA COSTA: L'orateur est d'avis que malgré la perfection du rapport de M. le prof. Hennig il n'aboutit pas à tout ce qui serait à désirer par le Congrès, puisqu'il serait à souhaiter que le Congrès puisse établir une parfaite uniformité du langage obstétrical de manière à éviter les confusions fréquentes. Ainsi il ose proposer au Congrès de suggérer l'idée de charger un rapporteur, qui pourrait bien être le prof. Hennig, de compléter le rapport actuel dans un rapport qui serait discuté dans le prochain Congrès, où seraient établies les bases d'une unification du langage obstétrical, de façon à le rendre clair, uniforme et international.

M. DANIEL DE MATTOS: Je suis d'accord avec le prof. Alfredo Costa; mais je pense qu'il serait peut-être préférable, pour obtenir l'uniformité de la nomenclature obstétricale, de faire réunir une conférence internationale.

M. CANDIDO DE PINHO fait des vœux pour qu'on prenne des mesures dans des Congrès ou dans une conférence internationale pour l'uniformité de la nomenclature, et surtout pour une bonne classification des bassins.

Il est regrettable que dans les livres et dans les journaux chaque nation adopte sur ces sujets une nomenclature tout à fait différente.

M. ALFREDO DA COSTA: M. le prof. Daniel de Mattos ayant proposé la réunion d'une conférence internationale pour établir une nomenclature et une classification obstétricale internationale, l'orateur est d'avis que la réunion d'une conférence lui paraît de trop pour le moment, croyant qu'il sera plus facile, plus pratique et plus modeste, de faire premièrement une simple étude préparatoire dans un rapport pour le prochain Congrès de Médecine.

Auto-intoxications gravidiques

Par M. CANDIDO DE PINHO, Oporto IV. page 201.

DISCUSSION

M. RECASENS: Je crois que quand on parle d'intoxication gravidique on doit diviser en deux catégories très différentes; la première appartient aux trois ou quatre premiers mois de la grossesse, caractérisée par les vomissements, salivation, etc., et la seconde qui est caractérisée par les convulsions.

L'élément toxique des premiers mois provient de l'ovule; les glandes utérines ont un rôle actif dans les fonctions menstruelles; leur arrêt pendant la grossesse détermine l'accumulation de produits qui sont normalement excrétés et font l'excitation qui détermine les changements cellulaires qui font une barrière à l'envahissement ectodermique de l'ovule. Quand l'équilibre est rompu les toxines d'origine ovulaire ne sont arrêtées et déterminent les phénomènes qu'on voit dans les premiers mois de la grossesse.

La seconde catégorie d'intoxication est liée à des perturbations fonctionnelles du placenta et son caractère est complètement convulsivant.

Dans tous les cas, je crois que l'intoxication est d'origine ovulaire et par conséquent le nom d'auto-intoxication peut être changé en celui d'ovulo-intoxication.

M. COSTA FERREIRA dit qu'il faut considérer d'une manière spéciale les intoxications d'origine intestinale et considérer aussi le rôle très important que représente dans ces intoxications le système nerveux. Il cite des cas observés à la Maternité Lariboisière de Paris, surtout le vomissement incoercible qui est guéri seulement avec des purgatifs et de la suggestion.

M. CANDIDO DE PINHO: Il ne trouve pas essentielle la différence des auto-intoxications des premiers mois. Au point de vue de la pathogénie, il croit que l'origine des toxiques est la même dans les deux cas; seulement dans les derniers mois les poisons sont plus nombreux et leur action plus évidente. Quant à l'origine ovulaire des poisons, il ne dira qu'un mot: elle ne peut pas être la seule, et si l'on pouvait admettre la prédominance de quelqu'une ce serait l'origine intestinale qu'on aurait à préférer. Cependant, c'est la pathologie expérimentale qui prononcera.

Gynécologie

Présidence: MM. Pfannenstiel et Suarez Gamboa

Traitement des myomes utérins

(Bericht über die Behandlung der Uterus-Fibromyome)

Par M. Aug. E. Martin, Greifswald (v. page 64).

Discussion

M. Suarez Gamboa: La question des fibromes la plus intéressante pour nous, c'est la coïncidence des fibromes avec la grossesse. J'opère toujours les fibromes dans la grossesse, au moment où ils sont diagnostiqués. Je m'en suis toujours mieux trouvé qu'en faisant l'opération pendant l'accouchement ou les périodes infectieuses qui le suivent souvent.

M. Pfannenstiel: Bezüglich der Ovarien hält Pfannenstiel den Conservativismus für sehr wichtig, bezüglich des Uterus ist er jedoch anderer Ansicht, als Herr Martin. Bei einfacher Enucleation bleibt die kranke Schleimhaut zurück und giebt Anlass zu weiteren Störungen (Menorrhagie) und im Falle der Gravidität zu Anomalien der Einsertion (Placenta prævia, Insertio velamentosa, etc.). Pf. hat einen Todesfall an Verblutung bei Placenta prævia zu beklagen nach conservativer Myomotomie. Am besten wäre es die ganze Schleimhaut zu exstirpiren bei Gelegenheit der Enucleation. Aber alsdann würde der Hauptgrund wegfallen zur conservativen Operation, die Erhaltung der Menstruation und der Conceptionsfähigkeit. Aber auch der übrige Uteruskörper ist nicht gesund. Die Basis, auf der sich das Myom entwickelt, ist diejenige der chronischen Metroendometritis. Ganz abgesehen also von der Wiederkehr von Myomen nach der conservativen Myomotomie, sind die so operirten Frauen nich gesund, weil sie einen kranken (metritischen) Uterus behalten. Pf. ist deshalb principiell für radikales Operiren, Ausnahmen sind zuzulassen.

Ob vaginal oder abdominal operirt werden soll, ist Sache der persönlichen Technik des Operateurs. Aber eine Indikation möchte Pf. anerkannt wissen für die vaginale Operation, das ist die Infektiosität des Organs. Bei infektiösem Uterus soll — wenn irgend möglich — vaginal exstirpirt werden.

Pf. tritt für die supravaginale Amputation ein gegenüber der Totalexstirpation, weil er die Erfahrung gemacht hat, dass die Erhaltung der Ovarien leicht möglich ist, wenn man sie mit Sorgfalt auf den Amputationsstumpf aufnäht.

M. Regasens: L'extirpation des myomes ne doit pas être pratiquée par le fait de la tumeur même, mais par les complications; quand la tumeur exige l'intervention, on peut préférer la voie abdominale ou la vaginale, selon les indications; quand la tumeur n'est pas infectée et s'il est utile, on peut choisir la voie abdominale; elle est plus artistique, plus anatomique et, avec les moyens actuels, on ne peut pas dire que sa gravité soit plus grande. Entre la voie totale et la sub-totale je crois que, quand il n'y a pas de complications (érosion du col, myome cervical, etc.), le procédé sub-total est préférable. Le procédé américain me semble le préférable, mais on fera ce qu'exigeront les circonstances de chaque cas.

M. Castillo Ruiz dit qu'il veut donner son opinion sur l'élection entre l'hystérectomie vaginale et l'abdominale. Il dit que quand il y a vagin large, fi-

brome petit et pas d'adhérences et complications annexielles, l'hystérectomie vaginale est une opération très rapide et très facile. D'autre part, M. Castillo Ruiz
fait un parallèle entre l'hystérectomie abdominale totale et la sub-totale et il se
décide pour la totale, parce qu'elle évite la dégénération maligne du moignon cervical, elle permet de faire le drainage vaginal et entre la mortalité de l'une et de
l'autre opération la différence est très petite.

M. J. L. FAURE : Je ne puis laisser dire, sans protester, qu'il faut toujours, dans
les fibromes, pratiquer l'hystérectomie totale. L'argument qu'on donne en sa faveur,
à savoir: que la conservation du col expose au développement d'un cancer, est insuffisant. Je crois exagéré de dire que l'on ne voit pas se développer de cancer
dans ces conditions dans plus de 1 º/₀ des cas. Pour ma part, je n'en ai jamais vu.
Or j'ai la conviction que l'hystérectomie totale, plus longue, plus hémorrhagique
moins aseptique que la subtotale, est plus grave. Il est impossible de donner des
chiffres à ce sujet, mais c'est mon impression très nette. Je suis convaincu que
l'excès de mortalité de la totale sur la subtotale est de plus de 1º/₀ — trois à quatre
º/₀ peut-être. Si donc, par l'hystérectomie totale on évite à une malade sur cent de
succomber ultérieurement à un cancer on en perd, somme toute, deux ou trois de
plus, par suite de la gravité plus grande de l'opération. Et je ne vois pas bien ce
que l'on peut gagner à exécuter dans tous les cas une opération plus longue et
plus pénible, pour arriver à un pareil résultat. Si l'on juge le drainage nécessaire,
et il l'est rarement dans les fibromes simples, il n'y a nul besoin, pour l'exécuter
correctement, de pratiquer l'hystérectomie totale. Il suffit de fendre, d'un coup de
ciseaux, la partie postérieure du col et le cul-de-sac vaginal. Le drainage est
parfait et l'on conserve ainsi au vagin sa disposition normale ce qui n'est point,
au point de vue de la statique pelvienne, une considération négligeable.

M. DAYER : Je crois que l'hystérectomie totale est aussi simple que la subtotale quand on emploie une bonne technique, et que les résultats opératoires sont
aussi satisfaisants.

M. A. MARTIN kann den Einwand, welchen Herr Pfannenstiel erhoben hat,
nicht gelten lassen. Es ist nicht einzusehen, inwiefern nach der Myomoperation
die Corpusschleimhaut zur Bildung der Placenta prävia disponiert. Im übrigen
ist Vortragender den Herren, welche das Wort ergriffen haben, dankbar für die
Zustimmung, welche sie für seine Leitsätze ausgedrückt haben.

SÉANCE DU 21 AVRIL

(Matin)

Obstétrique

Présidence: M. WASSEIGE

Indications et technique de l'opération césarienne

Par M. ALFREDO DA COSTA, Lisbonne (V. page 7.)

DISCUSSION

M. MARTIN propose que le rapport de M. Alfredo da Costa soit discuté en
même temps que la communication de M. Fritz Frank, vu que les deux travaux
traitent la même question. (Approuvé).

Ueber die supra-symphysäre Entbindung

Par M. Fritz Frank, Cologne.

Meine hochverehrten Herren! Wenn das Kind bei der Geburt auf dem natürlichen Wege unüberwindliche Schwierigkeiten findet, so kommen wir demselben zu Hilfe dadurch, dass wir entweder die Hindernisse mit Gewalt brechen, wie bei der Symphyseotomie, Pubeotomie, dem vaginalen Kaiserschnitt, oder dadurch dass wir die Hindernisse umgehen und für das Kind einen einfachen, leichten neuen Weg bereiten, wie bei der Laparotomie, der Sectio Cæsarea. Heute, meine hochverehrten Herren Collegen, hat es den Anschein, als ob der erste Weg den Sieg davon tragen sollte und die Umgehung der Hindernisse, also der zweite Weg, nur für die selteneren Fälle (absolute Indication) betreten werden sollte, und trotzdem bin ich der Ansicht, dass auf dem nächsten internationalen Congress das Bild gerade umgekehrt sein wird. In der ganzen Chirurgie wird man stets eine Weichteilwunde an günstiger Stelle vorziehen einer Weichteilwunde an ungünstiger Stelle, zumal wenn dieselbe mit einem Knochenbruche complicirt sein soll.

Die günstige Stelle ist bei unserer Frage die abdominelle Wunde, wenn es uns gelingt die Klippen, welche ihr anhaften, zu beseitigen und fragen wir nach den Klippen, so sehen wir dieselben in der Peritonitis und der Blutung.

Bei unseren jetzt üblichen Methoden des Kaiserschnittes können wir die Peritonitis nicht für alle Fälle vermeiden und wenn wir noch so peinlich antiseptisch verfahren. Ich meine die bereits inficirten Fälle. Ist die Uterushöhle inficirt, so heilt die Kaiserschnittwunde niemals ganz per primam, denn die Uteruswunde macht keine Ausnahme von den Wunden an anderen Körperteilen. Wenn in solchen Fällen nicht immer die Peritonitis entsteht, so haben wir dies dem glücklichen Zufall zu danken, wenn sich rasch Abkapselungen gebildet haben.

Da wir dem Kinde zuliebe niemals die Mutter in Gefahr bringen wollen, so können wir die Sectio Cæsarea nur bei den reinen Fällen machen und wir dürfen nicht zu lange machen mit der Operation. Die Leistungen der Natur können wir nicht vollständig abwarten und manche Sectio Cæsarea wegen relativer Indication wird gemacht, wo die Natur bei längerem Warten sich selbst geholfen und das Hindernis überwunden hätte. In diesem Punkte

sind die beckenerweiternden Operationen der Sectio Caesarea
nach unseren üblichen Methoden bei weitem über. Wir können
erst abwarten und operiren, wenn wir der Ueberzeugung sind,
dass die Naturkräfte im Stiche lassen.

Der zweite Nachteil, der aber weniger zu bedeuten hat, ist
bei den jetzigen Methoden des Kaiserschnittes die Blutung. Wir
wälzen, um die Bauchhöhle zu schützen, bei unseren heutigen
Methoden, den Uterus vor die Bauchhöhle vor. Wie jedes prola-
birte Eingeweide wird auch der Uterus dadurch hyperæmisch
und die Frau verliert mehr Blut in den ersten Stunden als wir
gewöhnlich annehmen: Eine Frau die viel Blut verloren, ist aber
zu Wochenbetterkrankungen geneigter.

Dies sind also, meine Herren, die beiden Klippen, welche
unserem Umgehungswege der Hindernisse anhaften. Wie wollen
wir nun diese Klippen wegschaffen?

1. Dadurch, dass wir den Uterus öffnen, ohne dass die Bauchhöhle geöffnet wird, oder denselben erst öffnen nachdem die
Bauchhöhle mit aller Sorgfalt geschlossen ist und

2. dass wir weder offene noch genähte Wunden des Uterus
in der Bauchhöhle lassen;

3. dass wir die Frauen in Beckenhochlagerung operiren und
den Uterus nicht aus der Bauchhöhle hervorwälzen.

Wenn wir diese drei Bedingungen erfüllen, meinen Herren,
dann brauchen wir uns auch nicht mehr so ängstlich bei der Entbindung oberhalb der Symphyse zu fragen: Wie lange ist die
Blase gesprungen? Hat vielleicht jemand untersucht, der sich nicht
einwandfrei desinficirt hat? Besteht schon Temperaturerhöhung?
Was die Entbindung von oben dann nicht leistet, leistet die Symphyseotomie und Pubeotomie nimmermehr.

Nun, meine Herren, ich will Ihnen jetzt die Methode an der
Hand der drei Tafeln demonstriren (¹).

Auf der Tafel I sehen Sie, dass der Hautschnitt ein paar Cen-
timeter oberhalb der Symphyse quer gemacht wird. Auch die
Bauchdecken werden bis auf das Peritoneum quer durchtrennt,
jedoch so, dass die Ansatzpunkte der Muskeln in einer Ausdehnung von 2—3 Cm. bestehen bleiben. Dadurch ist es möglich
die Muskeln und Fascien später wieder exakt zu nähen.

Auf der Tafel II sehen Sie die normalen Umschlagsverhält-
nisse des Peritoneums auf Blase und Uterus.

(¹) Les planches auxquelles se réfère ce travail ne nous ont pas été remises. R.

Auf der Tafel III sehen Sie, wie diese Umschlagstelle nach oben hin verlegt wird, sodass zwischen Blase und unterem Uterinsegment Platz genug geschaffen ist, durch welchen nach querer Incision der Uterusmuskulatur und der Schleimhaut das Kind durchtreten kann.

Dieses Hinauflegen der Umschlagstelle des Peritoneums geschieht am besten so, dass man direkt über die Blase das Peritoneum einschneidet auf kurze Ausdehnung, um unter der Kontrolle des Auges von Innen und von Aussen besser das Peritoneum aus der Excavatio vesico uterina herausheben zu können. Das Peritoneum über dem Vertex der Blase kann resecirt werden. Die Bauchhöhle wird alsdann definitiv und exakt geschlossen, so dass die ganze Blase ausserhalb der Bauchhöhle liegt. Die Blase wird dann so viel wie möglich vom Uterus abgeschoben, der Uterus quer incidirt. Am besten ist, wenn das Kind durch die Wehenkraft geboren wird; Dieselbe kann durch einen Druck auf den Fundus unterstützt werden.

Man könnte auch daran denken, die Muskulatur der Bauchdecken bis auf das Peritoneum einzuschneiden und dasselbe, ohne überhaupt die Bauchhöhle zu öffnen, aus der Excavatio vesico uterina, von der Blase und dem unteren Uterusabschnitt loszugrangiren so weit, bis der Platz für den Austritt des Kindes geschaffen ist. Ich kann dazu für den Anfang nicht raten. Es kommt darauf an, dass das Peritoneum gesund bleibt. Bei dem vielen Zerren an dem Peritoneum kann leicht ein kleiner Riss entstehen, der übersehen wird; das gequetschte Peritoneum kann leicht gangrenös werden. Alles exakt, oder gar nichts, muss die Parole sein.

Ob der Uterus geschlossen wird und die Bauchwunde, hängt von dem Falle ab. Bei reinen Fällen wird alles geschlossen und am 10ten — 14ten Tage verlässt die Patientin das Bett. Bei zweifelhaften und unreinen Fällen lässt man die Wunde offen und drainirt.

Diese kleine Demonstration basirt nicht auf theoretischen Erwägungen, sondern auf der praktischen Erfahrung von 7 Fällen. Dieselben verliefen alle günstig. Mit langen Krankengeschichten will ich Sie nicht ermüden. Die Skizzen genügen Ihnen zu zeigen dass es keine ausgesuchten Fällen waren.

C. I. Geb. Rhachit. C. d. 7.5 Ctm. Operirt 28 Stunden nach dem Blasensprung 14/1-06 N. M. 10 Uhr. Untersuchungen wurden bereits von einer Hebamme und zwei Aerzten vorgenommen, deshalb Offenlassen der Uteruswunde. Höchste Temperatur 38,0 im Wochenbett.

Am 12/2 06 gesund mit gesundem Kinde entlassen.

2. III. Geb. Erste Geburt, Perforation. II. Geburt, Sectio cæsarea. Operation am 24/1 06. Pelvis plana rhachitica. C. d. 9,0. Die Operation wurde gemacht 59 Stunden nach dem Wehenanfang. Uteruswunde blieb offen. Drainage mit Jodoformgaze. Höchste Temperatur 38,2.

Am 27/2 06 gesund mit gesundem Kinde entlassen.

3. II. Gebärende. I. Kind todt, Frühgeburt. Pelvis plana rhachitica. C. d. 8,5 Ctm. Sie kam mit gesprungener Blase in die Anstalt nachdem von Aerzten und Hebammen in der Stadt untersucht worden war. Die Portio ist ödematös geschwellt und belegt. Uteruswunde offen wie vorher behandelt.

Die Operation war am 14. Februar 1906. Entlassen mit gesundem Kinde am 24/3 06. Die Temperatur nicht über 38,0.

4. I. Geb. Rhachitica. C. d. 9,0. Wurde nach dem Blasensprung in die Anstalt gebracht. Untersuchungen viel vorausgegangen. Drohende Ruptur. Behandlung wie vorher. Verlauf gut. Gesund mit gesundem Kinde entlassen.

5. II. Geb. Rhachitica. C. d. 8,5. Der Fall wäre nirgends mit Sectio Cæsarea entbunden worden. Das erste Kind, Frühgeburt, starb bald nach der Geburt.

Die Frau wurde im elendesten Zustande in die Anstalt gebracht. Von Aerzten 3 mal hohe gewaltsame Zangenversuche gemacht. Herztöne noch schwach zu hören. Operation 21/2 06. Das Kind wurde nicht mehr belebt. Bei der Section: fractura ossis occipitalis. Subduralraum der Medulla mit Blut ausgefüllt. Die Zangen hatten das Kind getödet.

Die Mutter am 26/3 06 gesund entlassen.

6. VI. Geb. 2 mal Frühgeburt, 3 mal Perforation. Pelvis ubique minor. C. d. 8,5 — 9,0. Operation am 2/3 06 nachdem die Blase bereits gesprungen und Untersuchungen vorausgegangen waren. Offene Behandlung nicht gemacht. Schluss der Wunde. Verlauf gut; mit gesundem Kinde entlassen.

7. Frau unter sehr ungünstigen äusseren Verhältnissen gemacht. Im Hinterhaus, kleines Zimmer, bei armen Leuten.

I. Geb. Rhachitica. C. d. 8,0. Operation 11/3 06. Schluss der Wunden. Ganz reactionsloser Verlauf. Am 10ten Tage schon verlässt die Frau das Bett.

Sie sehen also, meine Herren, an den Fällen, dass die Operation gehalten was sie versprochen und was wir von ihr erwartet.

Auf die uralte Sectio Cæsarea passt das Wort des Dichters: Von der Parteien Hass und Gunst entstellt, schwankt ihr Charakterbild in der Geschichte. Ich hoffe, meine Herren, dass mein Vortrag Sie anregen wird, der alten ehrwürdigen Operation beizustehen, dann bin ich sicher, dass dieselbe auf allen Linien Siegerin bleiben wird.

Thesen

1. — Die suprasymphysäre Entbindung ist bei engem Becken, wo die Naturkräfte nicht ausreichen, anzustreben, weil dieselbe

für Mutter und Kind ungefährlicher ist, als die Knochenerweiterungen.

2. — Den jetzigen Methoden des Kaiserschnittes haften zu viele Mängel an, welche beseitigt werden müssen.

3. — Die Mängel werden beseitigt, wenn der Uterus erst nach definitivem Schluss der Bauchhöhle geöffnet wird und die Bauchhöhle auch nachher keine Wunde beherbergt.

4. — Die Methode von Frank erfüllt diese Bedingungen.

DISCUSSION

M. MARTIN : Der Bericht des Herrn da Costa bringt eine beachtenswerte Darstellung der Sectio cæsarea, in der ich vielen und sehr sympathischen Sätzen begegne; so schliesse ich mich zum Beispiel durchaus der Ablehnung dieser Operation bei Placenta prævia an. Mir will scheinen, dass die Sectio cæsarea vor einem Wendepunkte ihrer Entwickelungsgeschichte steht. Nachdem *Porro* vor etwa 30 Jahren für den Weg bereitet und der unvergessene *M. Sänger* sie wieder in die Reihe der voll anerkannten Operationen gehoben, haben die verschiedensten Vorschläge für die Indikationsstellung und die Technik die Geburtshelfer beschäftigt. Bei aseptischen Gebärenden führen die verschiedenen Incisionen, Nahtmethoden u.s.w. gleichmässig zum Ziel. Aber wie bei septisch Inficirten ?! Herr Frank hat sehr richtig hervorgehoben, dass es gilt in der Praxis gerade für solche Fälle einen Ausweg zu finden. Der Vorschlag, welchen er uns heute zeigt, ist veilleicht eine brauchbare Lösung. Inzwischen hat aber der sog. klassische Kaiserschnitt gerade für diese Fälle eine sehr aussichtsvolle Concurrenz in dem sog. *vaginalen Kaiserschnitt*, in der *Colpohysterotomia anterior* gefunden. Sie tritt für die *reinen*, mehr noch für die *inficirten* Fälle ganz in den Vordergrund bei der relativen Indication. Die Colpohysterotomie eröffnet nicht die Bauchhöhle, sie schliesst also einen wesentlichen Teil der Gefahr der abdominalen Sectio cæsarea aus. Sie gestattet den inficirten Uterus nach chirurgischen Grundsätzen zu behandeln. Sie bildet in Verbindung mit dem paravaginalen Hülfsschnitt nach *Schuchardt* eine weitgehende Möglichkeit für die Entleerung des uneröffneten Uterus. Ihre Ausführung ist frei von Gefahren der abdominalen Operation.

Für die Fälle von Beckenenge, also für die ursprüngliche Domäne des klassischen Kaiserschnittes, tritt die *Hebotomie* weit vor diese Operationsweise. Sie erscheint heute der Symphyseotomie ganz wesentlich überlegen, da sie als Operation abseits von den Genitalien liegt und diese völlig unberührt lässt. Ihre Wunde wird leicht vor der Beschmutzung mit Lochialsecret geschützt. Man führt sie subcutan aus, man vermeidet die Harnwege. Selbstredend können Inficirte an dem Weitergreifen des Infectionsprocesses sterben; auch die Hebotomiewunde kann inficirt werden; aber, soweit wir bis jetzt sehen, ist die *Hebotomie* als solche ungefährlich, auch in dem Sinne, dass die Kranken nach 3 Wochen wieder gehfähig sind. Die Knochenwunde heilt ohne Schwierigkeit. Die *Hebotomie* kann der Entbindung unmittelbar vorausgeschickt werden, man kann die natürliche, *spontane Ausstossung* des Kindes abwarten. Das Verfahren ist so einfach, und setzt einen so geringen Apparat der Asepsis voraus, dass sie wahrscheinlich das Verfahren des praktischen Arztes wird.

Es ist heute noch nicht der Zeitpunkt darüber definitiv zu urteilen. Wenn wir uns in 3 Jahren wieder zu einem internationalen Congress zusammenfinden wird es möglich sein zu beurteilen wie weit Colpohysterotomia anterior und Hebotomie alle anderen Operationen überragen, welche bei uneröffnetem Collum uteri, bei reinen und bei inficirten Geburtswegen, bei engem Becken in Frage kommen.

M. RECASENS : Je diffère de l'opinion du dr. da Costa en ce qui concerne le moment d'intervenir pour faire la césarienne. Je crois préférable de choisir le moment avant le commencement des douleurs ; alors on s'approche beaucoup plus de la laparotomie pour tumeurs et les choses peuvent se faire en de meilleures conditions. La communication du dr. Frank est très intéressante, mais je vais faire quelques observations auxquelles, j'espère, il répondra. L'incision transversale des parois abdominales doit donner un champ opératoire très petit, donc, si pour les petites tumeurs on peut s'en servir avec avantage, dans la césarienne elle se trouve dans les conditions des grandes tumeurs et, partant, doit présenter beaucoup de difficultés, surtout quand le placenta est inséré dans la paroi antérieure. D'autre part, je demande à MM. les obstétriciens s'il ne serait pas mieux, dans les cas d'indication de césarienne, dans un cas d'utérus infecté, de pratiquer l'hystérectomie totale que ces opérations conservatrices qui donnent beaucoup moins de chances de guérison en regard des infections post partum. Je crois qu'on doit conserver l'organe et encore la fonction quand on peut le faire, mais il est très important de conserver la vie qui, vous le savez, est en grand péril dans les cas d'infection qui ont terminé avant la terminaison de l'accouchement.

M. LATIS : Les femmes qui ont subi la symphyséotomie ont très souvent, dans la suite, des accouchements normaux. Bien que je n'aie pas d'expérience suffisante de l'hébotomie, qui doit se substituer à la section de la symphyse, je pense qu'on pourra avoir les mêmes avantages, dus en partie au ramollissement de la cicatrice osseuse lors de la grossesse et de l'accouchement. C'est une indication de plus pour la section du pelvis.

M. ALFREDO DA COSTA : En réponse à MM. les prof. Frank, Martin et Recasens, je dirai que je suis parfaitement d'accord avec ce que vient de dire M. le prof. Martin à l'égard de l'hébotomie. C'est une opération excessivement facile et que je crois tout à fait bénigne. Mais elle ne supplée pas la césarienne. M. le prof. Recasens vient de proposer la césarienne faite d'avance et de l'autre côté le même professeur propose l'extirpation de l'utérus toutes les fois qu'il y a une infection. Je ne puis suivre le conseil de mon éminent collègue. Quant au premier point, mes travaux sur la mensuration et le pesage des nouveau-nés m'ont donné absolument la conviction qu'on ne doit jamais diminuer le temps d'une grossesse inutilement. Les enfants nés à terme pèsent en moyenne 300 grammes plus et ils sont plus forts. Alors je ne me trouve pas en droit de préjudicier un enfant dans sa force et dans sa vitalité seulement au nom de ma commodité personnelle. Quant au second point, je puis affirmer que j'ai plus d'une fois opéré des femmes presque mourantes pour des infections généralisées et elles ont sauvées. Je ne veux pas dire avec moi qu'on doit opérer en général les femmes infectées. Pour ces cas nous avons l'hébotomie qui est une opération magnifique. Mais quand pour une raison quelconque on sera forcé de césarier une femme, il ne faut pas prendre comme principe qu'elle doit être toujours hystérectomisée. Si l'utérus est en bon état, on peut et on doit le laisser en place.

M. FRANK : Im Ganzen scheint mir Uebereinstimmung zu herrschen dass bei Operationen am infectiösen Uterus die Bauchhöhle vor Incision des Uterus geschlossen sein muss und wenn ein inficirter Uterus mit Myom complicirt ist, verfahre ich gerade so, wie Herr Professor Recasens. Bei der Methode lege ich ein Gewicht auf unreine Fälle bei engen Becken. Bei unreinen Fällen ist auch die Hébotomie eine nicht ungefährliche Operation. Schwer ist die Indicationsstellung bei der Heboto-mie. Die Grösse der Conf. vera ist nicht immer massgebend, da der Kopf zuweilen grösser und härter ist als wir annehmen. Es gibt Zerreissungen an den Weichtei-len, die später noch manche Beschwerden machen, dies ist bei dem Weg von oben ausgeschlossen.

Gynécologie

Présidence : MM. Azevedo Maia et Martin

Traitement des myomes utérins

Par MM. Tuffier, Paris, et De Rouville, Montpellier (v. page 105).

M. Suarez Gamboa : L'énucléation n'est pas une opération radicale. La maladie ne s'appelle pas fibrome, on doit l'appeler fibromyomatose utérine. Je préfère toujours comme opération radicale l'hystérectomie sub-totale. J'ai fait l'énucléation surtout dans les cas de grossesse comme un bon moyen palliatif.

M. J. L. Faure : Il est possible, comme le disent MM. Tuffier et Gervais de Rouville dans le rapport que nous avons entre les mains, que nous ne fassions pas, dans le traitement des fibromyomes utérins, la part assez large à la myome-ctomie, et que nous suivions trop facilement la tendance naturelle qui nous porte à enlever à la fois l'utérus et les fibromes qu'il contient. Il est certain que, lorsqu'on se trouve en présence d'une femme jeune, dont les annexes sont saines et qui porte un ou plusieurs noyaux fibreux faciles à enlever sans dilacération trop considé-rable de l'utérus, il n'y a aucune objection sérieuse à faire à la pratique qui con-siste à la débarrasser de ses fibromes en lui conservant son utérus et l'intégrité de ses fonctions génitales.

Mais j'estime que ce sont là des conditions qui ne se rencontrent que dans des cas relativement peu nombreux et je pense que toutes les fois qu'on se trouve en présence d'une femme qui n'est plus très jeune, avec un fibrome volumineux, ou des fibromes multiples, il vaut mieux choisir l'opération qui, tout en lui faisant courir le moins de dangers, lui donne le plus de chances de guérison définitive. Cette opération c'est l'hystérectomie abdominale.

Donc, en dehors des cas peu nombreux dans lesquels on pratiquera la myo-mectomie, en dehors des cas beaucoup plus rares dans lesquels, pour des raisons diverses, fibrome petit, femme très affaiblie, ou d'une adiposité excessive, on pourra avoir recours à l'hystérectomie vaginale, c'est à l'hystérectomie abdominale que l'on aura recours systématiquement.

Pour ma part et comme le rapporteur, je préfère infiniment l'hystérectomie sub-totale à l'hystérectomie totale. Elle est plus simple, plus rapide, moins hémor-rhagique, tout aussi efficace, et en somme moins grave. Et c'est elle que je pratique presque exclusivement. L'hystérectomie totale doit être réservée aux seuls cas dans lesquels le col est suspect de dégénérescence maligne ou vraiment trop ma-lade pour être conservé.

Je n'insiste pas sur ces détails connus de tous, mais je voudrais dire quelques mots sur quelques points de technique qui sont, eux, beaucoup moins répandus. J'ai vu avec beaucoup de plaisir, dans le rapport de MM. Tuffier et Gervais de Rouville, discuter avec soin cette partie de la question, jusqu'ici presque toujours profondément négligée, et sur laquelle, depuis plusieurs années, je m'efforce d'attirer l'attention des chirurgiens. La question de savoir quelle est la meilleure façon de conduire à bien une hystérectomie est en effet, à mes yeux, de toute première importance. C'est d'elle que dépend souvent le succès opératoire et la guérison de la malade et la solution de cette question domine de beaucoup les indications opératoires sur lesquelles, à l'heure actuelle, nous sommes tous à peu près d'accord.

Les rapporteurs s'en sont occupés sérieusement et je les en félicite. Ils ont en plusieurs points accepté ou reproduit des idées que j'ai émises depuis assez longtemps. Je n'aurai donc que peu d'observations à faire et peu de choses à ajouter à un travail que j'approuve dans presque tous ses détails.

Cependant la règle qu'ils donnent doit être un peu modifiée. Il faut, disent-ils, choisir les procédés qui permettent d'atteindre par la voie plus courte et la plus rapide les pédicules vasculaires. Cela n'est pas tout à fait exact. Les pédicules vasculaires ne jouent, dans toute hystérectomie, qu'un rôle secondaire. Ce qui est capital, c'est la façon d'attaquer l'utérus et, surtout dans les cas compliqués d'annexites sur lesquels ils ont insisté avec beaucoup de raison, la façon d'attaquer les annexes. Celles-ci doivent être attaquées par dessous et de bas en haut. Cette façon de procéder facilite infiniment toute la technique de l'hystérectomie, et la proposition des rapporteurs doit être modifiée et remplacée par celle que j'ai depuis longtemps établie: Il faut choisir les procédés qui permettent d'attaquer l'utérus et les annexes par dessous et de bas en haut et par conséquent *choisir la voie la plus courte et la plus facile pour atteindre le pôle inférieur du bloc utéro-annexiel*. Or, comme la voie la plus courte et la plus facile n'est pas toujours la même, il est de toute évidence qu'il faut, pour y parvenir, employer des procédés différents, et choisir ceux qui sont les mieux appropriés aux lésions en présence desquelles on se trouve.

Dans les fibromes simples, non compliqués d'annexites, le procédé de Kelly répond à la grande majorité des cas. Il est presque toujours possible et même facile d'aborder l'utérus par côté, de descendre de haut en bas dans le ligament large le plus accessible, de sectionner le col au niveau de l'isthme, puis de basculer l'utérus du côté opposé en ramenant le ligament large qui tient encore entre les mors d'une pince et en le sectionnant d'un coup de ciseaux.

Mais il est des cas dans lesquels il est possible de faire mieux. Ce sont d'abord les cas dans lesquels l'utérus est très mobile et très facile à attirer au dehors. On peut alors le renverser sur le pubis et attaquer directement, d'un coup de gros ciseaux courbes, la face postérieure de l'isthme utérin. Cet isthme sectionné, l'utérus ne tient plus que par les ligaments larges qu'il est facile de couper d'abord d'un côté, puis de l'autre, après section du premier et bascule de l'utérus. Ce procédé, auquel j'ai donné le nom *d'hystérectomie par décollation*, est d'une simplicité et d'une rapidité extrêmes, puisqu'il m'est arrivé d'enlever ainsi l'utérus en moins d'une minute, exactement 55 secondes, y compris le temps nécessaire à l'incision de la paroi.

Mais si ce procédé est simple, rapide et élégant, il n'est pas indispensable, puisque tous les cas dans lesquels il est applicable sont également justiciables du procédé de Kelly.

Il est en revanche un cas dans lequel le procédé de Kelly est insuffisant. C'est lorsque l'utérus est enclavé dans le bassin, basculé en arrière, irréductible et impossible à attirer en avant. Dans ces conditions, le procédé de Kelly peut être impraticable. Il faut alors avoir recours à la *décollation antérieure*, c'est-à-dire attaquer l'isthme utérin par devant, le sectionner et, passant entre le col et le corps, remonter le long de la face postérieure de l'utérus vers son fond. On peut ainsi très souvent terminer très aisément une opération qui par tous les autres moyens eût été très difficile ou même impraticable.

Lorsque le fibrome est compliqué d'annexite, les règles sont les mêmes. Et je me sépare ici quelque peu des rapporteurs.

Dans les fibromes aisément mobilisables, malgré les annexes malades, la décollation postérieure est souvent applicable, et dans la plupart des cas le procédé de Kelly l'est également. Lorsque les annexes sont adhérentes des deux côtés aux parois pelviennes et qu'il est facile de passer entre les annexes et l'utérus, le procédé de Terrier peut être appliqué. Il consiste à enlever l'utérus d'abord, puis à enlever les annexes en les attaquant par dessous grâce à l'espace laissé libre par l'extirpation de l'utérus.

Mais lorsque les annexes sont adhérentes à la fois aux parois fibreuses et à l'utérus et que le procédé de Terrier devient inapplicable ou très difficile, les rapporteurs conseillent d'avoir recours à l'hémisection utérine que j'ai décrite il y a une dizaine d'années. Ce conseil est parfait lorsqu'il s'agit d'un utérus normal ou d'un fibrome très petit. C'est alors de beaucoup le meilleur. Mais lorsque le fibrome est un peu volumineux, je ne conseillerai pas d'avoir recours à l'hémisection. Mieux vaut avoir recours à la décollation antérieure souvent possible, soit, mieux encore, et on y parvient presque toujours, à une combinaison entre le procédé de Terrier et le procédé de Kelly. On cherche le côté où les adhérences entre l'utérus et les annexes sont le moins intimes. On sectionne le pédicule des annexes sur l'utérus. On descend le long du bord utérin et on enlève, comme dans le procédé de Kelly, après section de l'isthme, l'utérus et les annexes les plus adhérents. Puis, en second lieu, on enlève de bas en haut les annexes qui restent encore.

Telles sont les quelques observations que je désirais faire relativement à cette technique qui, je le répète, est d'une importance capitale et qui n'est pas encore aussi répandue qu'elle mérite de l'être.

M. A. MARTIN begrüsst das Correferat der beiden Autoren, in dem ihm viele Ausführungen durchaus sympathisch sind. Er selbst hat die Frage mehr von einem allgemeinen Ueberblick aus behandelt. Insbesonders fühlt A. Martin sich sehr sympathisch berührt von dem Eintreten der beiden Herren für das conservative Verfahren. Die Grenze desselben liegt nicht in der Grösse der Geschwülste. Diese kann man durch Morcellement verkleinern. Sie liegt darin, dass eine genügende Masse functionsfähiger Gewebe zurückbleibt.

Indem A. Martin die Endresultate überblickt, nach 10 und mehr Jahren, constatirt er mit Genugthuung, dass eigentliche Invalide nach der operativen Behandlung der Myome nicht zurückbleiben, die Myomoperationen sind am letzten Ende alle, ob vaginal oder abdominal, radikal oder conservativ, segensreiche Eingriffe.

M. CASTILLO RUIZ: Il y a deux problèmes en parlant de fibromes: 1) L'indication générale d'intervention et 2) l'opération d'élection. Quand les fibromes sont tolérants, on ne doit pas opérer; quand ils sont intolérants, ils doivent être opérés toujours. Pour la seconde question, l'opération d'élection, il faut se fixer dans la topographie et dans l'évolution. Pour les fibromes du type métritique, quand ils ne sont pas très grands et seulement avant hémorrhagie, le curettage utérin doit être pratiqué avant de pratiquer l'opération radicale, et principalement quand les malades se trouvent aux approches de la ménopause. Dans les fibromes sub-muqueux et interstitiels plus grands, l'énucléation doit être pratiquée avec hystérectomie antérieure. Pour les fibromes subséreux sessiles, quand ils sont uniques ou doubles tout au plus, on peut pratiquer la myomectomie abdominale.

En parlant d'hystérectomie abdominale, je crois que la méthode totale est l'opération de choix, parce que dans la plupart des cas il y a des altérations de la muqueuse utérine qui sont un danger pour la dégénération du moignon du col. Dans les autres cas, dans ceux où il n'y a pas d'altérations de la muqueuse, on peut pratiquer la méthode subtotale.

M. MONJARDINO présente le rapport de ses cas dans lesquels il a opéré. Il a eu seulement quatre fois l'occasion de faire la myomectomie. Une fois seulement il a pratiqué l'hystérectomie abdominale totale dans un cas d'infection utérine. Dans tous les autres cas, il a fait toujours l'amputation sub-totale par le procédé américain; il n'a jamais pratiqué la désinfection de la cavité utérine et le drainage a été fait seulement quand on avait affaire à une hémorrhagie en nappe. Il n'a jamais perdu une malade.

M. DOYEN : Je n'ai en vue dans cette communication que le traitement chirurgical des myomes utérins.

En effet, ou bien les myomes utérins ne s'accroissent pas sensiblement et demeurent inoffensifs; il convient alors de les abandonner à leur évolution spontanée; ou bien ces tumeurs déterminent des accidents inquiétants et elles sont justiciables de l'opération.

En un mot, l'opération doit être proposée toutes les fois que la tumeur détermine l'apparition de symptômes alarmants et particulièrement chez les femmes encore jeunes, où son accroissement est plus rapide.

L'intervention décidée, quel sera le manuel opératoire ?

Deux voies sont à la disposition du chirurgien : la *voie vaginale* et la *voie sus-pubienne*. Nous déterminerons les indications de chacune d'elles.

La *voie vaginale* doit être réservée aux cas où elle est plus directe et plus sûre que la laparotomie.

L'hystérectomie vaginale, faite par mon procédé, avec ses derniers perfectionnements, dure entre mes mains, lorsqu'elle est facile, de cinq à quinze minutes; entre les mains d'un opérateur moins exercé, de vingt cinq à trente minutes. Les résultats sont excellents.

Mais il n'en est pas de même pour les fibromes qui dépassent le pubis; le succès de l'hystérectomie vaginale dépend en pareil cas de l'expérience du chirurgien. La largeur ou l'étroitesse du vagin, le peu de mobilité de l'utérus, la forme de la tumeur et particulièrement la présence des fibromes sous-péritonéaux susceptibles d'être retenus au détroit supérieur pendant les manœuvres d'extraction de l'utérus, le degré d'adiposité des parois abdominales, doivent entrer en ligne de compte.

En principe, tout utérus fibromateux ne dépassant le pubis que de deux ou trois travers de doigts peut être enlevé par le vagin.

L'enclavement de la tumeur dans la cavité pelvienne n'est pas une contre-indication, lorsqu'il n'existe pas de petites tumeurs latérales haut situées et susceptibles de s'opposer à la descente de la masse principale.

Les adhérences anciennes consécutives à des poussées de pelvipéritonite, la présence de tumeurs annexielles volumineuses, hémo ou pyosalpinx, sont parmi les indications de la *laparotomie*. Toutes les fois que le diagnostic est incertain, lorsque la tumeur paraît adhérente et que l'opération vaginale ne peut pas être faite à coup sûr, il est préférable de pratiquer la laparotomie.

Dans les cas où la tumeur dépasse le pubis, je fais préparer les instruments nécessaires pour les deux opérations. Je juge sous le chloroforme si la tumeur peut ou ne peut pas être facilement enlevée par le vagin.

Dès que la malade est anesthésiée, la mobilité de l'utérus fibromateux, la manière dont le rendent accessible les tractions sur le col, la souplesse du canal vaginal sont facilement appréciables.

Existe-t-il quelque doute ? je pratique la laparotomie.

Le chirurgien, comme je l'ai exposé en 1895 à la vingt-quatrième réunion annuelle de la Société allemande de chirurgie, doit, dans les cas difficiles, n'envisager que l'intérêt de la malade.

Il choisira donc la voie qui lui paraîtra comporter entre ses mains le plus de chances de succès.

Une indication spéciale peut toutefois résulter d'une condition tout à fait étrangère à l'affection elle-même : l'obésité de la malade. Il est démontré que, dans le cas d'un fibrome de moyen volume, atteignant par exemple le voisinage de l'ombilic, chez une personne dont les parois abdominales sont surchargées de graisse, l'hystérectomie vaginale est beaucoup moins laborieuse et par là même moins grave, que l'hystérectomie abdominale.

Cette dernière opération s'est, d'autre part, tellement améliorée dans ces dernières années, que j'opère aujourd'hui, très souvent, par cette voie, des tumeurs sous-ombilicales que j'extirpais autrefois par le vagin.

Je n'hésitais pas, il y a cinq ou six ans, à entreprendre des hystérectomies vaginales qui pouvaient durer de quarante à cinquante minutes. Les opérations analogues de Péan duraient deux, trois et même quatre heures.

Actuellement, je n'entreprends plus l'hystérectomie vaginale, à moins d'indications exceptionnelles, quand elle me semble devoir durer au plus de quinze à vingt minutes.

L'utérus fibromateux le plus volumineux que j'aie extirpé par le vagin dans ces dernières années était un utérus farci de fibromes de moyen volume. Il a fallu extirper trente de ces tumeurs avant d'atteindre et de renverser en avant le fond de l'utérus, dont la masse était encore énorme. L'opération a duré vingt-huit minutes.

L'hystérectomie abdominale, par mon procédé, dure, dans les cas faciles, jusqu'au pansement, vingt minutes environ et, dans les cas difficiles, trente, quarante et, très rarement, cinquante minutes, lorsque, par exemple, il est nécessaire de réparer de vastes déchirures péritonéales ou mésentériques ou bien de suturer une anse intestinale perforée ou adhérente.

Je renvoie pour la description des procédés opératoires à mes publications antérieures, où la technique a été décrite dans tous ses détails.

M. RECASENS : Les fibromyomes utérins ne doivent pas être opérés si leur grandeur n'est pas extraordinaire et s'il n'y a pas de complications annexielles, de compression ou hémorrhagie qui mettent la vie en danger. Je crois que l'électrolyse est un moyen qu'on doit essayer toujours quand les hémorrhagies constituent l'indication de l'opération ; j'ai vu fréquemment, avec l'emploi de ce moyen, l'arrêt des hémorrhagies et la diminution de la tumeur et, par conséquent, je ne fais pas l'opération sans essayer l'effet de ce moyen thérapeutique.

Je ne suis pas très partisan de l'énucléation que viennent de vanter MM. Tuffier et Rouville, à l'exception des cas où la tumeur est unique ou lorsqu'il s'agit de tumeurs pédiculées sub-séreuses ou sub-muqueuses. Dans le cas de tumeurs sessiles uniques on peut choisir la voie péritonéale ou la vaginale; je donne couramment la préférence à la voie vaginale et spécialement dans les cas de tumeurs infectées et en voie de sphacèle. Je ne partage pas l'opinion de M. Doyen dans ces cas. Les infections endo-utérines peuvent se traiter avec la conservation de l'utérus, si l'on établit un drainage suffisant. La conservation de cet organe, quand on est obligé d'extirper un grand nombre de myomes, laisse l'utérus dans un état qui ne donne aucune sûreté de reconstitution intégrale de l'organe et, par conséquent, il est préférable, dans l'intérêt de la malade, de faire l'extirpation totale de l'organe utérin.

MRS. LUCY WAITE: I would like to say just a word in regard to the method for performing vaginal hysterectomy which M. le docteur Doyen has just described to us so accurately. It is a method very much in favor with our American surgeons and I have myself performed over one hundred operations for fibromata by pratically the same method, and I would like to endorse the point made by M. le docteur Doyen that there is scarcely any limit to the size of the tumors which can be removed per vaginam if the uterus is free from adhesions and if the operator is accustomed to this method of operating.

M. A. MARTIN fürchtet der älteste Myomoperateur zu sein der dieser Sitzung beiwohnt. In den 38 Jahren seiner Erfahrung hat er vielerlei kleine und grosse Modificationen durchgemacht, manches eigene und andere specielle Instrument und Apparat gebraucht. Am Ende muss er aber sagen, dass gegenüber den Ausführungen Doyen's, solche kleine Griffe eben nur einzelnen Situationen entsprechen. Ein Weg — die anatomische Grundlage —, ein Messer, eine Nadel und ein Faden, — das ist unser Apparat, das ist unsere Directive: für den Einzelfall muss jeder selbst der Aufgabe gerecht werden. Kann er das nicht, dann lässt er lesser die Hände davon.

M. AZEVEDO MAIA: Je pratique la gynécologie depuis 20 ans, non pas officiellement, mais officieusement, car la gynécologie n'est pas l'objet d'une chaire spéciale en Portugal. Je crois que MM. Tuffier et Rouville ont mis au point les problèmes relatifs aux indications et contre-indications et aux procédés opératoires respectifs. Ces problèmes ont été mis en équation du jour, car le temps n'est plus aux formules lapidaires, rigides.

En entrant un peu dans le détail et me rapportant à l'opinion de M. Castillo sur l'efficacité du curettage, je dis franchement que je n'y crois pas. Il y a une condition essentielle à l'efficacité du curettage: c'est qu'il soit complet; or, en dehors des polypes et des myomes sous-péritonéaux la muqueuse d'une matrice affectée de myomatosie est toujours très accidentée, de sorte que le curettage pourra être tout ce qu'on voudra, moins complet.

Quant au morcellement, je le crois un bon procédé, applicable même à des myomes dépassant l'ombilic, pourvu que, dans leur développement, ils soient ascités, développés en hauteur plus qu'en largeur.

M. DE ROUVILLE: Je vous remercie, Messieurs, de l'attention que vous avez bien voulu porter à l'exposé de notre rapport et de la bienveillance avec laquelle vous m'avez présenté vos objections. Au surplus, ces objections sont peu graves, et il me semble que nous n'aurons pas de peine à nous entendre. L'objection la plus sérieuse qui m'ait été faite est certainement celle qui m'a été adressée par M.

Suarez Gamboa (Mexique): M. Suarez Gamboa me reproche d'avoir qualifié de méthode radicale l'énucléation des fibromyomes: «En supprimant le corps fibreux, m'a-t-il dit, vous ne supprimez pas la maladie dont le corps fibreux n'est qu'une manifestation locale. Même après vos énucléations, l'utérus pourra fabriquer de nouveaux fibromes, puisque vous n'avez pas supprimé la cause première, générale, de la formation des corps fibreux, et je n'en veux d'autres preuves que certains faits de ma pratique relatifs à des récidives de fibromes après énucléation.» — Je ne saurais mieux répondre à M. Suarez Gamboa qu'en répétant ici ce que je disais tout à l'heure dans mon exposé: «L'objection est évidemment de valeur et si le danger de récidive était démontré exact par les faits, nous accordons volontiers qu'il frapperait d'impuissance l'énucléation. Mais quelle est la réalité de ce danger? On a déjà pratiqué pas mal d'énucléations; la plupart datent déjà d'assez loin pour qu'on puisse se faire une idée exacte sur leur valeur. Quelle est donc la fréquence des récidives? 3 récidives sur 290 cas, d'après Férendinos; 0,75% d'après Zwiebel, 3% d'après Nedler. — Ces statistiques nous montrent que la récidive paraît exister, mais qu'elle est très rare, et nous disons «paraît exister» car il faut, pour qu'il y ait vraiment récidive, bien démontrer que tous les noyaux fibreux ont été enlevés; il faut que l'utérus ait été lentement et minutieusement exploré; pour notre part, nous n'avons jamais observé la récidive et, sans nier sa possibilité, nous attribuons nos résultats au soin avec lequel nous explorons l'utérus».

Quant à mon ami Faure (Paris), je ne lui répondrai que peu de mots, car nous sommes d'accord sur presque tous les points. Malgré lui, je persiste à croire que, pour les cas faciles et simples, le meilleur procédé est celui qu'on a le mieux en mains.

M. le professeur Martin (Greifswald) pousse beaucoup plus loin que nous n'avons conseillé de le faire les énucléations par le vagin. Le morcellement permet évidemment de reculer beaucoup les limites de ce côté, et je suis convaincu, comme M. Martin, que le champ de l'énucléation vaginale est susceptible de s'étendre entre des mains très expérimentées. La question de l'opérateur a, ici comme ailleurs, une importance primordiale.

M. Castillo Ruiz (Madrid) préfère l'hystérectomie totale à l'hystérectomie subtotale dans le traitement des fibromyomes. Les raisons qui nous font être d'un avis tout à fait opposé à celui de M. Castillo Ruiz, et que j'exposais longuement tout à l'heure, demeurent entières et je ne vois rien dans l'argumentation de mon honorable contradicteur qui soit susceptible de modifier notre opinion.

M. Monpardino (Lisbonne) n'admet l'énucléation que dans les cas de fibromes peu nombreux; l'expression est élastique; il n'est pas possible de fixer un chiffre; d'autres considérations nous paraissent d'ailleurs autrement importantes que la question de nombre, telles: le siège réciproque des fibromes, leurs rapports avec le parenchyme utérin, etc.

Je suis tout à fait de l'avis de Mme Lucy Waite (Chicago) sur la valeur du traitement électrique des fibromes utérins. Encore faut-il bien spécifier que c'est là un pis aller auquel il convient de ne recourir que lorsqu'il est impossible de faire mieux.

Je suis heureux d'être en communauté absolue de pensée avec M. Azevedo Maia (Porto) et je le remercie des éloges qu'il a bien voulu adresser à notre travail.

M. A. MARTIN: Im Schlusswort betont M. dass auch die heutige Diskussion zeige, wie unter dem Schutz der Asepsis die medikamentöse und palliative Behandlung der Myome, soweit diese eben eine Behandlung erfordern, weit in den Hintergrund getreten sei. Vor 25 Jahren beherrschte sie die Myomtherapie. Einzelfälle als methodische Modifikation zu bezeichnen, wie Doyen es tut, erscheint misslich; man muss vom Operateur erwarten, dass er auf Grund genauer Kenntniss der anatomischen Sachlage den speziellen Verhältnissen gerecht werden kann. Die Zeit, komplizierte Instrumente zu ersinnen, ist vorüber; Einfachheit des Instrumentariums wird allgemein als eine wichtige Voraussetzung des Erfolges anerkannt. A. Martin bedauert, dass auf die Beurteilung der Myomoperationen nach ihren Dauer- und Endresultaten, wie sie in Deutschland nachhaltig gefordert wird und vom Referenten auch hier angeregt wurde, von Seiten der Herren Korreferenten und Diskussionsredner nicht eingegangen worden ist. Referent hebt deswegen nochmals hervor, dass eine langjährige — mehr als 10 jährige — Beobachtung zeigt, wie die verschiedenen Methoden der Entfernung der Myome gleichmässig gute Resultate zeitigen. Nur Narbenkomplikationen stören das Wohlbefinden; es gilt also, das Verfahren im Einzelfall zu wählen, welches nach dieser Richtung die sichersten Aussichten auf normale Gestaltung der Operationsspur gestattet.

Zur Therapie der chronischen Endometritis

Par M. J. PFANNENSTIEL, Giessen.

Wenn ich das Thema der Endometritis vor Ihnen erörtere und zur Diskussion stelle, so geschieht dies weniger, weil ich Ihnen wesentlich viel neues zu bringen hätte, als um Ihr Augenmerk auf gewisse therapeutische Missstände zu lenken, welche sich in der sog. kleinen Gynaekologie fest eingewurzelt haben. Dass dies geschehen konnte, liegt vor allem daran, dass der Uterus wenigstens im nicht graviden Zustande ein äusserst tolerantes Organ ist, welchem man relativ viel zumuten darf. Thatsache aber ist, dass man mit der gynaekologischen Polypragmasie auch vielfach nicht nur gar nichts nützt, sondern sogar der Frau bezüglich Unterleib und Nervenzustand oft erheblichen Schaden zufügt.

Die Bedeutung der kleinen Frauenleiden für den Allgemeinzustand hat man bis auf den heutigen Tag ebenso sehr überschätzt, wie man die Rückwirkung der gynaekologischen Massnahmen auf das Allgemeinbefinden unterschätzte. Glücklicherweise hat in dieser Beziehung bereits eine gewisse Reform Platz gegriffen. Ich erinnere nur an die Frage der Retroflexio uteri. Früher galt diese Lageanomalie als ein schweres Leiden, welches unter allen Umständen durch Pessare und Operationen angegriffen werden musste. Heute wissen wir, dass die grosse Mehrzahl der unkomplicirten Retroflexionen keine Beschwerden macht und deshalb keinerlei lagekorrigirenden Behandlung bedarf.

Nicht viel anders steht es mit der chronischen Endometritis.

Die Bedeutung eines Uteruskatarrhs für das Wohlbefinden der Frau wird in der Regel viel zu hoch angeschlagen. Es wird viel zu viel und viel zu energisch örtlich behandelt und zu wenig die Rückwirkung der Behandlung auf das Allgemeinbefinden respektirt. Es ist an der Zeit, endlich einmal auch hier aufzuräumen mit dem überflüssigen und schädlichen therapeutischen Ballast, den wir mit uns herumschleppen, um uns einer wirklich rationellen Behandlung der Endometritis mit präciser Indikationsstellung zuzuwenden.

Am schwierigsten dürfte die Verständigung bei den bakteriellen Endometritiden sein. Es erscheint daher zweckmässig, dieselben zunächst von der Betrachtung auszuschalten. Die grosse Mehrzahl der Bakterien macht akute oder doch subakute Entzündungen, welche so wie so nicht zum Thema gehören, aber selbst im «chronischen» Stadium kommen — wenigstens bei dem Typus der «chronischen Infektion» der Genitalien, der gonorrhoischen — recidivirende akute Nachschübe vor, so dass das Krankheitsbild sich doch wesentlich unterscheidet von demjenigen der eigentlichen chronischen Endometritis, bei welcher, wie wir jetzt wissen, Bakterien unbeteiligt sind an der Unterhaltung des chronischen Reizzustandes, auch wenn vielleicht ursprünglich die trophische Störung des Endometrium durch Bakterien veranlasst war.

Aber man hat vielfach die Bedeutung der Infektionen auch für das Zustandekommen der chronischen Endometritis überschätzt. Von vielen Autoren wird z. B. die sog. «Erosion» der Portio für eine ausschliesslich oder doch nahezu ausschliesslich auf Gonorrhoe beruhend Krankheit angesehen, — meines Erachtens mit Unrecht. Die «Erosion» kann eine postinfektiöse Erkrankung sein, sie kann aber ebenso gut und wird mindestens ebenso häufig anderen Processen ihre Entstehung verdanken.

Wenn ich also heute *nur die nicht bakterielle Endometritis in Betracht ziehe,* so lasse ich dabei die ursprüngliche Aetiologie ganz ausser Spiel und *schliesse deshalb die postinfektiösen Endometritiden mit ein.*

Unter chronischer Endometritis im weiteren Sinne fasse ich alle chronisch-hypertrophischen Ernährungsstörungen der Uterusschleimhaut zusammen, möchte aber die verschiedenen Formen getrennt behandelt wissen.

Nach dem *Sitz der Erkrankung* muss man die *Corpus-* und die *Cervix-Endometritis* unterscheiden, obwohl beide sich häufig mit einander kombiniren.

Klinisch (symptomatologisch) sind zu trennen die *haemor-*

rhagischen (menorrhagischen) und die *katarrhalischen* Formen. Die haemorrhagischen Endometritiden deuten naturgemäss auf eine Erkrankung des Uteruskörpers hin, die katarrhalischen haben vorzugsweise ihren Sitz in der Cervix. Wohl kann natürlich auch das Corpus katarrhalisch erkranken, dann aber tritt fast regelmässig auch Menorrhagie auf, selten besteht der Corpuskatarrh für sich allein. Es verschwindet deshalb bei der Beseitigung der Menorrhagie in der Regel auch der Katarrh, wenn es sich nicht gleichzeitig um eine Cervikalerkrankung handelt. Isolirte Uteruskatarrhe betreffen meistens die Cervix. *Man kann daher wenigstens ganz im allgemeinen mit dem Begriff der haemorrhagischen Endometritis denjenigen der Corpuserkrankung, mit dem Begriff der katarrhalischen denjenigen der Cervixerkrankung verbinden.*

Vom *anatomischen* Standpunkt muss man festhalten, dass bei chronischen Entzündungen der Uterusschleimhaut immer ein *hypertrophischer Zustand* der betroffenen Teile vorliegt, dass aber diese Hypertrophie in verschiedener Weise zu wirken im Stande ist. Entweder kommt es nur zu einer vermehrten Funktion, einer *Hyperpoiesis*, d. h. zu einer abnormen Sekretion, oder es entsteht als Folge der dauernden Hyperaemie und Hypertrophie auch ein *hyperplastischer* Zustand: die Schleimhaut verdickt sich und verbleibt in diesem Zustande.

Dies ist von der Corpusschleimhaut hinreichend bekannt, namentlich in der Form der postpuerperalen oder postabortiven Endometritis. Aber auch in der Cervix finden wir den gleichen Process.

Bei der hyperplastischen Ernährungsstörung handelt es sich also stets um sichtbare und bleibende anatomische Veränderungen. Bei der rein funktionellen, der hyperpoietischen Störung dagegen fehlt eine greifbare anatomische Veränderung; zwar ist auch hier eine nutritive Reizung anzunehmen, welche vermittelt wird durch eine wohl stets vorhandene Gefässerweiterung (Hyperaemie), aber sie braucht keine bleibende zu sein, sie kann spontan vorübergehen.

Die hyperplastischen Veränderungen setzen voraus, dass ein lokaler Reiz stattfand, sie stellen daher ein lokales Leiden dar und bedürfen der lokalen Behandlung. Die hyperpoietischen Endometritiden entstehen durch centrale Störungen teils nervöser Art (vasomotorische Veränderungen) teils haematobiologischer und biochemischer Art (Dysaemie, Anaemie, Chlorose), *sie sind Allgemeinerkrankungen, und bedürfen deshalb der Allgemeinbehandlung.*

Die chronische Endometritis sensu strictiori ist ein hyperplastischer Vorgang. Der Uteruskatarrh und die rein symptomatische Menorrhagie verdanken ihre Entstehung einem hyperpoietischen Vorgang ohne anatomische Basis.

Nun ist allerdings die Grenze zwischen beiden Arten nicht scharf. Aus der hyperpoietischen Form kann sich bei längerem Bestande die hyperplastische Form entwickeln. Aus den fortgesetzten Menorrhagieen wird die Endometritis haemorrhagica, aus dem dem hartnäckigen Uteruskatarrh die Endometritis katarrhalis.

Die anatomischen Merkmale der hyperplastischen Endometritis sind am *Uteruskörper: Wucherung der gesamten Schleimhaut.* Dass einzelne Teile, der Drüsenkörper oder das interglanduläre Gewebe, stärker von der Hyperplasie betroffen sein können, soll nicht geleugnet werden. In der Regel aber findet man bei der mikroskopischen Untersuchung sowohl den Drüsenkörper als das Zwischengewebe in gleichem Masse an der Wucherung beteiligt. Es hat deshalb die Unterscheidung in Endometritis glandularis und E. interstitialis für die Therapie keinen Wert. Beide Arten kombiniren sich gewöhnlich mit einander, beide erzeugen — wie bereits erwähnt — dasselbe Symptom: die Menorrhagie, teils mit teils ohne Katarrh, selten den Katarrh allein.

An der *Cervix* zeigt sich die hyperplastische Endometritis *gleichfalls in Gestalt einer Schwellung der gesamten Schleimhaut* (Drüsenkörper und Zwischengewebe). Wir finden Hyperaemie der Gewebe, Vermehrung des Bindegewebes, Hyperplasie des Drüsenkörpers mit Retention des Sekretes (Retentionscysten). An der Portio vaginalis uteri tritt die cervikale Hyperplasie zu Tage im Ektropium (sog. Erosion) der Schleimhaut sowie in Gestalt der Ovula Nabothi, dazu kommt als Folgeerscheinung die wahre Erosion der Portio, eine Macerationserscheinung durch scharfe Sekrete.

Die hyperplastische Entzündung des Endometrium ist häufig kombinirt mit gleichartiger Erkrankung des Myometrium (*chronische Myo-Endometritis*), geht daher vielfach mit Verdickung des Uterus an Corpus oder Cervix, bez. Portio vaginalis einher.

Die *klinische Unterscheidung* zwischen der hyperplastischen und der hyperpoietischen Form basirt teils auf dem Nachweis der geschilderten anatomischen Veränderungen (Verdickung, Ektropium, Ovula Nabothi, etc.), teils auf der Anamnese, welche entweder vorausgegangene Lokalerkrankungen (Aborte, überstandene Infektionen u. dgl.) oder konstitutionelle Leiden (Dysaemie, Neurasthenie, schwächende Krankheiten) etc. ergiebt.

Die Beschaffenheit des Sekrets (Probetampon nach *B. S. Schultze*) giebt für sich allein keine sicheren Merkmale ab für die Art der Erkrankung. Die Sekrete sind bei fast allen Endometritiden schleimig-eitrig, bei glattem Abfluss mehr schleimig, bei Sekretstauung mehr eitrig. Auch bezüglich des Sitzes der Erkrankung hilft die Sekretbetrachtung nicht viel. Zwar ist es richtig, dass das cervikale Sekret mehr zähschleimig ist im Vergleich zu dem serösschleimigen Sekret des Uteruskörpers, aber auch das cervikale Sekret kann bei starker Hyperaemie und Durchtränkung der Schleimhaut ziemlich dünnflüssig werden, wie wir z. B. bei den nach supravaginaler Amputation des Uteruskörpers restirenden Katarrhen sehen.

Therapie.

Bezüglich der *hyperpoietischen Endometritis (Menorrhagie, Katarrh)* kann ich mich kurz fassen. Hier ist *zielbewusste die Aetiologie berücksichtigende tonisirende Allgemeinbehandlung* am Platze, bei Menorrhagie unterstützt durch Mittel und Massnahmen, welche Uterusgefässkontraktionen erzeugen. Schädlich und zu verwerfen ist jegliche Lokalbehandlung.

Dagegen verdient die Behandlung der *hyperplastischen Ernährungsstörung,* der *Endometritis chronica sensu strictiori,* eingehendere Erörterung, und damit komme ich auf den wichtigsten Punkt meines heutigen Themas, auf *die Lokalbehandlung des Uterus.* Der Endometritis pflegt man mit den allerverschiedensten Mitteln zu Leibe zu gehen, mit Spülen, Pinseln, Aetzen, Kratzen, Brennen, Verbrühen, Stechen, Schneiden u. s. w. Schon die grosse Zahl der empfohlenen Massnahmen beweist — wie überall in der Medicin — die Unsicherheit unseres therapeutischen Handelns. Noch viel mehr aber der Erfolg. Derselbe ist in der Regel höchst mangelhaft: zuweilen Heilung für kurze Zeit oder Scheinheilung, zuweilen Verschlimmerung trotz grosser Sorgfalt, zuweilen Erzeugung von Komplikationen (Adnexentzündung, Pelveo-peritonitis), sehr häufig schwere Schädigung des Allgemeinbefindens nervöser und anderer Art, selten wirkliche und dauernde Heilung.

Die Ursache liegt meines Erachtens darin, dass die meisten der empfohlenen und angewandten Massnahmen unzweckmässig oder geradezu schlecht sind. Der Gedanke, die kranke Schleimhaut durch Aetzen, Brennen u. dgl. zu zerstören, hängt wohl z. T. mit der alten Vorstellung zusammen, dass jede Endometritis durch Bakterien veranlasst sei, dass somit nur bakterientödtende Mittel helfen könnten, z. T. liegen ihm unklare Vorstellungen zu Grunde über die Wirkung gewisser Aetzmittel auf die Gewebe.

Es ist richtig, dass Aetzmittel im Stande sind, überschüssige Gewebsteile zu zerstören, aber man darf nicht vergessen, dass sie wiederum einen lokalen Reiz darstellen, welcher die geätzten Gewebe zu neuer Proliferation anregt und somit den chronischen Entzündungszustand unterhält. Und was die Einwirkung auf die gemutmassten, aber doch nur bei den infektiösen Formen vorhandenen Bakterien anlangt, so wissen wir doch schon seit langer Zeit, dass die Bakterien durch Aetzen nicht umzubringen sind, sondern dass ihnen in Gegenteil dadurch neuer Nährboden geschaffen wird, welcher ihr Wachstum befördert. Aber auch bei uns heute interessirenden nichtinfektiösen Erkrankungen *sind die Aetzmittel falsch, weil sie die Vitalität der Gewebe stören und damit die natürlichen Schutzvorrichtungen des Uterus gegen das Eindringen von Bakterien vorübergehend oder dauernd schädigen.* Das kann man am schönsten verfolgen z. B. bei der Wirkung der Atmokausis: ein klimakterischer blutender Uterus wird mit Atmokausis behandelt; vor der Behandlung war das Cavum frei von Bakterien, nachher ist es eine Brutstätte derselben, und nur dem Umstande, dass die Mikroorganismen meist harmlose Saprophyten der Scheide darstellen, welche nicht tiefer in die Gewebe eindringen, ist es zu verdanken, dass meistens nicht ernstere Erkrankungen folgen. Zuweilen aber gelangen auch pathogene Mikroben in das durch die Verätzung nekrotisch gewordene Uteruscavum, es entstehen schwere, selbst tödliche Infektionen. In der Regel überwindet der Uterus die durch die Aetzbehandlung entstandene bakterielle Entzündung, die ungeheure Regenerations- und Heilkraft der Natur siegt, aber nachher ist im günstigsten Falle nichts gebessert, meist ist der Katarrh, dessentwegen behandelt wurde, wenigstens eine Zeit lang schlimmer als zuvor. Und doch wird die Aetzbehandlung überall angewendet, weil sie — Mode ist.

Dasselbe, was von den Aetzmitteln gesagt ist, gilt von allen ähnlichen Massnahmen: der Elektrokaustik, der Atmokausis, dem Glüheisen, letzteres bei der Portiobehandlung (Ektropium, Erosion), erstere bei der intrauterinen Anwendung.

Dasselbe gilt schliesslich auch von der Gazetamponade und der Quellstiftbehandlung. So zweckmässig die Dilatation des Uterus ist, welche dadurch angestrebt wird, so schädigend wirken diese Methoden. Sie quetschen durch Stunden hindurch die oberflächlichsten Zelllagen der Schleimhaut und schaffen zudem durch den Bakterien aufnehmenden Stift oder Gazestreifen — ähnlich wie die in die Scheide herabhängenden Eihäute eines puerperalen Uterus — eine aufwärts führende Strasse für die Bakterien der Vagina. Geht auch die Schädigung nicht so tief wie bei der Aetzbehandlung, so ist sie doch principiell die gleiche und dementsprechend sind die Erfolge ganz unsichere, z. T. sogar unglückliche.

Hierbei sei erwähnt, *dass ich auch von der intravaginalen Tamponbehandlung nicht viel halte.* Ich habe nie einen Erfolg von derselben für die Endometritis, selbst nicht der cervikalen Form, gesehen und halte sie daher für vollkommen zwecklos.

Ebenso fehlerhaft ist die vielfach geübte Lokalbehandlung an falscher Stelle. Ich sagte vorhin: der Uteruskatarrh ist fast immer eine cervikale Erkrankung, und doch wird so häufig die Abrasio mucosae corporis vorgenommen bei rein katarrhalischer Erkrankung. Die Abrasio hilft nur bei Menorrhagieen und beseitigt allerdings dabei den etwa zugleich vorhandenen Ausfluss, den cervikalen Katarrh dagegen niemals, auch nicht bei Abrasio cervicis, denn die Cervixschleimhaut lässt sich nicht abkratzen.

Die nach meiner Ansicht richtige und durch viele Jahre hindurch erprobte Behandlung soll bestehen

1) in einer zielbewussten *Allgemeinbehandlung,* wie bei den hyperpoietischen Ernährungsstörungen.

2) in einer *die Vitalität der Gewebe und das Nervensystem möglichst schonenden Lokalbehandlung.*

Die Lokalbehandlung soll zeitlich auf einen möglichst kurzen Zeitraum zusammengedrängt und soll thunlichst schmerzlos gestaltet werden. Das wochenlange schmerzhafte Behandeln macht die Frauen nervös, bez. steigert das häufig schon vorhandene nervöse Allgemeinleiden. Die Behandlung soll klinisch durchgeführt werden, sowohl wegen der erforderlichen Asepsis, als vor allem, um den Frauen während der Behandlung die möglichste körperliche und seelische Ruhe zu gewährleisten. Voraussetzung ist selbstverständlich sorgfältige Beachtung aller Kontraindikationen gegen die Lokalbehandlung, wie bestehende Infektion an Uterus und Adnexen, bez. Beckenbauchfell.

Bei der *Endometritis haemorrhagica* ist, wie allbekannt, die Abrasio am Platze, bei empfindlichen Personen am besten in Narkose. Lokale Nachbehandlung ist nicht erforderlich. Bei Eintritt von Recidiven ist die Abrasio zu wiederholen. Handelt es sich um *schwere stets recidivirend Blutungen,* wie sie bei *chronischer*

Metroendometritis zuweilen, besonders im klimakterischen Alter vorkommen, so ist eine radikale Operation allen verätzenden, nekrosemachenden Methoden vorzuziehen, also entweder die *vaginale Totalexstirpation* oder *die Excision der gesamten Corpusmucosa samt einem entsprechenden Teile der metritischen Uteruswandung*. Ich pflege die letztgenannte Operation durch Kolpokoeliotomie in der Weise auszuführen, dass ich nach Eröffnung des vorderen Scheidengewölbes und Ablösung der Blase den Uterus vorn hervorhole, einen entsprechend grossen mit der Schneide nach dem inneren Muttermund zu gelegenen Keil herausschneide, die gesamte Schleimhaut des Cavum excidire und die glatt gemachten seitlich stehen bleibenden Teile des Uteruskörpers durch teils versenkte teils vorn und hinten gelegte lineäre Nähte aneinanderfüge. Die Erfolge sind bei dieser zwar recht eingreifenden aber doch rein konservativen Operation sehr zufriedenstellend.

Die *Endometritis Katarrhalis* ist schwerer zu heilen.

1) Der erforderliche Sekretabfluss ist herzustellen durch *Dilatation der Cervix mit Hegar'schen oder ähnlichen Stiften*, welche die Gewebe wegen der rasch vorübergehenden Wirkung im Vergleich zu den Quellmitteln nur wenig schädigen.

Die Dilatation ist nur so weit zu führen, bis ein mittlerer Uteruskatheter bequem passiren kann.

2) Ausspülungen des Uterus sind stets erforderlich, etwa alle 2—3 Tage einmal, durch 2—3 Wochen hindurch, mit schleimlösenden (Soda) oder besser mit leicht adstringirenden Mitteln, am besten mit 3 % H.O.-Lösung.

Besonders aber ist auf die Lokalbehandlung der Cervixschleimhaut Wert zu legen, nämlich je nach der Schwere der Erkrankung durch

3) wiederholte, *Skarifikationen der ganzen Schleimhaut bis zum inneren Muttermunde*. Dieselben sollen ausgeführt werden

a) (nach Dilatation und Ausspülung) in Gestalt von *Längsincisionen mittels eines dünnen schmalen geknöpften Messers*, wobei ringsum im Cervikalkanal 4—6 parallel verlaufende lange seichte Einschnitte gemacht werden,

b) in der gewöhnlichen Weise durch multiple *Stichelungen der Portio vaginalis* mittels des Lanzenmessers.

Die Incisionen sind, wenn nötig, in etwa 5 tägigen Intervallen 1—2 mal zu wiederholen. Der Zweck ist einerseits energische Blutentziehung und andrerseits gründliche Entlastung des Drüsenkörpers durch Incision zahlreicher zum grossen Teil weit dilatirter Schleimdrüsen. Ektropien geringeren Grades (sog. «Erosionen») gehen daraufhin gewöhnlich spontan zurück. Echte Erosionen (Macerationserscheinung) heilen ohne specielle Behandlung derselben von selbst ab.

Ist ein starkes Ektropium vorhanden, so ist

4) die *hyperplastische Schleimhaut zu excidiren*, wobei in der Regel eine sog. *Emmet*'sche Seitennaht auszuführen ist.

Ist gleichzeitig eine stärkere Portio-Metritis vorhanden, so ist

5) *die Portioamputation auszuführen*.

Alle die genannten Methoden sind, obwohl sie z. T. eingreifender erscheinen, thatsächlich viel schonender als die gebräuchlichen die Schleimhaut zur oberflächlichen oder tiefen Nekrose führenden Aetzmethoden. Ein glatter Schnitt stört die Vitalität der Gewebe wenig oder gar nicht und gewährleistet bei guter Asepsis, dass nicht Bakterien in die chronisch entzündeten Gewebe eindringen und die Krankheit verschlimmern.

DISCUSSION

M. A. MARTIN: Der Herr Vortragende hat sich mit seiner Mitteilung sehr verdient gemacht: er hat auf die Gefahr der unseligen Polypragmasie hingewiesen, durch welche unzweifelhaft in der landläufigen Praxis mehr Schaden als Nutzen gestiftet wird, ganz besonders bei den chronischen Uterincatarrhen und der Metritis chr. Seit Jahrzehnten warne ich meine Schüler vor der Behandlung mit Aetzungen und den Massnahmen der sog. "kleinen„ Gynäkologie. Die Frauen werden krank gemacht und krank gehalten; sie genesen, wenn sie endlich aus der "Behandlung„ entlassen werden. Sorgen wir besser für die allgemeine Ernährung, lassen wir die Genitalien in Frieden, regen wir den Stoffwechsel durch Hydrotherapie, durch energische Körperpflege und dergleichen an — dann heilen diese Processe schneller als durch die sog. Lokalbehandlung.

Ich glaube der Herr Vortragende hat sich mit seiner Warnung ein Verdienst erworben: wenn solche Pflege nicht zur Heilung führt, dann ein einfacher Eingriff, wie z. B. die energische Skarifikation, eine Abrasio mit sorgfältiger Nachbehandlung. Das führt sicherer und schneller zur Heilung als die so viel verbreitete chronische Lokalbehandlung! Damit schliesse ich die Sitzung.

(Après-Midi)

Gynécologie

Présidence: M. CANDIDO DE PIXÃO

Rapports entre la sphère génitale et la muqueuse du nez; rhinococaïnisation

Par M. LATIS, Alexandrie, Égypte

Le dr. W. Fliess, de Berlin, avait attiré l'attention sur les modifications congestives qui surviennent pendant les règles au

niveau de deux points de la muqueuse nasale, extrémité antérieure du cornet inférieur et tubercule nasal. La cocaïnisation de
ces points, qu'il appela points génitaux, amenait la disparition des
douleurs hypogastriques et sacrées qui accompagnent habituellement la dysménorrhée.

Les observations de Fliess furent confirmées par les recherches du dr. A. Schiff, de Vienne, en 1901. Il communiqua à la
Société império-royale des médecins de Vienne que l'attouchement des points génitaux avec une solution 20 % de cocaïne faisait disparaître complètement les douleurs abdominales qui accompagnent la dysménorrhée. La cocaïnisation de l'extrémité antérieure du cornet inférieur faisait disparaître les douleurs hypogastriques, celle du tubercule nasal les douleurs sacrées. Dans le
cas de douleurs unilatérales la cocaïnisation des points génitaux
de la fosse nasale du même côté était suffisante. Il disait, en plus,
que, si l'on anesthésie toute la muqueuse des fosses nasales à
l'exception des points génitaux, les douleurs ne cèdent pas. La cocaïnisation était suffisante même avec une solution plus faible, par
exemple à 3 %, à condition de toucher préalablement les points
en question avec de l'extrait de capsules surrénales.

La cocaïnisation des points génitaux peut aussi faire cesser
des douleurs abdominales indépendantes des périodes menstruelles.

Enfin le dr. Schiff a pu obtenir dans quelques cas des guérisons définitives de la dysménorrhée en détruisant les points génitaux par des caustiques ou par l'électrolyse.

À la séance suivante de la même société, M. Redlich se
montre plutôt sceptique donnant une certaine part à la suggestion dans les effets curatifs de la cocaïnisation de la muqueuse
nasale sur les douleurs dysménorrhéiques.

Mais M. Weil dit avoir pu débarrasser plusieurs malades dysménorrhéiques de leurs douleurs pendant plusieurs mois avec la
cocaïnisation nasale. Bon résultat aussi dans un cas de névralgie des grandes lèvres et de l'anus apparue au moment des règles.

M. Gomperz, chez les femmes atteintes de dysménorrhée, a
constaté une tuméfaction de certaines parties de la muqueuse nasale et il a vu toujours la cocaïnisation de ces tuméfactions faire
disparaître les douleurs abdominales pour un certain temps, en
général 8 à 12 mois. Il a obtenu aussi chez l'homme, dans trois
cas de névralgie de la région des lombes, la guérison par la cocaïnisation de la muqueuse nasale. Deux de ces 3 cas de névralgie
reconnaissaient une origine génitale (excès vénériens, masturbation).

M. Grossmann, par la cautérisation du cornet inférieur gauche, a pu faire cesser pendant 5 semaines des accès et des vertiges épileptiques. Avec le même traitement, il a guéri une névralgie du trijumeau. Enfin, après l'irritation de certains points de la muqueuse nasale, M. Grossmann a constaté expérimentalement une augmentation de la pression sanguine ainsi que de l'arythmie cardiaque et des stases veineuses.

Dans une 3ᵉ séance de la Société des médecins de Vienne, Chiari ne croit pas devoir accorder une confiance trop grande au traitement des douleurs dysménorrhéiques par la rhinococaïnisation (je me permets ce mot qui simplifie la terminologie).

Réthi, sur 11 cas de dysménorrhée, n'a obtenu qu'un seul succès. Tandis que Habban sur 12 malades a 12 résultats positifs. En outre il communique un cas très important:

Une femme, aménorrhéique depuis 5 ans, a les règles quelques heures après la cocaïnisation de la muqueuse nasale du côté gauche.

M. Chrobak a obtenu aussi des résultats positifs dans la dysménorrhée par la rhinococaïnisation; il ajoute qu'il n'a pu contrôler l'opinion de Fliess qui prétend qu'on peut diminuer les douleurs de l'accouchement en agissant sur la muqueuse nasale.

En 1902 M. J. Linder a soumis 16 femmes dysménorrhéiques depuis un temps suffisamment long à une série d'expériences:

Plusieurs patientes accusèrent une diminution des douleurs à la suite de la simple inspection des fosses nasales.

La cocaïnisation des points génitaux ne donna aucun résultat dans 4 cas; 2 fois, elle fut suivie d'une exacerbation des douleurs; chez les 10 autres femmes, les douleurs disparurent au bout d'un temps plus ou moins long et le bien-être se maintint pendant 24 heures environ. Ces 10 femmes furent soumises le lendemain à la friction des points génitaux avec de l'eau fraîche ordinaire sans les avertir de la substitution: résultat nul dans 2 cas, partiel dans 6, positif dans 2. Un dernier essai d'application d'eau fraîche au su des malades donna résultat négatif dans tous les cas.

M. Linder conclut à la possibilité dans certains cas de faire disparaître ou au moins diminuer les douleurs dysménorrhéiques grâce à une intervention intranasale des plus simples.

M. Linder a eu aussi l'occasion de faire des observations très importantes au cours de plusieurs laparatomies sur des femmes, l'irritation artificielle des points génitaux déterminait sur les organes génitaux des hyperhémies locales qui disparaissaient quand l'irritation nasale cessait. On remarquait, en outre, des contractions de l'utérus, un plissement de la séreuse et un rapprochement des trompes de Fallope.

Les drs. J. Jaworski et J. Iwaniki, après 73 expériences de traitement intranasal des troubles dysménorrhéiques, concluent que ce traitement est surtout indiqué chez les vierges, ainsi que dans les troubles menstruels d'origine purement nerveuse; que le moyen le plus efficace semble consister dans l'électrolyse ou dans la galvano-cautérisation des points génitaux: les attouchements avec l'acide trychloracétique exerceraient une action moins durable et moins énergique; les effets de la cocaïnisation pure et simple seraient encore moins marqués.

Pour mon compte, je n'ai eu l'occasion d'expérimenter la cocaïnisation des points génitaux de la muqueuse nasale, traitement que, comme je disais plus haut, on pourrait appeler rhino-cocaïnisation pour simplifier le langage, que sur 15 cas (10 vierges). Je trouve inutile de m'étendre sur la nomenclature de ces cas. Je vous dirai seulement que le maximum d'effet, je l'ai obtenu chez les vierges: parmi celles-ci, il y en a quelques-unes qui régulièrement, à la première apparition des douleurs, se mettent leur petit tampon de coton imbibé dans la solution cocaïnisée (20 %) dans les narines et passent tranquillement une période qui autrefois les faisait souffrir énormément. Un confrère d'Alexandrie (Egypte), le dr. Kornfeld, a aussi obtenu de bons résultats en 3 cas. Le dr. Belleli, de Port-Saïd (Egypte), me communique aussi un résultat heureux; au lieu de cocaïne il s'est servi de la stovaïne dans les mêmes proportions.

En pratique il est inutile de chercher à anesthésier les points génitaux seulement. On obtient le même résultat d'une façon beaucoup plus simple en introduisant dans les narines un petit tampon de coton imbibé dans la solution anesthésique, cocaïne ou stovaïne à 20 %.

Je me suis servi quelquefois d'une solution moins concentrée: les résultats ont été dans 2 cas nuls ou peu évidents, dans un autre positifs.

En tout cas, je crois que, comme il n'y a aucun inconvénient, étant donnée la quantité minime de cocaïne qui peut être absorbée, à se servir de la solution concentrée, il vaut mieux recourir à celle-ci.

Quelques mots seulement à propos de l'explication de ces phénomènes:

Après les intéressantes observations de Linder, je pense que ces hyperhémies locales déterminées sur les organes génitaux à la suite de l'irritation artificielle des points génitaux, ces contractions de l'utérus, ces plissements de la séreuse, ce rapprochement des trompes de Fallope déterminés par le même facteur, doivent se vérifier régulièrement dans la menstruation normale, irrégulièrement dans la dysménorrhée.

La rhinococaïnisation agirait régularisant par un phénomène réflexe les modifications anormales des organes génitaux. Les douleurs dysménorrhéiques et quelques cas d'aménorrhée peuvent être dus quelquefois à un spasme ou de l'utérus ou des trompes, ou de l'utérus et des trompes en même temps. Dans le cas de Habban, les règles apparaissent quelques heures après la rhinococaïnisation chez une femme aménorrhéique depuis 5 ans.

Par contre je n'arrive pas bien à comprendre l'utilité de la destruction des points génitaux.

Comment peuvent agir les réflexes, qui seuls peuvent expliquer les phénomènes à distance, une fois qu'on a supprimé les moyens de les provoquer?

En conclusion, je crois que les gynécologues, avec la rhinococaïnisation, ont sous la main un moyen bien simple, pas dangereux et à la portée de tout le monde pour soulager, voir même guérir, des souffrances quelquefois très pénibles.

DISCUSSION

M. DANIEL DE MATTOS: Je crois qu'il faut distinguer les différentes formes de dysménorrhée. La naso-anesthésie, soit par la cocaïne, soit par la stovaïne, ou quelque autre agent anesthésique, peut donner un résultat favorable dans la dysménorrhée spasmodique; mais, dans la dysménorrhée par sténose du col, je crois que le soulagement ne sera pas très sensible.

M. LATIS: Pour répondre à M. le professeur Mattos, je dirai que je crois qu'il faut donner une part bien plus importante que ce qu'on pense au spasme dans la dysménorrhée. Une sténose mécanique, qui par elle-même ne serait pas suffisante pour donner des phénomènes très douloureux, peut en conséquence du spasme donner, lors de la menstruation, des douleurs insupportables et empêcher même l'écoulement sanguin. Donc je crois qu'il est toujours avantageux, dans un cas de dysménorrhée, n'importe pour quelle cause, de recourir à la rhinoanesthésie. En tout cas, il n'y a rien à risquer.

The clinical significance of uterine deviations

A clinical study of three thousand recorded cases

Par Mme LUCY WAITE, Chicago.

In no department of medicine or surgery has there been so much confusion in regard to the significance of the clinical manifestations of pathologic conditions as in the diseases having their origin in the female pelvis. False deductions based upon improven premises have led to wrong methods of treatment and gynecology has thereby suffered much in the estimation of the profession, as a legitimate specialty, and as one superstition after the other vanishes before the light of scientific investigation the gynecologists themselves have become discouraged and write of the «passing of gynecology».

This state of things in reality should have the opposite effect, should force the profession to a realization of the necessity of special study along these lines. The very fact that gynecology is still a young child in the family of specialties, that until recent years it has only been an appendix to surgery and obstetrics, accounts logically for the confusion and uncertainty in this most important branch of medicine and surgery. Not until gynecologists take up the subject seriously and devote their undivided time and thought to the many perplexing problem which confront us, will we have any hope of bringing order out of the present chaotic condition of clinical gynecology. It is with the hope of throwing some light on a few unsettled questions that I present this study of a series of cases observed in hospital and dispensary work. The position of the uterus has been given an exagerated and unwarranted importance in pelvic disturbances since the very beginning of the study of the diseases of women. This was natural and excusable in the days when tubal pathology was unknown and pelvic peritonitis was described in terms which made the uterus the central figure as peri- and parametritis. The early gynecologists did not extend their investigations beyond the uterine body and consequently attributed all the symptoms which they found in any given case to the position in which they found the uterus at the time and these symptoms having once been accepted as classical have been handed down to us as veritable superstitions. Notwithstanding that the discovery of tubal pathology and the establishment of the theory of progressive mucous membrane infections has entirely revolutionized the old ideas of pelvic pathology, the long established theories regarding the importance of the uterine body still clings to us and to dislodge them has proven indeed an herculanean task. In order to simplify as much as possible the presentation of such a large number of cases, I have classified them under six different positions: Anteversion, Anteflexion, Retroversion, Retroflexion, Lateral Versions, and Prolapse. Omitting several hundred cases where for one reason or another the exact position of the uterus could not be obtained, the following statistics resulted: anteversion, 27%, anteflexion 40%, retroversion, 22%, retroflexion 6%, lateral version 2%, prolapse 3%. Making the antepositions 67%, the retropositions 28%. It is interesting to compare the statistics of the different investigators on this subject. In a large series of cases Vedeler found the uterus in anteposition in 71%, and in retroposition, 29%, almost identical with my statistics, as he did not make a separate classification of lateral versions and prolapse. In the antepositions however he gives the flexions a much larger percentage, 64% to 7% anteversions. In my clinic the rule is to record as flexions only those cases forming a distinct angle between the fundus and cervix, as it is only this sharp flexion at the internal os which can possibly have any clinical significance. Sänger reports in several hundred cases retropositions in only 15%.

I do not hesitate to affirm the most important question in gynecology to-day is the one under discussion. Has the uterus any definite normal position relative to the pelvic axis? The importance of this question relates to the enormous amount of unnecessary and dangerous operating, which is being done on the retroverted uterus, under the impression that at all hazards it must be brought into anteposition. Until the last two years it has been the custom unfortunately in my clinic to refer all patients not complaining of pelvic or abdominal symptoms to the medical clinic without pelvic examination and the opportunity thus lost to observe the uterine position in a large number of non-gynecological cases. Since the rule has been established to make pelvic examinations in all cases regardless of symptoms, we have found, in a series of 1000, 15 % of the retrodeviations presenting no pelvic or abdominal symptoms whatever, and without exception the remaining 85 % were recorded as complicated with some definite pelvic or abdominal pathologic conditions. These were classified as chronic diseases of ovaries and oviducts, 35 %; acute tubal inflammation, 3 %; myomata 8 %; ovarian tumor, 6 %; in a large percentage of these extensive adhesions and pelvic exudates were found. The cases of myometritis, 30 %, without involvement of appendages, were complicated in a large number of cases with pathologic laceration of the cervix, and consequent cellulitis and lacerations of the perineum. In a large percentage there were other complications as appendicitis, hernia, nephroptosis, haemorrhoids and recent puerperal cases. 3 % were pregnant at the time of examination, and there were two percent (2 %) of carcinoma uteri.

In order to study the symptomatology of the different uterine positions as comprehensively as possible, I have considered first the most prominent symptoms which accompany pelvic disturbances from the standpoint of ante- and retroposition as a whole. Dysmenorrhea was present in 64 % in the antepositions and in 80 % of retropositions. As the flexions are seven to one in favor of the antepositions, this fact alone must force us to give up dysmenorrhea as a classical symptom of flexions and of anteflexion in particular. The results of my study regarding dysmenorrhea in connexion with fixation of the uterus has completely changed my preconceived opinions on this subject. There was practically no increase in the number complaining of pain in those cases where mobility of the uterus was destroyed or limited, over those in which the uterus was freely movable in the pelvis.

Careful questioning of the patients concerning menstrual pain showed 70 % in mobile uteri and 73 % in uteri fixed or in cases limited in mobility by pelvic peritoneal adhesions. Some of the most severe dysmenorrheas were found in cases of myometritis, where the uterine body was held by the parenchymatous inflammation at a definite angle with the cervix, but the uterus as a whole had a wide range of motion in the pelvis. 27 % of the fixed uteri reported no menstrual pain. Among these were cases where the entire pelvis was filled with organized exudates, snowing in the uterus and appendages in such a manner that the organs could not be outlined, the entire pelvis being filled with an immovable mass. One case of this kind came to the clinic on account of irregular lumpy masses which she had discovered in her breasts, and when questioned regarding the pelvic organs, said she had never had any trouble there whatever and resented at first the proposal to make a pelvic examination.

It is interesting to note that after prolonged pelvic treatment the organs became quite loose and with the disappearance of the pelvic exudates the lumps in the breast also disappeared. The attempt to locate the etiology of dysmenorrhea and of pelvic pain in general has proven a veritable «will o' the wisp», a most interesting as well as a very discouraging study, but as the subject is not exactly in line with this paper and is too extensive to be taken up as a side issue, I must content myself with making the statement that we have not been able to connect it with any certain uterine position and are forced to the conclusion that the position of the uterus in the pelvis, movable or fixed, plays no part in the etiology of either dysmenorrhea or general pelvic pain.

Menorrhagia, which we have been taught to consider as an almost constant condition in retropositions, was found in only 40 % and curiously the antepositions recorded a profuse menstrual flow in 41 %, showing conclusively that the uterine position cannot be considered at all as a factor in this condition. I find special notes of severe cases of menorrhagia and metrorrhagia, not resulting from uterine tumors, in anteversions. Investigation of the accompanying backache and constipation, which the profession has from time immemorial been satisfied to attribute to pressure from the retroposed uterus, yielded some interesting statitics. Without reference to the position 48 % complained of chronic backache, 52 % answering «no» to the direct question. Of the anteposition 42 % of the patients gave a history of chronic backache. Among the retropositions, backache was given as one of the principal symptoms in 59 %, the remaining 41 % stating definitely that they did not suffer from this complication. These statistics show it is true a larger percentage of backache in retropositions, but this is readily accounted for by the fact that these positions are accompanied by such complications as pyosalpinx, ovarian prolapse and pelvic adhesions, in a larger percentage of cases than antepositions, and the small increase of 14 % certainly does not warrant the conclusion that backache is a legitimate symptom of retrodeviations. With a percentage of 44 complaining of chronic backache in antepositions, we may safely draw the conclusion that the cause of backache must be sought in conditions other than those effecting simply the relative position which the uterine body occupies in the pelvis. In regard to chronic constipation which accompanied 78 % of all cases examined, the results were equally conclusive. Of the antepositions 56 °/o gave a history of constipation, while 63 °/o of the retrodeviations complained of this complication. The percentage is again to be sure in favor of the retrodeviations, but the increase of 7 °/o can be quite as satisfactorily explained as in the case of chronic backache by the presence of oviductal and ovarian disturbances and the resulting local peritonitis. It is readily admitted that retroversions and flexions are associated with pathological appendages in a larger percentage than anteposed uteri, but here again we have mistaken the results for the cause. The peculiar anatomical relation of the uterus to its appendages favors the drawing backward and partial or complete fixation of the uterus in a retro-position in all inflammatory conditions producing pelvic exudates and consequent peritoneal adhesions. Long before I had an opportunity of verifying clinically my belief that the position of the uterine body played a very slight if any rôle in the production of constipation, I made some experimentations during dissections on the abdomen and pelvis.

In over twenty bodies I packed the rectum and sigmoid, and found that these organs could be enormously distended without crowding the uterus and that it rode upward and forward obedient to the increasing size of the rectum without making the slightest anatomical protest. Practically the same result followed the distention of the bladder with air. The uterus assumed a retroposition and became gradually more elevated as the size of the bladder increased without any anatomic hindrance, the roomy pelvis accomodating, without any apparent inconvenience, the full rectum and distended bladder with the elevated and retroplaced uterus between them. Since my dissections, I have an opportunity to confirm these observations on hundreds of clinical cases. One sees frequently large myomata with no disturbances whatever in the intestinal tract. We are forced to conclude that, if the uterus is in any way responsible for constipation in women, it is not on account of direct pressure due to any position which it may happen to assume. The fact that haemorrhages, backache, constipation and pelvic pain are more closely associated with uteri in retroposition is due to the fact that all conditions in the pelvis favor fixation of the uterus, if by chance it lies in this position when inflammation arises in the oviducts producing bilateral and posterior pelvic exudates. And moreover conditions in the posterior cul de sac are much more favorable for the occurrence of pelvic peritonitis than those in the anterior or vesical space.

The subject of sterility in connexion with uterine positions yielded some interesting statistics. The association of sterility with anteflexion is a good example of the common mistake made in our profession of assuming as a cause a condition which is only a coincidence. It is a fact that a larger percentage of sterility is found in connexion with anteflexion than with retropositions, but careful observation will force us to the conclusion that the sterility is due to entirely other causes and that the anteflexion which was the original position simply remains. The retropositions showed 80 % parous, the antepositions 71 %. It has been stated that anteflexion is very rare in parous women. I have not found this to be correct. It is true that comparison of the flexions alone gave a much smaller percentage of parous women in anteflexion, 55 %, than in retroflexion, 73 %, but the fact that 27 % of the retroflexion reported sterile proves that can be no reason to attach the condition to the anteposition and still the much larger percentage of sterility in the latter remains unexplained. There can be no dispute concerning the fact that flexion of the uterine body is more closely associated with sterility than version; this can be easily explained by the fact that a pathological flexion is practically always accompanied by myometritis, while a version may exist with a healthy myometrium. Another clinical observation may assist in explaining these statistics. In anteflexion the uterus is almost invariably fixed in this position, that is to say the uterine ligaments, not having become involved in the inflammatory process, hold the uterus firmly in the acutely flexed position, while in retroflexion, which is, as a rule, accompanied by relaxed and elongated ligaments, the flexed uterine body has a wide range of movement in the pelvis. In both cases the essential indication for treatment is the same, reduction of the myometritis.

The relative clinical significance of vesical symptoms in uterine deviations has been made a special study in my clinic during the last three years.

The antepositions report vesical symptoms, frequent urination, difficult or painful urination in 90 % of cases, the retropositions in 75 %. My associate on the staff of the Mary Thompson Hospital, Dr. Alice Conklin, has made cystoscopic examinations of several hundred cases and reports definite cystitis or urethritis, vesical calculi, ulcerating and epithelial proliferations in all cases complaining of frequent or painful urination. The principal causes of bladder irritation and pain are urethritis and cystitis in associa-

tion with vaginitis. Vesical prolapse is a factor when present, not
on account of the mechanical dragging as we have been taught,
but by reason of the residual urine and consequent cystitis.

The etiology of vesical irritation is much more rationally explained by the presence of infection and of gonorrheal infection
in particular. In a series of 732 cases the secretions were carefully
examined for the gonococcus, which were found in a fraction over
50 % of the cases. This percentage is in reality much higher, as
all cases recorded «suspicious» or «doubtful» were thrown out.

As considerable has been written of late connecting gonorrheal infection with retrodisplacements, a separate table was
made with relation to the positions, with the singular result of
49 % gonococci in the retrodisplacements and the same less a
small fraction in antepositions, showing no connexion whatever
between gonorrhea and the position of the uterus.

The practical application of these statistics to the subject in
hand is that of the cases of retroposition presenting bladder complications 70 %, can be explained by the gonorrheal infection, and
of the anteposition so complicated 50 %, which would lead us very
logically away from the position as a possible factor in the etiology to some other form of infection or inflammatory process in
accounting for the remaining cases. Many cases of extreme anteversion have been observed and recorded with no bladder complications whatever and it is a noticeable fact that many cases of
prolapse are entirely free from vesical irritation. The increase of
15 % of bladder symptoms in antepositions over retropositions
must indeed be accounted for by the position, but even here it is
only a secondary factor as the pathological bladder must be present before symptoms appear. Given an inflamed bladder, it is readily granted that the pressure of a fixed uterine body, or the
pulling and dragging of an unvielding cervix on an organ surroun-
ded by cellulitis, is more apt to produce vesical symptoms than
if the uterus lies in a position which does not bring it into such
close connexion with the inflamed bladder. The fact however that
75 % of retropositions show definite vesical complication destroys
this condition as a classical symptom of antepositions, and forces
us to search for the cause outside of the uterine position. In all cases where the definite position of the uterus has been recorded, the
examination was made with a practically empty bladder and rectum. If either were found overdistended, they were emptied at once
or diagnosis of position postponed. Observations were made regar-

ding the degree of flexion taking place when the bladder is empty. This was found to depend on a number of different conditions, as the flexibility of the uterus, the presence or absence of myometritis, the lenght of the vaginal portion of the cervix, the degree of flexibility of the vaginal walls, and the degree of pelvic peritonitis fixing the adnexal which in turn compromize the mobility of the cervix. In women who have borne children emptying of the bladder is more likely to produce anteversion, in nullipara anteflexion.

This is no doubt due to the fact that myometritis is present in parous women in a larger percentage and to a greater degree than in nullipara. I have not seen such immediate version and flexion following collapse of a distended bladder as described by some authors. Especially is this true in parous women, and is readily accounted for by the large percentage of pelvic adhesions in these cases. Dr. Byron Robinson found in 150 autopsies on parous women 80 % of pelvic peritoneal adhesions. Then, too, parous women are more likely to have retrodeviations and when the uterus is partially or completely fixed in this position by organized peritoneal exudates, it is the bladder which in filling and emptying must accomodate itself to the other pelvic conditions instead of changing or affecting them to any great degree. However, a large number of women who have had several children and even report puerperal accidents present the uterus in anteposition.

The study of lateral deviations found in 2 % of the entire series has been most interesting. Clinical observation alone has established the fact that a large majority of these are in right lateral version, that is the fundus lying in the right half of the pelvis, the cervix in the left. Statistics show 66 % of lateral version to be in this position.

The fact that the large majority of the cervical tears are in the left would satisfactorily account for this clinical fact — the predominance of the left cervical lacerations being explained by the obstetricians by the fact that the most common position of the foetus brings the greatest face to the left during the second stage of labor.

I have not been able to attach any particular clinical significance to the position of the uterus in pelvic and abdominal tumors.

This was carefully studied in 43 ovarian tumors. In 61%

the uterus was found in anteposition; in 32 % the uterus was situated behind the tumor; and in 7 % it was found in extreme lateral positions. It is interesting to note that these statistics correspond exactly with those of other observers. Schultze makes the statement that, according to the observations of Olshausen and himself as well as of most authors, in about one-third of the ovarian tumors of large and medium size the uterus lies in retroversion.

Many of the patients complained of no pain whatever, and were not aware of the tumor until it was found on examination. One patient with an ovarian dermoid, about the size of a child's head, complained of sudden abdominal pain about a week before her entrance into the hospital which had persisted.

At the operation the pedicle was found twisted on itself three times. The uterus in this case lay in front of the tumor. It was observed that in those cases in which the tumor had developed more or less between the folds of the broad ligament causing extreme lateral position the pain was most pronounced.

Here as in all cases of pelvic pain it is evident that the cause was to be found in the presence of inflammation and that the position of the uterine body did not enter in as a factor in the etiology.

CONCLUSIONS

1. The normal position of the uterus is one of passive mobility, and a non-metritic, freely movable uterus may lie in any position in an otherwise normal pelvis without producing symptoms.

2. Uterine deviations are pathological and can be correctly designated displacements only when the uterus is permanently fixed in any given position or its normal mobility compromised.

3. When retrodeviation of the uterus is found in any given case of pelvic disturbances, further investigation will reveal complications which have produced the symptoms.

4. Diagnosis of uterine positions cannot be made from symptoms.

5. Menorrhagia, chronic backache, constipation and pelvic pain are in no sense classical symptoms of retro-deviations of the uterus, being found in a large percentage of cases of anteplaced uteri and are due to complications regardless of the position of the uterus.

6. Dysmenorrhea, sterility and vesical irritation are not clas-

sical symptoms of anteflexion as commonly taught, the dysmenorrhea and sterility being due to the accompanying myometritis, ovarian and ovaductal irritation, to an accompanying cystitis, the bladder being involved in the general pelvic inflammation.

7. Many cases of dysmenorrhea are a pure neurosis, the accompanying flexion being only a coincidence, and gynecologists must extend their observations beyond the pelvis if they discover the true etiology of many symptoms which manifest themselves most prominently it may be in the pelvis.

8. The principal factor in the causation of fixation of the uterus is the peritoneal parigenital adhesions. The uterus may be fixed also as regards the relative position of the body and cervix, by inflammation of its own tissues, myometritis.

9. The rational treatment in any given case is to treat the complications which are in reality responsible for the symptoms, leaving the liberated uterus in its original state of anatomical and physiological mobility.

10. Fixation of the uterus by surgical intervention is therefore only substituting one pathological condition for another.

DISCUSSION

M. Albert Vander Veer. This paper contains much that is original and deserves our careful consideration.

I congratulate the writer in presenting her views so clearly and I believe that the paper will aid greatly in relieving a class of patients which have hitherto not been benefitted by a great variety of past treatment.

Especially will it aid in demanding a clearer diagnosis in that class of cases that have been treated heretofore with pessaries and vaginal tampons.

When pathological fixations present evidently misplacements and are relieved, I cannot quite agree with the writer that some form of surgical intervention which will relieve the condition and its attendant symptoms is unnecessary.

SÉANCE DU 23 AVRIL

(Après-Midi [1]*)*

Obstétrique

Présidence : M. ALFREDO DA COSTA

Indications et technique de l'opération césarienne

Par M. GIOVANNI CALDERINI, Bologne (v. page 150).

(1) La commission a été complétée par la section pour faire une visite au service de gynécologie de l'Hôpital Estephania, où elle a assisté à une séance pratique de MM. Faure, de Paris, et Montevideo, de Lisbonne.

Lateral section of the pubis (Gigli) in persistent mento-posterior positions

Par M. E. B. MONTGOMERY, Quincy, Ill.

Persistent mento-posterior positions are of comparatively infrequent occurrence. In my own obstetric work covering now about 1400 cases, only one has been encountered by me. Dr. Chas. B. Reed of Chicago in an exhaustive study of reported cases of this form of dystocia has only been able to collect seventy-five (75). Of these many seem not to have been truly persistent or firmly impacted, since in many of them manual or forceps rotation or both combined succeeded in correcting the position, and in others the Baudelocque correction or the method of Volland proved effective. Where, as in the case reported by me in the *American Journal of Obstetrics* for September 1904, the impaction occurs early and the position cannot be corrected, the choice of procedures, where the child is living, lies between sacrificing it by craniotomy and subsequent extraction, or enlarging the diameter of the maternal pelvis, thus facilitating delivery of the child, living. The latter choice was made by me, and the child delivered alive although it subsequently died. So far as extensive search of obstetric literature by the *Index Medicus* indicates this is the first time that a symphysiotomy has been done by any one for this form of dystocia, although most of the american authors admit that such a procedure is indicated. Dr. Chas. B. Reed, in the paper above quoted, however, thinks that unless the facilities for the performance of symphysiotomy are ideal that perforation and cranioclasis is the operation of election. Otherwise, he says, we substitute an opération with a maternal mortality of about 10 % for an operation where the mortality is practically *nil* in behalf of a child that under the most favorable conditions has only one chance in five for reaching maturity. This position is enforced by quoting Rubinrot's analysis of results in reported symphysiotomies showing a very large morbidity following the operation, not less than 30 % becoming septic and developing abscess, fistula, incontinence of urine, paresis of bladder, hematoma, etc. This percentage of mortality and of morbidity following an operation designed only to give a chance for the life of the child might well make us pause if another procedure were not available, which, while equally effective in procuring enlargement of the diameter of the pelvic outlet, is accompanied by practically no mortality or morbidity when done under ordinary surgical asepsis. I refer to the operation of lateral section of the pubis as first advocated and described by Gigli of Florence. In an article contributed to *La Presse Médicale* for May 27th, 1905, he gives the results of 90 operations of lateral section of the pubis, the majority of which were done according to the technique advocated and practiced by him. He substitutes for the arthrotomy which a symphysiotomy is, and which accounts for so much of its morbidity as well as its mortality, an osteotomy through the pubis made as follows. He begins his incision in the median line over the pubic spine and carries it obliquely downward to the point where the pubic ligament terminates. He does not expose the bone completely. The upper edge between the two recti muscles is opened up and a strong needle is inserted beneath the bone and passed downward, guided by the finger in the vagina, until the tip emerges at the lower angle of the incision in the soft parts. A thread is passed through the eye of the needle and the wire saw drawn through beneath the bone by this means.

Operated by this technique or some modification Prof. Gigli presents a series of 90 cases, the following being the operators: 1 case, Bar (Paris); 1, Barsotti (Lucca); 1, Berry Hart (Edinburgh); 1, Bonardi (Lugano); 1, Calderini (Bologne); 1, Carrara (Bresci); 4, Canton (Buenos Ayres); 2, De Bovis (Reims); 10, Doederlein (Tubingen); 1, Ferron (Milan); 1, Fleischmann (Vienna); 1, Gigli (Florence); 1, Hofmeyer (Wurzburg); 5, Landucci (Bergamo); 4, Morisani (Naples); 5, Pestalozza (Florence); 1, Porak (Paris); 1, Rosler (Florence); 1, Scarlini (Sienna); 4, Schauta (Vienna); 1, Saladino (Sienna); 2, Tauffer (Budapest); 3, Taporski (Posen); 1, Trazzi (Padua); Van de Velde (Harlem); 7, Von Franque (Prague); 1, Walcher (Stuttgart); 2, Zweifel (Leipzig). All these cases made prompt recoveries, union *per primam* occuring in all.

Since Gigli's paper of May 27th 1905 and up to March 1906, I have been able to collect the following additional cases in which either Gigli's technique or the subcutaneous method of Doederlein, Walcher or Seeligman have been followed: 4 cases, Buerger (Vienna); 1, Duehrssen (Berlin); 4, Fehling (Berlin); 4, Hohlweg (Kiel); 1, Laurendiau (Canada) (St. Gabriel); 1, Macé (Paris); 5, Reeb (Strassburg); 4, Rieferschied (Bonn); 4, Sitzenfrey (Prague); 2, Von Kuettner (Tubingen); 2, Weydlich (Reichenberg); 2, Frigyesi (Budapest); 1, Barsotti (Lucca). These later cases aggregate 35 which, added to the 90 cases previously collected by Gigli, make a total of 125 cases. In the entire series there have been but two deaths among the mothers, neither of which could be at all attributable to the operation, one that of Berry Hart of Edinburgh, in which the patient died about three days afterward, autopsy showing, as Dr. Hart reports in the Transactions of the Edinburgh Obstetrical Society, fatty degeneration of the liver from chloroform poisoning, the wound having healed kindly and showing no signs of local infection. One of the cases of Hohlweg of Kiel was infected severely before entering the clinic, and her death was not even hastened by the operation, and could not, in fairness, be attributed to it. Omitting these, as I believe should be done, we have a series of 125 cases operated by Gigli's technique, or by the subcutaneous methods before mentioned, by 40 different surgeons, without maternal mortality, as compared with a 10 % mortality in symphysiotomy as shown by Rubinrot's extensive statistics published in 1899. When we come to the question of morbidity, the showing is even better in favor of pubotomy. In these 125 cases the mothers had a smooth convalescence and perfect gait, and practically no morbidity as against the 30 % of sick and crippled women following symphysiotomy.

Some argument has been made over Gigli's designation of symphysiotomy as «a surgically incorrect procedure». Zweifel very well says that if the procedure can be done with good results to the patient and achieve the purpose for which it was intended, it is not more surgically incorrect than pubotomy. This we must grant, but we must also admit that, when a procedure which achieves the same purpose as another shows, in the experience of a sufficient number of cases in the hands of various operators, much better results, both as to mortality and morbidity, then the inferior method should be discarded in favor of the superior. If it is longer used it may then be said to be in one sense «surgically incorrect» as proved by the test of experience.

As to the technique used, it seems to me to make little difference, if proper asepsis is observed, whether the small external incision of Gigli be employed or the partially subcutaneous method of Doederlein or the completely subcutaneous method of Walcher. The small incision can be readily sutured sealed and prevents practically no greater dangers of infection than the subcutaneous method over which Doederlein, Bumm, Walcher, Seeligmann and others are so enthusiastic. All these methods have shown equally good results.

In conclusion then I submit that the operation of pubotomy as first done and as advocated by Gigli in 1894 is a most valuable and distinct advance in obstetric surgery; that on anatomical and physiological grounds as well as on the grounds of superior results attained it should replace symphysiotomy; that it should replace perforation of the living child in impacted brow and mento-posterior positions; that it take the place of conservative Caesarean section where all conditions are not most favorable for the performance of the latter (1).

BIBLIOGRAPHY

Gigli — Centralblatt für Gynaekologie, 1902, N.q 48.
Gigli — " " " 1905 p. 326.
Gigli — Bulletin de la Société d'Obstétrique, 1905, Février 12
Gigli — La Presse Médicale, 27 mai 1905.
Pedalozza — Zentralblatt der Gynaek. 1905, N. 4.
Chas. B. Reed — American Journal of Obstetrics, 1905, N. 3.
Pfeilsticker — Zentralblatt für Gynaek. 1904, Dec. 2nd.
Walcher — Zentralblatt für Gynaek, 1905, p. 1097 — 1102.
Hohlweg — " " " 1905, p. 1281 — 1289.
Reifferscheid — " " " 1905, p. 1289 — 1296.
Burger — " " " 1905, p. 865 — 868.
Tandler — " " " 1905, p. 889 — 902.
Von Kaeltner — " " " 1905, p. 868 — 871.
Reeb — Münchener Med. Wochenschrift, Nov. 28th, 1905.
Berry Hart — Transact. Edinburgh Obstet. Society, Session 1903 — 1904.
M. Jacoby — Berlin. Klin. therapeut. Wochenschrift, 1905 p. 1101 — 5.
Montgomery — Amer. Journal Obstetrics, September, 1904.
Stoeckel — Berlin Klin. Wochenschrift, January 29th, 1906.
Laurendeau — L'Union Médicale du Canada, January, 1906.
Seeligman — Zentralblatt für Gynaek. 1905, vol. 29.
Sitzenfrey — Prager Med. Wochenschrift, June 8th, 1905.
Fehling — Deutsche Med. Wochenschrift, Nov. 16th, 1905.
Dushrescu — Berlin. Klin. Wochenschrift, Dec. 4th, 1905.
Macé — Bulletin Société d'Obstétrique Paris, Nov. 16th, 1905.
Weydlich — Correspondenz-Blatt des Vereins Deutscher Aerzt in Reichenberg, Dec. 15th, 1905.
Zweifel — Zentralblatt für Gynaek. 1906 p. 1.
Rosenfeld — Halbmonat. Schrift für Frauen- u. Kinderheilkunde, July 1905.
Friggesi — Orvosi hetil Budapest, vol. 49 — 1905 p. 312.
Balmaroi — Etude sur la Symphyséotomie, Paris 1899.
Winckel — Handbuch der Geburtshilfe, 1906, Band III, p. 341.
Barsotti — La Ginecologia, Sept. 1905.

(1) Dr. Fritz Frank of Köln reports at this meeting to me that he has made the operation of hebotomy seven (7) times with one death in mother.

Prof. Alonzo da Costa of Lisbon also at same meeting reports verbally two (2) cases with good results in both.

DISCUSSION

M. Costa Sacadura : Je suis d'accord avec M. Montgomery sur l'indication qu'il donne de l'opération de Gigli dans la position mento-postérieure persistante, avec cette restriction : c'est que nous devons essayer de faire la rotation avec les mains ou le forceps. Et si ces moyens sont inefficaces, et si nous ne pouvons réussir par des moyens plus simples, nous aurons recours alors à l'opération de Gigli. M. Montgomery avance que dans des cas semblables on doit recourir à cette opération plutôt qu'à l'embryotomie ou à l'opération césarienne. Je crois devoir lui répondre que si le fœtus est vivant l'embryotomie ne doit même pas être mise en question. Si le fœtus est mort, l'embryotomie s'impose, puisque par ce moyen nous évitons de faire subir à la mère une opération et que nous obtenons le résultat voulu, l'évidement de l'utérus, plus simplement, sauf des cas très spéciaux qu'il est impossible de prévoir.

M. Frank hat 9 mal die Pubiotomie gemacht und hält die Operation nicht für ganz ungefährlich. Die Blutung ist nicht zu vermeiden da die corpora clitoridis dem Knochen dicht anliegen. Auch die Weichteilverletzungen sind oft bedeutend. Der Kopf ist zuweilen grösser und härter als man angenommen. Reisst die Vagina auf der Seite der Pubiotomie so ist die Sepsis nicht ausgeschlossen. Die Pubiotomie wird meiner Ansicht nach bestehen bleiben, aber für seltene Fälle reservirt bleiben. Im Vergleich mit der Symphyseotomie kann ich kaum grossen Unterschied finden. Um Verletzungen der Blase zu vermeiden, habe ich die Symphyse nicht von hinten nach vorn durchgesägt, sondern von vorn nach hinten durchgemeisselt. Also offen operirt und nicht subcutan.

Môles et Chorioépithéliomes

Par M. Joaquin Cortiguera, Santander.

La statistique fournissant jusqu'en 1905 plus de deux cents soixante cas de chorioépithéliome, et le fait que la présence de cette tumeur suit l'expulsion d'une môle vésiculaire dans la moitié environ de cas, d'après la plupart des observateurs, porte immédiatement à penser à un étroit rapport existant entre ces deux productions morbides. Si l'on ajoute que l'on trouverait toujours dans le chorioépithéliome les éléments anatomiques caractéristiques de la villosité choriale, le syncytium et les cellules de Langhans d'abord, moins constamment le tissu connectif, c'est-à-dire les mêmes éléments intégraux et principaux de la môle vésiculaire; si, en plus de cela, nous constatons que pour l'autre moitié des cas non précédés de môle la tumeur chorioépithéliale se développe après un accouchement ou après un avortement, il semble qu'on ne puisse guère douter des très forts liens existant entre l'affection villeuse vésiculaire et la carcinomateuse.

En regardant de plus près les observations et en serrant les études faites, dans ces dernières années de passion et d'élan, l'on trouve des faits qui nous empêchent d'être aussi affirmatifs. C'est ce qui ressort, d'après mon avis, des observations cliniques et des examens anatomiques; et il y a même quelqu'un qui nie le caractère syncytial à presque toutes les productions examinées et qui croirait qu'elles sont toutes de simples sarcomes. Il est vrai que, d'après le temps écoulé entre la grossesse et la présentation tumorale, l'on pourrait presqu'à égalité de droits proclamer des rapports intimes, ou point du tout, entre les deux événements, des années s'étant passées quelquefois depuis le dernier accouchement.

La fréquence de la môle est établie avec une décourageante variété, depuis un pour trente mille jusqu'à un pour sept cents; si bien qu'on pourrait croire que la statistique n'est point bien utile là dessus. J'ai vu, moi même, une môle pour trois cents accouchements; c'est, peut-être, le fait du hasard ou bien que les môles ne vont pas souvent à la clinique officielle, parce qu'elles sont expulsées vite et bien. En tous cas, la môle étant peu fréquente, il devient intéressant de connaître le rapport entre elle et le chorioépithéliome; l'on dit généralement que la tumeur viendrait dans une moitié des cas, mais pour quelqu'un ce serait seulement dans un dixième, et moi je n'ai pas trouvé dans une douzaine de môles un seul chorioépithéliome, tandis que j'en ai vu trois non précédés de môle. A ce point de vue, il est bon de rappeler que les môles complètes sont plus rares, peut-être, que les incomplètes, et il se pourrait bien que les tumeurs que nous trouvons après l'accouchement ou l'avortement fussent réellement précédées d'une môle qui n'a pas été vue. Il est vrai que les pénétrantes sont celles qui donnent plus souvent lieu à la dégénérescence et que celles-ci sont en minorité dans mes observations; il est vrai encore que l'on doit distinguer le chorioépithéliome du déciduome, puisqu'il y a des tumeurs qui renferment les éléments déciduaux connectifs. De ce chef l'importance de l'endométrite s'accroît, et celle de l'évacuation complète après l'accouchement, l'avortement ou la môle devient un point de pratique essentiellement prophylactique.

Même sans aller jusqu'à nier l'exactitude des observations faites, quant à son interprétation, bien entendu, il faut bien accorder que dans la bibliographie de ces quinze dernières années il y a des avis pour tout le monde; aussi il est difficile, et pour cause, de s'orienter pour la conduite pratique à tenir si l'on se prend aux résultats des analyses microscopiques. La route de la clinique est bien plus facile et, quant à moi, je déclare qu'en présentant ce travail au Congrès c'est pour répondre à une protestation loyale en tant qu'observateur, ne voulant pas voir opérer à outrance les môles vésiculaires comme si elles étaient toutes des cancers.

Entre Eden qui prétend qu'il n'y a pas du syncytium dans la plupart des observations publiées, Veit qui croit que souvent l'on a affaire au sarcome, la présence du syncytium étant pour lui l'accident et non pas un signe de malignité, Gottschalk qui verrait un sarcome du tissu conjonctif du chorion, Sänger qui l'appelle sarcome décidual, Durante qui admet la tendance de l'adénome môlaire vers la malignité, et Marchand qui pense que l'on trouve toujours le syncytium et que c'est bien celui-ci l'élément malin, il y a des avis intermédiaires et des faits qui prêtent au plus judicieux éclectisme, et même quelqu'un exceptionnel qui bouleverserait toute la doctrine qui fait le chorioépithéliome tributaire de la gestation: je signale la présence du syncytium et des cellules claires dans les tumeurs du testicule.

La théorie que Ritchi énonçait déjà en 1864 en parlant des môles et qui les ferait dépendantes de l'altération kystique des ovaires, bien mieux présentée et documentée aujourd'hui, ne semble pas non plus donner des gros fruits en tant qu'explicative de beaucoup de faits observés; et Gottschalk tout récemment, après avoir examiné une môle limitée au chorion lœve, conclut qu'au lieu d'être la tumeur due à des troubles venant des ovaires kystiques, ceux-ci seraient plutôt le résultat des perturbations que la môle imprime à la circulation ovarienne. Wallart a vu la lutéine dans toutes les grossesses sur les ovaires qui se font épithélioïdes sans pour cela devenir malins.

Le fait d'observation que dans toute grossesse, normale ou pathologique, il se fait un transport de cellules syncytiales, et non pas de villosités entières que Schmorl, entre autres, aurait trouvées seulement dans les cas de traumatisme placentaire, ainsi dans le placenta prævia, dans les accouchements prolongés, et cela en examinant cent cinquante poumons de femmes mortes à des différentes époques de la grossesse, à travers les vaisseaux sanguins de la mère vers les diverses régions de l'organisme, devient un phénomène si général qu'il attire déjà fortement l'attention vers l'impunité avec laquelle la plupart des femmes le supportent

Cela favoriserait les doctrines de Veit qui veut que ce ne soient pas les cellules syncytiales mais les sarcomateuses qui tuent, ou bien que les nodules métastasiques soient formés par des embolies charriant avec elles les éléments infectants ou ichoreux. De cette façon l'on pourrait comprendre qu'il existât beaucoup de femmes qui, dans le présent, le passé ou l'avenir, supporteraient parfaitement la lésion.

D'autres avancent que lorsque la tumeur se présente avec des caractères de malignité c'est parce que les embolies syncytiales viennent d'éléments villeux dégénérés tandis qu'elle résulterait bénigne dans le cas contraire. Mais il y a beaucoup de môles qui guérissent sans aucune suite fâcheuse pendant si longtemps que, à vrai dire, il serait trop violent de ne pas croire à un rétablissement durable et complet.

Il faut bien prétendre une explication pour les cas nombreux et bien observés de choriœpithéliomes qui, opérés, terminèrent favorablement pour la malade sans récidiver pendant de longues années après l'extirpation; ainsi, pour Briquel, le germe (¹) du placentome d'aujourd'hui appartiendrait à une rétention épithéliale d'une grossesse antérieure à la présente. Il conviendrait d'en connaître une pour ceux dans lesquels l'on observa des métastases et arrivèrent néanmoins à la guérison sans les extirper; et, surtout, pour ceux dont on pourrait supposer l'existence, étant donnée la constante émigration syncytiale, et qui ne sont pas trahis même par la présence d'accidents éclamptiques, de décollements placentaires, de nodules fibreux et de tant d'autres troubles dont Veit veut bien les charger, pendant que d'autres les mettraient sous le contrôle de l'autothrombose de Fellner. Cet auteur constata que, contre l'idée admise pour les vaisseaux veineux, les embolies syncytiales habitaient presque toujours dans les artères, et que les autres cellules qui accompagnaient le syncytium étaient bien des cellules déciduales et se trouvaient tantôt dans la cavité vasculaire ou en dedans de ses parois, comme si elles représentaient une réaction déciduale. C'est de la sorte que cet auteur veut s'expliquer les éclampsies, les infarctus placentaires et même la môle, en substituant avec l'autothrombose la déportation des villosités de Veit, et pensant que cette déportation exprimerait la formation des cellules déciduales sur les parois des artères.

(¹) Nous employons le mot choriœpithéliome parce que la tumeur est maligne, et qu'il indique quel est son siège; mais le nom bref et univoque de placentome nous semblerait préférable et il répondrait très bien ce qui intéresse le clinicien.

La théorie de l'endométrite précédant le chorioépithéliome a pour elle l'avantage des faits enregistrés dans lesquels semble bien difficile la différenciation des cellules de la couche de Langhans et celles qui appartiennent à la caduque. Monod extirpa un déciduome véritable qui donna à l'examen microscopique une infiltration de cellules de la caduque sans vestige aucun de villosités. Stoffel, en analysant une jeune môle, trouva, à part le syncytium et les cellules de Langhans, la caduque infiltrée et avec plusieurs coccus, c'est-à-dire une infection déciduale. D'ailleurs, si la môle devance tant de fois le chorioépithéliome et l'on admet qu'il s'y trouve souvent l'endométrite, il semble aussi tout naturel de rapprocher cette lésion de la caduque d'avec l'épithéliome chorial, sa suite fréquente. C'est bien probablement ce qui arrivait chez la malade, dont nous parlait Churchill, qui expulsait des produits môlaires pendant les époques menstruelles et qui finit avec la ménopause. Veit fait valoir que les fibromes et les cancers vont accompagnés d'une lésion endométrale analogue à celle que l'on voit avec le sarcome et le déciduome, et qu'en plus de cela nous voyons l'altération syncytiale dans la sérotine et dans la caduque véritable; et, tout dernièrement Gottschalk l'a vue dans le chorion non villeux. Tout cela semblerait propre à suggérer l'idée d'une endométrite avant le déciduome.

L'on pourrait invoquer l'ancienne assertion *ubi stimulus, ibi fluxus*, en disant que le microorganisme faisait le rôle d'un agent irritant et que l'endomètre infecté donnait lieu au développement d'éléments anormalement constitués, puisque dans d'autres régions de l'organisme l'on n'a pas encore réussi à nier d'une façon probante l'idée d'une excitation en tant que cause occasionnelle du cancer, en laissant l'autre partie du processus aux propriétés des cellules qui seraient moins variables que celles des tissus, ainsi que tend à le démontrer l'observation récente d'Huguening; cet auteur a vu dans un cas de môle pénétrant jusqu'au péritoine des villosités choriales métastasiques dans le poumon et il suppose que le syncytium charrié depuis la môle jusqu'au thorax constitua avec le tissu connectif du poumon des véritables villosités, donnant ainsi naissance à des produits tissulaires que le poumon ne forma jamais.

De toutes les manières, la coïncidence, — je ne sais pas si elle est constante, — ne doit pas être prise comme dépendance et moins encore comme cause. Je suis bien disposé vers l'idée de l'endométrite comme un motif occasionnel, mais je tiens à faire

observer que cette altération endométrique accompagne, ou peu
s'en faut, toutes les formations tumorales dans l'utérus; et, précisément, cette constance et la plus grande fréquence de l'infection
de la muqueuse me donnent à penser que l'on a affaire à une coïncidence seulement, et à la considérer rien que comme une réaction particulière à toutes les membranes en présence d'un corps
étranger, sans autre complication que le microbe. Ainsi, il est possible que Briquel ait bien raison lorsqu'il pense que le tissu connectif donnerait origine au déciduome, et aux sarcomes, dirai-je,
tandis que l'épithélium produirait les carcinomes.

Nous sommes, donc, encore loin de savoir pourquoi, après la
môle, l'accouchement ou l'avortement, il se fait une tumeur qui
naît dans la région placentaire, donnant lieu à de fortes et persistantes métrorrhagies, avec de fréquentes métastases qui renferment, comme elles-mêmes, les éléments anatomiques de la villosité choriale. L'on croit qu'en vertu des propriétés que le placenta
posséderait pour développer des actions physiologiques semblables
à celles des formations cancéreuses, la villosité se nécrose dans
son centre et donne naissance à une prolifération exagérée de ses
éléments constituants, du syncytium surtout, et, à un degré moindre, des cellules de Langhans; que ces éléments présentent une
dégénérescence atypique, le premier avec exsudation fibrineuse et
vacuolisation, le second avec hydropisie des cellules, d'après Stoffel. La lésion essentielle serait toujours la superactivité du syncytium pour les uns; et l'on sait que Veit récrimine principalement
à la cellule sarcomateuse qui serait bien des fois la même que
d'autres ont prise pour la déciduale.

L'on a vu cinq chorioépithéliomes après la grossesse tubaire
et un autre après l'interstitielle. Aujourd'hui, comme le disait
Veit, il faudrait admettre des tumeurs malignes sans éléments
fœtaux, des tumeurs bénignes avec des éléments fœtaux; et, en
plus, que la grossesse trouble l'anatomie et la physiologie des
tumeurs, à cause de sa plus grande succulence, de son apport
sanguin exagéré, etc.

De toutes façons, il reste acquis que le tissu du chorioépithéliome est égal à celui de la môle aussi bien en dedans de l'utérus que dans les nodules métastasiques formés secondairement
par émigration, et que ces éléments métastasiques aussi bien que
la tumeur primitive revêtent quelquefois, souvent même, des caractères de malignité évidents, tandis que d'autres fois ils peuvent guérir sans opération. Cette affirmation, qui pourrait paraî-

tre par trop optimiste, je dois la restreindre à quelques môles et quelques nodules métastasiques; mais je pourrais encore l'étendre à maint chorioépithéliome, et, surtout, à maint déciduome d'après les observations de Monod, Emanuel et Franqué, si je ne me trompe pas.

L'on peut rappeler, à ce sujet, que le chorioépithéliome, ou épithéliome ectoplacentaire de Durante, progresse en dedans des vaisseaux sanguins, au contraire que le fait le carcinome, et de même que le sarcome; mais il se différencie de ces tumeurs en ce que les métastases ne sont pas toujours malignes, comme lui-même du reste, et en ce qu'il guérit quelquefois spontanément ou qu'il n'est pas si grave dans toutes ses périodes pour l'organisme de la femme, puisqu'on a vu dans certains cas des nodules métastasiques éloignés de l'utérus qui ont tué la malade lorsqu'il n'y avait plus rien dans la matrice; et l'on parle encore de cas dans lesquels l'existence des métastases est venue guider pour la recherche de la tumeur utérine. Il est vrai que l'on a admis pour les résidus choriaux la possibilité d'une vie silencieuse ou sommeilleuse pendant un certain temps, et qu'après un accouchement ils se mettraient à revivre, ou bien après l'expulsion d'une môle, du moment qu'on n'a pas trouvé quelquefois le corps jaune cicatriciel récent.

Durante nous dit que pendant la période préaseptique les résidus membraneux ou placentaires s'éliminaient fréquemment par nécrose, infectieuse ou non, tandis qu'aujourd'hui, avec les soins aseptiques ou antiseptiques, la plaie utérine, plus nette, recevrait les bourgeons de la tumeur comme si c'était une greffe cutanée et s'y développerait plus à son aise. C'est une belle vue de l'esprit, mais j'opposerai celle de mon expérience personnelle, les cas de chorioépithéliome par moi observés s'étant donnés dans des clientèles qui ne faisaient pas de l'asepsie, tandis que dans la mienne je ne me rappelle pas avoir trouvé un seul cas pendant plus de trente ans, c'est-à-dire ni avant ni après les pratiques modernes. En plus, les altérations syncytiales des tissus seraient constantes et durables dans la grossesse, même normale.

Voulant identifier la môle avec le chorioépithéliome, nous aurions à supporter ce fait que Reynier trouva l'utérus sain chez ses opérées d'hystérectomie par môle. Moi-même j'ai vu l'utérus parfaitement sain après une hystérectomie par chorioépithéliome d'abord raclé, et la malade succomba avec des métastases pulmonaires; je me hâte de dire que dans ce dernier cas l'endomètre était sain, mais non pas le muscle dans sa couche sous-péritonéale; dans cet endroit, il existait une zone de couleur foncée, comme ecchymotique, saillante et ramollie, vouée probablement à une prochaine et mortelle rupture que l'hystérectomie évita. La disgrégation et la dégénérescence musculaires avec la pénétration des corpuscules seraient pour Huguening-Kœnig, dans un cas analogue au nôtre, la cause de la perforation péritonéale.

D'ailleurs, j'ai pu voir douze môles, toutes à terminaison heureuse sans que les malades eussent des métrorrhagies notables dans les mois et même les années qui suivirent l'expulsion. Je n'ai pas pu connaître le sort de cinq malades, mais je sais quel est l'état où se trouvent les sept autres (1); elles se portent parfaitement bien sans avoir à compter dans leur passif des avortements et conservent, presque toutes, leurs enfants. Quelques-unes furent opérées dans un état trop grave, et toutes elles se remirent notablement vite. La plus anciennement observée a survécu déjà dix-huit ans; il y en a de quinze, onze, neuf, et d'autres plus récentes; naturellement, aucune d'elles n'a présenté des signes suspects de chorioépithéliome et j'en compte une qui expulsa trois môles. Je ne crois pas exagérée la seule donnée statistique que nous ayons à cet égard, de Sénarclens, cet auteur signalant 6 °/₀ de mortalité environ par tumeur après la môle, et un autre 8 °/₀ par des causes diverses non classées; l'on peut supposer que ce sont les métrorrhagies et la septicémie. Maintenant, il semble presque certain que 86 °/₀ n'ont pas eu des tumeurs; donc, le chorioépithéliome ne suit pas la môle aussi souvent qu'on semble le croire.

D'un autre côté, je crois avoir vu seulement trois fois le chorioépithéliome sans que, dans aucun cas, il y eut à enregistrer l'histoire de môle antérieure à sa présence, mais de fausses couches dans deux cas et de plusieurs accouchements dans l'autre. Dans le premier cas, l'on fit deux raclages et non pas l'hystérectomie parce que les parents de la femme s'y opposèrent; dans le deuxième, l'on ne pensa pas à l'opportunité d'une opération quelconque à cause du mauvais état de la malade et de sa fin prochaine; et, dans le troisième, l'on fit l'hystérectomie abdominale après un raclage, les métrorrhagies persistant aussi abondantes qu'auparavant et l'utérus augmentant de volume en même temps que

---

(1) Celle de l'observation huitième est morte, au bout de quatre ans, tuberculeuse, ses cinq autres grossesses n'ayant pas eu lieu dans ces parages.

l'état général dépérissait d'une façon alarmante. Les trois malades succombèrent avec des métastases pulmonaires; chez l'une, il
y avait encore une invasion paramétrale et une autre vaginale;
chez l'autre, presque évidemment, des nodules métastasiques dans
le foie.

Symptômes

Le tableau clinique est d'habitude le suivant: une femme qui
expulsa, il n'y a pas longtemps, un fœtus, un embryon ou une
môle, persiste à avoir des métrorrhagies, s'affaiblit et pâlit d'une
manière frappante, l'anémie consécutive étant plus profonde que
ne le comporte la quantité de sang perdu; le teint de la peau est
cireux, plutôt cachectique, ayant une certaine ressemblance avec
celui des malades porteuses de fibromes volumineux anciens
et hémorrhagiques. Bientôt il survient des œdèmes et très souvent une toux sèche avec dyspnée et des signes d'infarctus pulmonaires dûs à l'irruption des petits bouchons venus des thrombus vasculaires qui se présentent dans une bonne moitié des cas,
d'après Fargas dans 90 %.

L'examen local nous permet de voir un utérus gros, ramolli
comme dans la grossesse, moins lisse dans ses contours, moins
arrondi, assez mobilisable à défaut d'une invasion paramétrale
généralement unilatérale. Le col est lisse et ramolli presque toujours, mais il y a des cas si avancés dans leur évolution que nous
pouvons le trouver irrégulier et déchiqueté ainsi que les culs-de-
sac vaginaux; cela serait assez rare. Il est plus habituel de trouver dans le vagin quelque nodule métastasique de la tumeur dont
l'examen histologique confirmera la nature villomateuse et le
gros soupçon que la production intra-utérine soit encore un chorioépithéliome. Quelquefois le col se trouve perméable au doigt
rendant possible le toucher de l'endomètre.

A ce tableau peuvent s'adjoindre d'autres symptômes dûs à
l'existence de nodules charriés à des divers organes: le foie,
les poumons, le rein, le cerveau; qu'il nous suffise de les signaler ici.

Diagnostic

Le diagnostic, dans la majorité des cas, n'est pas bien difficile, mais il se rencontre quelquefois des nuances propres à
l'obscurcir. Le fait primordial que la femme a accouché d'un fœtus ou une môle peu de temps auparavant et qu'elle perd du

sang qui l'affaiblit à vue d'œil est de nature à pencher le jugement vers la rétention de débris fœtaux ou abortifs. Le toucher
intra-utérin et la cuillère lèveront les doutes. Le doigt touchera
une masse mollasse qui ressemble au placenta et la cuillère em-
portera d'abondants déchets d'un tissu mollasse et grisâtre intimement mêlé au sang. Dans ces débris, d'ordinaire plus abondants que si l'on avait affaire à une endométrite banale ou à la
rétention de quelque cotylédon placentaire, le microscope trouvera les éléments des villosités choriales.

Si la femme accoucha ou avorta depuis quelques années
déjà et qu'elle présente ces hémorrhagies après un longtemps de
stérilité ou après avoir subi un raclage, le diagnostic devient plus
difficile et l'on pense plutôt à un épithéliome du corps, non chorial, ou à un fibrome sous-muqueux; mais le toucher intra-utérin et l'examen microscopique peuvent nous éclairer de même
qu'auparavant.

Le problème est autrement difficile lorsqu'il n'y a pas de
troubles utérins et que la malade présente des signes d'obstruction viscérale. C'est qu'en effet l'on a vu mourir, au bout de deux
ou trois mois et même beaucoup plus longtemps après l'accouchement ou la môle, des femmes avec les symptômes de méningite, de congestion pulmonaire ou bien de néphrite, et l'on a
trouvé à la nécropsie des nodules thrombosiques néoplasiques avec
des cellules de la villosité choriale, et, cela nonobstant, l'utérus
restait sain.

On a vu, inversement, un nodule dans le vagin, dans le paramétrium ou n'importe dans quel endroit du corps qui, à l'examen histologique, résulterait un chorioépithéliome, et, quelque
temps après cela, l'on voyait les signes physiques de la tumeur
dans l'utérus. Ces cas-ci ne sont pas, heureusement, bien fréquents, mais ils mettent le clinicien à l'épreuve et celui-ci ne
trouvera la solution au problème que dans l'examen microscopique.

Pronostic

C'est une grave maladie; mais cela n'est pas toujours in-
variable, au contraire. La tumeur est plus sérieuse après l'avortement qu'au terme de la gestation et, surtout, qu'après la môle.
À tout prendre, l'on compte plus de guérisons que pour le carcinome en opérant de bonne heure. Si ce n'étaient ces cas à diagnostic si difficile, que nous avons mentionnés plus haut, nous

pourrions regarder plus tranquillement ce néoplasme. Mais il est impossible de se soustraire à penser à son extrême importance en voyant succomber à la méningite, la néphrite ou l'infarctus pulmonaire des malades chez qui on ne trouve plus rien utérin, ou bien avant que la tumeur ne se développe dans ce viscère.

Ce qui est bien fait pour nous attrister encore c'est que, de l'aveu du même Marchand qui a conquis tant de mérites dans l'étude de cette maladie, l'on ne peut pas dire, avec le microscope, quelle tumeur, quel nodule, quel môle est à caractère bénin et quels autres présentent une nature maligne. Il semble impossible à Briquel de connaître au microscope l'énergie d'accroissement des éléments choriaux. L'on dit bien que dans les zones d'invasion du néoplasme le tissu le plus abondant est le syncytium pendant qu'il se trouve moins de cellules claires et une petite quantité de tissu conjonctif; que le syncytium est bien celui qui donne le caractère tranché de malignité. Mais dans d'autres cas l'on trouve d'abondantes cellules semblables aux déciduales et de nombreuses plasmodies, c'est-à-dire des cellules à limites peu marquées qui ne peuvent pas être assurément différenciées, et nous avons déjà dit avec quelle ardeur Veit prône l'idée que la confusion de quelques cellules avec les sarcomateuses est très possible.

Traitement

La prophylaxie doit viser l'expulsion complète du placenta, de l'embryon ou de la môle. Après cette expulsion apparemment totale, la femme reste menacée de la prolifération d'un débris villeux qui pourra former à l'avenir un chorioépithéliome; mais cela arriverait dans un très petit nombre de cas, et, bien entendu, cette possibilité théorique n'est pas suffisante pour prendre d'autres mesures thérapeutiques, étant donnée en surplus la fréquence d'une absorption spontanée.

Si, après une expulsion incomplète, la femme avait des métrorrhagies abondantes et incoercibles, nous devons faire le toucher intra-utérin et procéder au curage digital ou instrumental afin d'obtenir une évacuation totale des produits utérins retenus. Si, malgré cette intervention, les pertes continuaient avec augmentation du volume des parois utérines, ou dans le cas suspect sur la nature des débris évacués, avec anémie profonde, et, surtout, des signes métastasiques, l'on ferait l'examen microscopique qui dénoncerait si nous avons affaire à des tissus syncytiochoriaux, ou non. Si oui, il faut faire l'hystérectomie séance tenante; dans le cas contraire, répéter le raclage ou employer le traitement qui semblerait plus indiqué selon les conditions cliniques du cas particulier.

L'hystérectomie pour chorioépithéliome doit emporter avec l'utérus les annexes et les nodules opérables, mais sans songer à de gros traumatismes, quant à ceux-ci, car nous connaissons des cas guéris sans y toucher.

Observations de môles

1e. Femme de 28 ans qui fait la vie accouplée pendant dix, me fait chercher parce que, après deux mois sans ses règles, elle voit venir un écoulement sanguin et quelques douleurs à l'hypogastre. Cette malade est une ancienne endométritique, indocile, qui mène une vie déréglée. Elle a un utérus gros comme au troisième mois de la grossesse, peu dur et avec son col ramolli. Repos et laudanum. Le lendemain, sans soulagement, elle expulse, enfouie au milieu de gros caillots, une môle vésiculaire de la grandeur d'un poing d'adulte qui me semble être complète. La convalescence est facile malgré les pertes qui précédèrent l'expulsion. J'invite la malade à se faire traiter son utérus, en prévision d'autres accidents, et je ne la revois plus.

2e. C'est la même malade de l'observation précédente qui, au bout d'une année, croyant se trouver au troisième mois d'une nouvelle grossesse, commença à perdre par le vagin une certaine quantité de sang noirâtre et à sentir des douleurs semblables à celles de l'autre fois. Elle a eu des vomissements qui ont cessé déjà, mais le dépérissement est frappant. L'utérus est plus grand qu'il ne devrait l'être au troisième mois, ramolli ainsi que son col. Je pense à la répétition de l'accouchement molaire et je prescris le repos, l'antipyrine et le laudanum. Dans la soirée, je suis mandé en toute hâte pour une profuse métrorrhagie. Le col étant dilaté, il m'est permis de toucher une masse mollasse dans l'utérus et de recueillir deux ou trois vésicules qui se trouvaient mêlées aux caillots retenus dans le vagin. Dilatation digitale et énucléation de la môle jusqu'à toucher les parois utérines bien lisses. Guérison rapide. La malade ne voulut non plus se faire soigner son endométrite cette fois-ci.

3e. Pluripare qui, après une fausse couche, a de fréquents troubles métrorrhagiques et se fait faire un raclage qui la guérit. Cinq mois après l'intervention elle voit ses règles supprimées pendant trois autres, en même temps qu'elle commence à avoir une leucorrhée sanguinolente qui augmente jusqu'à devenir une forte métrorrhagie avec de gros caillots. Il y a des douleurs intermittentes dont elle semble méconnaître la nature, puisqu'elle les met du côté d'une colique intestinale. Utérus mou par places, dur dans d'autres, gros et avec son col ramolli et quelque peu dilaté. La grandeur de l'utérus, qui remonte à l'ombilic, me fait penser à une môle et je confirme mon diagnostic dans la nuit suivante pendant laquelle, malgré les calmants et le repos, elle expulse plusieurs vésicules au milieu de caillots. Dilatation et énucléation complète. Il y a dans la paroi utérine une zone qui fait saillie, comme si c'était une tumeur, d'une consistance plus dure que le reste de l'organe; mais touchée par dedans, l'on voit qu'elle est plus molle et fait penser à un prolongement de la môle. Expectative pendant les quatre jours suivants, et guérison sans le moindre incident. Quinze ans se sont écoulés depuis cette observation, la femme a eu trois enfants, elle est très bien portante et très bien réglée. La zone suspecte a disparu.

4° Mariée, 18 ans, stérile, a deux règles manquées et perd du sang en petite quantité, mais avec des douleurs très fortes. Utérus du volume correspondant à deux mois, assez dur, mais son col est ramolli et le signe de Hegar est très net. Je crois à un avortement imminent, mais peu d'heures plus tard elle expulse quelques vésicules et dans la suite plusieurs autres. Le sang disparut, et la malade se trouva guérie en cinq jours sans qu'aucun incident fâcheux lui arrivât. Aujourd'hui, douze ans s'étant écoulés, elle est bien portante et a eu cinq enfants.

5° Une dame pluripare, sans antécédents endométritiques, voit quelques règles absentes et se croit enceinte. Mandé parce que depuis deux jours elle fait de fortes pertes de sang, je la trouve extrêmement pâle, collapsée, avec tous les signes de l'anémie aiguë. Utérus dépassant deux doigts par dessus l'ombilic, de consistance molle, col ramolli et entr'ouvert. Pas de bruits fœtaux, pas de mouvements actifs, que la malade n'avait pas non plus sentis auparavant. Son médecin traitant a vu sortir des vésicules. Dans un état vraiment alarmant, dilatation et énucléation rapide de la môle, qui est très volumineuse et qui pénètre par quelques endroits dans le muscle utérin. Tamponnement intra-utérin à la gaze, irrigations et retamponnement tous les jours. Pendant quatre ou cinq, il y eut de légères élévations thermiques qui s'accompagnaient de l'expulsion de quelques débris vésiculaires dans les lavages. Guérison et relèvement dans deux semaines. Il y a douze ans de cela et cette dame a eu quatre autres accouchements heureux. Elle n'a pas de troubles menstruels et ses enfants sont en parfaite santé.

6° L'épouse d'un officier de l'armée a des vomissements incoercibles et quelques mois sans ses règles, se croyant grosse. La situation est obscure et grave et je suis mandé. Je diagnostiquai une môle probable en considérant la grandeur et la consistance de l'utérus ainsi que l'intensité des réflexes. Le lendemain elle expulsa une grande môle et elle se remit vite et bien.

7° H., 30 ans, mariée, a eu plusieurs accouchements faciles; pas d'avortement; son dernier fils est âgé de trois ans. Il y en a deux que ses règles sont troublées mais non pas supprimées, elle perd tous les trois ou quatre jours pendant quelques heures, sans douleurs et sans altération qui lui fasse penser à une grossesse. Utérus gros comme au quatrième mois, col ramolli, pas de signe d'Hegar marqué. La consistance du corps n'est pas régulière, mais assez molle par endroits, elle semblerait fibromateuse dans d'autres. Je laisse en suspens mon diagnostic, hésitant entre un utérus fibromateux et une grossesse de quatre mois, dans l'espoir que le temps viendrait éclairer le dernier, et j'ordonnai un traitement approprié. Repos, opium, hydraste, cotonnier. Un mois passé, sans soulagement, l'utérus a assez grossi et je le trouve plus mou que lors de mon premier examen; pas de mouvements, pas de bruits cardiaques; le col est perméable et l'on arrive à toucher une masse mollasse, comme spongieuse. Les pertes étant considérables et croyant à un avortement fœtal ou môlaire, dilatation du col et extraction d'une môle avec beaucoup de vésicules et quelques morceaux solides sans des caractères fœtaux faciles à reconnaître. Lavage intra-utérin, soupçons d'une expulsion incomplète; dans la crainte d'une perforation, une zone de la môle étant pénétrante. Les jours suivants, infection peu sérieuse qui guérit au bout de deux semaines pendant lesquelles il y eut, à des intervalles, expulsion de quelques débris fétides, boueux, ressemblant à des lambeaux membraneux macérés. Cette malade a eu dans la suite un autre enfant qui se porte à merveille et qui est aujourd'hui âgé de deux ans. La mère n'a pas de métrorrhagies mais une parfaite santé.

8° A., célibataire, fit, il y a un an, un avortement ovulaire sans se remettre assez bien, puisqu'elle a depuis lors ses règles troublées. Deux années plus tard, suspension de deux époques avec de forts malaises locaux et réflexes; vomissements persistants, presque incoercibles, albuminurie, et grand dépérissement, col ramolli, signe d'Hegar assez marqué, fond de l'utérus au niveau de l'ombilic, mon, je penche pour une grossesse môlaire. Observation, diète lactée, eau oxygénée pour boisson, ventouses sur les lombes, bains généraux tièdes. Il n'y a pas de soulagement; perte sanguine qui s'accentue fort dans deux semaines. La malade maigrissant beaucoup, et l'utérus grossissant vite, hésitant entre la môle et l'hydramnios, toujours sûr que le fœtus venait mort ou condamné, je dilate l'utérus en plaçant une grosse mèche de gaze aseptique dans toute la cavité cervicale et dans le vagin; le lendemain douleurs expulsives qui font sortir et le tampon et une grosse masse môlaire toute vésiculeuse qui me semble à peu près complète; avec le doigt j'en enlève le reste et la malade se remit très bien au bout d'une semaine. Disparition rapide de l'albumine. Cette femme succomba quatre années plus tard à la suite d'une tuberculose pulmonaire sans symptôme génital aucun.

9° Syphilisée par son mari, elle eut deux enfants morts nés de cinq et six mois intra-utérins, et jamais elle ne se soigna convenablement, et encore moins son mari. Une année après son dernier accouchement, suppression pendant trois mois qui fait soupçonner une grossesse et mander un médecin en vue d'empêcher, si possible, un nouvel accident. Utérus gros comme au quatrième mois, col ramolli, pas de signe de Hegar. Écoulement sanguin qui augmente en dépit du traitement et qui nous fait craindre un prochain avortement. Le ménage désirant un enfant, ils comptaient bien le conduire à incident, et je pris note de la grandeur excessive de l'utérus, et, même en admettant l'existence d'un gros placenta spécifique, je fais part de mon diagnostic de môle possible. Six jours plus tard, les pertes continuent et l'expulsion commence, mais elle s'arrête et la masse reste pendant de longues heures retenue dans le vagin. C'était une môle vésiculeuse incomplète, avec un très petit fœtus qui n'était pas en rapport avec la grandeur de son placenta. Extraction complète de la môle, pas d'accidents, je n'ai pas vu de nouvelles de cette malade, pas gouvernable du tout.

10° Un accouchement et deux avortements de trois mois. Se croyant dans sa quatrième grossesse, avec deux suppressions des règles, elle fait une chute dans l'escalier et se plaint de douleurs aux lombes et dans la région hypogastrique, avec pertes de glaires sanglantes par le vagin. Utérus gros comme au deuxième mois passé, signe d'Hegar, col ramolli. Je crois à la possibilité d'un avortement par endométrite favorisé par la chute. Repos, opium, viburnum. Expulsion d'une môle le lendemain soir, vésiculeuse, complète, sans aucun trouble. L'endométrite guérie, aujourd'hui, quatre ans après l'accident, elle n'est plus devenue enceinte, mais elle se porte très bien.

11° Madame M., multipare, toujours bien réglée, a une infection typhique abdominale pendant le puerpérium de son quatrième accouchement. Elle guérit, et au bout de trois mois, elle devient grosse. Pendant cette gestation elle éprouve de grands malaises réflexes, les vomissements devenant incoercibles, elle a des œdèmes dans les membres, une pâleur cireuse et, en plus, une albuminurie extrêmement abondante que l'on voit au cours du quatrième mois et qui s'accroît graduellement jusqu'au cinquième. Utérus gros surpassant quatre doigts par dessus l'ombilic, d'une consistance irrégulière, offrant par places des parties dures qui semblaient fœtales ; mais l'on ne voyait pas de mouvements actifs, et les parties dures, un peu déplaçables et changeables, pouvaient être dues à des hémorrhagies intra-utérines. La malade interrogée à plusieurs reprises, et elle est très intelligente, nous assura qu'elle sentait remuer son enfant, mais le médecin traitant n'entendait les bruits cardiaques nulle part. Le diagnostic était : fœtus probablement mort ; et, les troubles d'auto-intoxication étant néanmoins très accentués, les hémorrhagies externes assez abondantes et surtout fréquentes, nous parlâmes de la possibilité d'une môle avec une quantité plus ou moins grande de fœtus, et de provoquer l'expulsion s'il ne survenait pas un prompt soulagement. Loin de cela, la malade empira après une nouvelle métrorrhagie très copieuse, et, après un tamponnement fait d'extrême urgence, nous décidâmes, en l'enlevant, d'introduire une bougie dans l'utérus. Je fus surpris en vue de la facilité d'introduction, la bougie pénétrant sans trouver le moindre obstacle et dans plusieurs directions, en donnant la sensation de traverser une masse homogène et molle partout au lieu du glissement que l'on a sur une main habituée ; et, d'ailleurs, elle ne produisit aucun effet excitant au bout de trente heures. Le lendemain soir une autre métrorrhagie plus sérieuse encore mit en gros péril la vie de la malade, et nous pûmes voir qu'elle expulsait quelques vésicules ; il fallait bien finir, et, une fois tamponnée et réchauffée avec toute sorte d'excitants, sans la quitter pendant toute la nuit, nous fîmes, in extremis, la dilatation forcée du col et l'extraction de la môle sans aucune partie fœtale. L'intervention devint grave et par l'état de la femme et à cause de la pénétration de la môle qui nous obligea à employer la cuillère coupante dans quelques endroits contre les parties dures qui, très adhérentes, pénétraient dans la musculeuse de l'utérus. Il y eut bien quelques oscillations thermiques dans les jours qui suivirent, mais la malade guérit et se remit très bien, l'albumine et les réflexes ayant disparu dans un court laps de temps. Il y a aujourd'hui trois ans et cette dame a eu depuis lors un accouchement à terme, normal, avec une grossesse et une santé absolument rassurantes.

12º. Pluripare, antécédents de métrite hémorrhagique, se croit enceinte pour la cinquième fois. Elle a trois mois clairs, se trouvant plus gênée que dans ses autres grossesses, avec des taches sanglantes tous les jours. Utérus gros et mou, col ramolli et perméable, qui permet le toucher d'une masse rugueuse dans son orifice vaginal. Le volume de l'utérus, les antécédents d'endométrite et la présence de cette masse nous font penser à la possibilité d'une môle. Repos, opium, irrigations chaudes prolongées, tout devient inutile et il survient une élévation thermique en même temps que le pouls s'accélère. Dilatation et extraction d'une môle vésiculaire complète. Guérison rapide. Il y a un an ; la malade est enceinte de deux mois après avoir soigné son endométrite ; jusqu'à présent tout est pour le mieux.

Observations de chorioépithéliomes

1º. Madame   , après plusieurs accouchements heureux, se croyant de nouveau grosse de quelques mois, a de fréquentes hémorrhagies. Son médecin, lui aussi, pensant à la gestation et même toucher l'œuf, prétend vainement l'extraire. Les pertes continuent, mais l'on ne voit pas l'embryon parmi les caillots. Il est mandé un autre docteur qui ne peut pas faire un diagnostic en présence d'une nouvelle et abondante métrorrhagie. La malade traîne, le soulagement n'arrivant pas, et l'on vient me prévenir au bout de quelques mois. Utérus gros, col dur et entr'ouvert, métastase vaginale, embolie pulmonaire avec des crachats sanglants et cachexie. Le diagnostic n'était point difficile, mais je ne jugeai pas opportune l'intervention chirurgicale. La malade succomba peu de jours après ma visite. L'on me dit qu'elle fut toujours anémique et fit un seul avortement seize ans auparavant, ayant eu pendant cette période six enfants sains et à terme.

2°. Pluripare qui fait son deuxième avortement avec une forte métrorrhagie. Anémie profonde. La malade ne se remet pas; ses pertes ne disparaissent pas au bout de deux mois et demi, elle vient me consulter avec un utérus gros, et tant soit peu mou, qui saigne constamment. Je pense à la rétention d'un morceau ovulaire et je conseille un raclage qui est fait le lendemain. Mon attention est éveillée par l'abondance de déchets qu'emmène la cuillère ainsi que par leur mollesse, ils sont grisâtres et mêlés aux caillots sanguins si bien que je penche pour l'existence d'un épithéliome et je renvoie les produits pour l'examen histologique. La malade se lève et rentre dans son pays, mais elle se trouve fatiguée et, au bout de quelques jours, elle recommence à perdre comme auparavant. Je trouve alors un utérus plus grand encore que je ne l'avais pas vu lors de mon premier examen; c'est-à-dire que dans un mois il s'était remarquablement accru, et, plus encore, il y avait une tuméfaction dure dans le paramétrium, qui était de nouvelle formation. Très pâle, elle étouffait même au repos. Je diagnostiquai un choriépithéliome et conseillai l'hystérectomie abdominale immédiate. L'endomètre était parfaitement sain et souple, mais il y avait du côté de la tuméfaction paramétrale une zone d'une teinte vineuse, foncée, ressemblant à une tumeur qui menaçait de se rompre en plein péritoine. La malade se remit après l'opération, mais la dyspnée continua; elle eut quelques crachats rouges, et, peu de jours après être rentrée chez elle, la mort lui survint avec tous les signes d'un grand infarctus pulmonaire qui, sans aucun doute, était bien néoplasique.

3°. Pluripare, elle fait un avortement au troisième mois et se porte bien après. Au bout de quatre semaines, elle commence à avoir des écoulements de sang, grande prostration et de fortes douleurs aux lombes et à la tête avec albuminurie et oligurie. Utérus gros et mollasse irrégulier. L'on conseille le raclage pensant à une endométrite déciduale, et, ayant en vue la néphrite, peut-être du choriœpithéliome. Le col une fois dilaté, l'on touche une masse mollasse qui fait une forte saillie dans la cavité utérine et j'hésite encore dans mon diagnostic. Le curage digital et le raclage augmentent les soupçons de chorioépithéliome et le cours post-opératoire les confirme, car, au lieu de se remettre, la malade perd toujours abondamment et commence à étouffer en même temps que l'albuminurie s'accroît. La semaine suivante, je conseille l'hystérectomie, parce que, l'utérus grossissant toujours, je constatais un nodule vaginal que je n'avais pas vu lors de ma première intervention; mais les parents, en présence du mauvais état général et de la gravité du cas que nous leur faisons connaître, n'acceptèrent point l'opération, et il nous prièrent de vouloir bien faire un deuxième raclage si toutefois nous croyons à son utilité. Malgré nos conseils, un autre confrère procéda au raclage; mais la malade mourut avec des symptômes urémiques au bout de la deuxième semaine.

Conclusions

L'on voit souvent la môle vésiculaire devançant le chorioépithéliome; et moins fréquemment après l'accouchement et après l'avortement.

Il y a beaucoup de môles qui ne sont pas suivies d'épithéliome, même lorsqu'elles récidivent une ou plusieurs fois; et en outre, l'on a observé le syncytiome chez l'homme.

Il n'est pas possible de faire, avec l'examen microscopique, une constatation différentielle absolue entre la môle bénigne et la maligne, entre celle qui doit apporter dans la suite le chorioépithéliome et celle qui devra rester stérile, non plus qu'entre celle qui produirait des métastases et celle qui durerait localisée.

Cet examen ne nous renseigne pas mieux pour nous dire quel chorioépithéliome ou quel nodule métastasique va revêtir, ou point, des caractères envahissants, malins.

À l'heure qu'il est, c'est encore le critérium clinique notre meilleur guide.

Toute femme porteuse d'une môle doit être regardée comme un candidat pour faire du chorioépithéliome, mais pas plus que cela pour le moment.

L'expulsion incomplète de la môle ou du placenta, doit commander le toucher intra-utérin et l'évacuation totale.

Si, après cette évacuation, des métrorrhagies se présentent qui résistent au raclage, l'on doit faire un examen histologique des produits obtenus; s'ils avaient des caractères syncytiochoriaux il faut procéder à l'hystérectomie; dans le cas négatif, répéter le raclage ou non, selon les conditions du cas particulier.

Plus encore, il faudra s'astreindre à cette conduite si, à la suite d'un deuxième raclage, les hémorrhagies reprenaient, et, surtout, si elles s'accompagnaient de métastases et d'une anémie profonde.

L'opération doit emporter l'utérus, les annexes et les nodules métastasiques à notre portée; mais l'on ne doit pas s'engager dans de gros délabrements pour ceux-ci, car l'on a constaté des guérisons sans cette exérèse.

Le pronostic est moins sévère que celui d'autres épithéliomes, pourvu que l'on opère de bonne heure. C'est moins grave après la môle qu'après l'accouchement et surtout qu'après l'avortement.

Travaux consultés

Jacquet. — An. d'Obst. et de Gyn. Paris, 1904, p. 572.
Barazet. — La Gynéc. Paris 1904, p. 194.
Blasquer. — Rev. de Med. y Cir. prácts. Madrid, 1905, vol. 2, p. 284.
Briquel. — Tumeurs du placenta. Paris, 1903.

Dalsace et Picqué. — La Gynéc. Paris, 1905, p. 17.

Emanuel. — An. d'Obst. et de Gyn. Paris, 1905, p. 709.

Ercolani. — An. d'Obst. et de Gyn. Paris, 1905, p. 51.

Fargas. — Ginecologia. Barcelona, 1904.

Faure, Tuffier, Reynier, etc. — Rev. de Med. y Cir. prácts. Madrid, 1905, vol. 1, p. 197.

Fellner. — An. d'Obst. et de Gyn. Paris, 1905, p. 683.

Frassi. — An. d'Obst. et de Gyn. Paris, 1905, p. 320.

Frohinsholz. — La Blennorrhagie. Nancy, p. 17.

Gottschalk. — An. d'Obst. et de Gyn. Paris, 1905, p. 707.

Guicciardi. — Rev. de Med. y Cir. prácts. Madrid, 1904, vol. 1, p. 113.

Hitschmann. — An. d'Obst. et de Gyn. Paris, 1905, p. 51.

Le même. — L'Obstétrique. Paris, 1905, p. 69.

Le même. — L'Obstétrique. Paris, 1905, p. 63.

Huguening. — An. d'Obst. et de Gyn. Paris, 1905, p. 659.

Lejars. — Rev. de Med. y Cir. Prácts. Madrid, 1905, vol. 1, p. 289.

Malcom et H. Bell. — An. d'Obst. et de Gyn. Paris, 1904, p. 758.

Marie. — An. d'Obst. et de Gyn. Paris, 1905, p. 705.

Michel. — An. d'Obst. et de Gyn. Paris, 1905, p. 710.

Mouod. — Rev. de Med. y Cir. prácts. Madrid, 1905, vol. 1, p. 289.

Montanelli. — L'Obstétrique. Paris, 1905, p. 447.

Nabuco de Gouréa. — La Gynéc. Paris, 1904, p. 304.

Pinto. — An. d'Obst. et de Gyn. Paris, 1905, p. 318.

René-Koening. — An. d'Obst. et de Gyn. Paris, 1905, p. 650.

Reynier. — Rev. de Med. y Cir. Prácts. Madrid, 1905, 1 vol. p. 197.

Sfameni. — An. d'Obst. et de Gyn. Paris, 1905, p. 51.

Le même. — An. d'Obst. et de Gyn. Paris, 1905, vol. 2, p. 311.

Schmorl. — An. d'Obst. et de Gyn. Paris, 1905, p. 315.

Scholten et Veit. — An. d'Obst. et de Gyn. Paris, 1905, vol. 2, p. 147.

Stoffel. — An. d'Obst. et de Gyn. Paris, 1905, p. 708.

Serafino Patellani. — La Gynéc. Paris, 1905, p. 363.

Veit. — An. d'Obst. et de Gyn. Paris, 1905, p. 316.

Le même. — Enciclop. de Ginec., traducción española. Madrid.

Gynécologie

Présidence : M. CANDIDO DE PINHO

Traitement des rétro-déviations utérines

Par M. GUSTAVE RICHELOT, Paris (v. page 34).

Sur un nouvel appareil à anesthésie

Par MM. SOUBEYRAN et DEMELLE, Montpellier.

(Présentation par M. de Rouville)

Le nouvel appareil à anesthésie que nous présentons peut, pour la commodité de la description, être divisé en deux parties : le masque et l'appareil proprement dit.

Le masque est en cuivre nickelé, d'épaisseur suffisante, bien que de poids minime. Les dessins ci-joints en plan et en élévation, demi-schématiques et de demi-grandeur, en donnent une idée exacte. La forme a été étudiée de telle façon que tel qu'il est, il adhère exactement sur presque toutes les faces. Un bourrelet pneumatique en caoutchouc assure pour tous les autres cas l'intimité de contact nécessaire pour toute bonne anesthésie [1]. Il porte, vers une de ses extrémités, une soupape orientée de façon qu'elle s'ouvre à l'expiration, visible dans une cage de verre, protégée par une armature et dont le ressort est inoxydable, ensuite à sa partie supérieure un orifice à collerette où pénètre une vis de pression qui maintiendra à frottement dur l'appareil proprement dit.

L'appareil se compose d'un récipient destiné à recevoir l'anesthésique avec un couvercle portant le dispositif de réglage d'air et de vapeurs narcotiques et d'un tube servant à amener le mélange sous le masque. 1.° Le *récipient*, d'environ 80 cc., est cylindrique, en cristal, maintenu par une armature protectrice contre les rares chocs possibles. 2.° Le *couvercle* porte d'abord six petits trous que continuent des tubes plongeant dans le récipient; leur but est de fournir un mélange d'air et de vapeurs chloroformiques intime. Par un septième orifice du couvercle, le récipient communique avec un tube qui lui est soudé transversalement et porte deux ouvertures, l'une, inférieure, faisant communiquer le tube avec le récipient, l'autre, supérieure, en rapport avec l'air extérieur.

À l'intérieur de ce tube, tournant à frottement dur grâce à un bouton molleté, un autre tube porte deux ouvertures ménagées de façon à masquer ou à démasquer celles du tube extérieur en sens inverse. De sorte que, lorsque l'ouverture inférieure est complètement bouchée, celle d'en haut est ouverte en plein et inversement en passant par tous les intermédiaires. L'arrivée des vapeurs de chloroforme se fait donc dans des proportions que l'on peut régler avec la plus grande facilité et la plus grande précision par la simple manœuvre du bouton molleté, et sous les yeux, pour ainsi dire. Puis, le tube se rétrécissant porte une soupape identique à celle du masque, mais orientée pour s'ouvrir à l'inspiration. Il se coude ensuite et descend en longeant le récipient; là, un ajustage en caoutchouc, destiné à permettre l'enlèvement du couvercle, le réunit à un autre tube qui se courbe au-dessus du récipient. Là il se coude encore et redevient vertical et pénètre dans

---

[1] Un petit masque pour enfant est actuellement à l'étude.

la collerette du masque où l'appareil pourra tourner jusqu'à ce que la vis de pression l'immobilise dans la situation choisie. Mais cela ne suffit pas; il faut que, le masque tendant à devenir vertical, comme dans la position de Trendelenburg, ou latéral, comme pour l'opération de la mastoïde, le récipient demeure vertical. Ce résultat est obtenu de la manière suivante: La dernière partie du tube, celle qui pénètre dans la collerette du masque, est une pièce distincte; elle est, à l'intérieur, évidée en cône où pénètre, à frottement, celle qui lui fait suite. Un bouton de serrage assure la cohésion de l'ensemble, une fois pris l'angle convenable. Il est facile de comprendre qu'en combinant les deux articulations on pourra placer l'appareil par rapport au masque dans toutes les situations, dans tous les plans. Enfin, dans les cas où l'on opère *sur la face*, le masque devient gênant; il convient alors de l'enlever de l'appareil, une fois le malade endormi, d'ajuster sur l'orifice de communication le tube de caoutchouc qui servait à l'expiration, et de mettre à l'autre extrémité de ce tube la canule métallique coudée, que nous avons fait construire; cette canule, mise dans la bouche, longera la joue et passera entre le maxillaire supérieur (bord postérieur) et la branche montante du maxillaire inférieur, pénétrant ainsi dans le pharynx, l'appareil sera alors tenu à la main.

Mode d'emploi. Pour utiliser l'appareil après l'avoir garni d'environ 30 gr. de chloroforme et avoir replacé le couvercle, on n'a qu'à poser le masque sur la figure du patient. Si on a l'habitude de relever, de l'index et du médius, l'angle du maxillaire pour empêcher la chute de la langue en arrière, il suffit de poser le pouce sur le masque pour maintenir le tout en bonne position. On fait alors respirer au malade d'abord de l'air pur. Puis, à l'aide du bouton moleté, on ouvre *graduellement* l'orifice d'accès de la vapeur de chloroforme, jusqu'à obturation de l'arrivée d'air pur (c'est la dose maxima). Un index gradué marque par des chiffres croissants le degré d'ouverture de l'orifice d'accès des vapeurs. Le sommeil arrive en général vers la fin de la sixième minute. On diminue alors l'orifice d'accès des vapeurs de chloroforme que l'on a toujours sous les yeux, jusqu'à un minimum que l'on découvre par un tâtonnement et qui varie suivant les sujets. Un tube de caoutchouc ajusté à la soupape d'expiration permet d'éloigner de l'anesthésiste l'air et les vapeurs exhalés par le malade.

Les *moyennes* ci-dessous portent sur les 50 premiers cas.

Dans vingt autres anesthésies (ce qui porte le nombre à 70)

les chiffres n'ont pas été tous relevés, mais les résultats ont été tout aussi excellents; ainsi, dans un cas, nous avons, pour les trois derniers quarts d'heure de l'opération, employé seulement trois centimètres cubes de chloroforme.

Nous tenons à remercier MM. Tédenat, Forgue de Rouville, Jeanbrau, d'avoir bien voulu employer l'appareil dans leur service et de nous avoir donné ainsi la plus large commodité pour effectuer nos essais. De plus, M. J. L. Faure, professeur agrégé à la Faculté de Paris, qui a vu fonctionner l'appareil dans son service, s'est exprimé à la Société de chirurgie, à son sujet, en des termes dont nous ne saurions trop le remercier.

Si nous prenons des moyennes, en éliminant d'abord les données qui sont incomplètes, nous avons, sur un total de 59 anesthésies, 41 cas utilisables donnant comme composantes:

Durée totale 40 h. 31' 33", soit une moyenne de 59' 33".

Pour obtenir le sommeil, un total de 268' 15", soit en moyenne 6' 35".

Pour le réveil, 142' 30' au total, soit une moyenne de 3' 28".

Il a été employé 887 cc. de chloroforme, soit l'un dans l'autre 21 cc. 63 par opération ou, par heure d'anesthésie. 21 cc. 9.

Nous avons eu deux fois seulement des vomissements pendant l'opération. Dans un cas, dès les premières bouffées, il y a eu une régurgitation qui s'est arrêtée aussitôt. Après l'opération, ces vomissements ont été très rares, passé les 15 premières anesthésies de la période d'essai.

Il est à remarquer que les moyennes ci-dessus seront encore allégées par la suite, car les 24 premières anesthésies avaient été faites avec un appareil d'étude encore défectueux.

Jamais nous n'avons employé la pince de langue, jamais nous n'avons eu la moindre alerte ni la moindre inquiétude, la régularité du sommeil est presque absolue. Un seul malade a mis 8' à se réveiller, les autres moins. Presque toujours le teint est resté non seulement rassurant, mais identique à ce qu'il était à l'état de veille, quelle que soit la durée de l'anesthésie. Les malades dorment en moins de 7, et absorbent moins de 22 cc. de chloroforme par heure.

Nous résumons donc comme suit les *avantages* qu'il nous semble juste de reconnaître à notre appareil(1). Sans parler du

---

(1) Nous devons adresser nos félicitations et nos remerciements à M. Gendron de Bordeaux, constructeur.

prix, relativement peu élevé, on voit de suite que son maniement est réduit au minimum de simplicité, puisqu'au lieu de doser séparément l'air et le chloroforme par deux dispositifs, le réglage se fait en une fois par un simple bouton molleté, l'accès de l'air commandant celui de l'anesthésique et réciproquement, et l'orifice d'arrivée étant constamment *visible*. De plus, *le récipient et le masque forment une seule pièce* et non deux éléments séparés; il s'ensuit que *l'ensemble* est bien en main et qu'on n'a ni besoin d'une table pour le poser ni la crainte de voir le malade ou un assistant le renverser. Nous avons plusieurs fois employé le *mélange chloroforme et éther* aussi aisément que le chloroforme pur. Nous avons dit qu'il est *utilisable dans toutes les positions*, il peut même, dans les cas où l'opération est proche du nez ou de la bouche, être couvert d'un champ opératoire. Nous avons parlé aussi de *l'avantage qu'il y a pour l'anesthésiste à voir éloigner de lui les exhalaisons du malade* par le tube qui part du masque. Il nous reste seulement à insister sur la *parfaite adhérence* de ce dernier. Nous savions par l'expérience, et sur ce point l'opinion est unanime, combien la défectuosité de leur masque diminue les avantages de la généralité des appareils existant déjà, aussi n'avons-nous eu de cesse qu'après avoir obtenu un modèle hermétique. C'est à cela que nous attribuons la modicité du taux moyen de chloroforme par heure d'anesthésie. Enfin notre appareil *n'annule évidemment pas le chloroformisateur*, mais grâce à lui on se rend *un compte immédiat et complet de ce qu'on* fait au cours de l'anesthésie et le maniement en est tellement simple qu'il n'y a plus, pour ainsi dire, d'apprentissage.

SÉANCE DU 24 AVRIL

Obstétrique

Présidence: MM. Candido de Pinho et Recasens

La symphyséotomie et la césarienne conservatrice

Par M. A. MAIA MENDES, Porto.

J'ai pratiqué dernièrement 4 opérations césariennes, 4 symphyséotomies et 4 amputations de l'utérus au-dessus du col motivées par rupture complète de la matrice pendant le travail, compliquée du passage du fœtus et de l'arrière-faix dans la cavité abdominale. Ces dernières, qui ont été faites dans des conditions presque désespérées, ont donné 1 guérison et trois morts. Dans les premières, il a eu 3 césariennes conservatrices, deux fois motivées par éclampsie, qui avait éclaté gravement pendant que le col était encore fermé, et une fois par rétrécissement du détroit supérieur; et 1 césarienne vaginale, aussi conservatrice, suivie d'embryotomie, par atrésie cervicale insurmontable: 3 femmes guéries et une morte; 3 enfants vivants et 1 mort.

En ce qui concerne la symphyséotomie, elle a été toujours faite pour obvier à des viciations pelviennes: 4 femmes sauvées, 3 enfants vivants et viables et 1 pas viable.

En mettant de côté les amputations utéro-ovariques avec leurs indications précises, puisque il n'y a pas d'autre moyen de soigner efficacement ces ruptures complètes de l'utérus, il nous reste à confronter la symphyséotomie et la césarienne conservatrice.

Pour moi, il y a dans la haute dystocie nombre de cas dans lesquels nous pouvons choisir entre ces deux opérations. Lorsque, suivant les règles des rétrécissements du bassin, la symphyséotomie est indiquée, devrons nous pratiquer cette opération ou mieux la césarienne?

Je me prononce franchement pour la seconde.

Je trouve comme fautes principales dans la symphyséotomie:

1. Après la coupe de la symphyse, l'extraction au forceps est presque toujours inévitable, et généralement elle se fera dans un bassin mou pas encore préparé, inextensible, lequel, pour laisser sortir le fœtus, se déchire maintes fois au hasard, en pouvant léser plus ou moins gravement les organes voisins; les précautions prises pour que l'écartement des os n'outre-passe pas de beaucoup la juste mesure, pour sages qu'elles soient, on ne peut pas toujours les prendre, et quand même on en vienne à bout, pas même par cette raison la tête laissera de forcer des tissus mous pas encore préparés;

2. La consolidation ultérieure de la symphyse ne s'obtient pas toujours et, si on l'obtient, cela n'arrive que jusqu'à la fin de quelques mois;

3. Quand on pratique la symphyséotomie, le fœtus traverse presque toujours toutes les contingences d'un accouchement au forceps, compliqué.

Dans la césarienne conservatrice, je vois les avantages suivants:

1. Elle est une opération entièrement réglée; dès le premier

jusqu'au dernier temps, elle est toujours, pour ainsi dire, dans les mains de l'opérateur, et elle n'a aucun temps dû au hasard comme l'extraction, qui peut suivre à la symphyséotomie.

2. La césarienne conservatrice guérit généralement très bien et très vite, ne laissant pas de lésions irréparables ou aussi longues que la symphyséotomie.

3. Dans l'opération césarienne, quoique le fœtus soit extrait artificiellement, il ne subit aucune des contingences de l'accouchement dystocique ni au moins celles de l'accouchement naturel.

Pour ces raisons, je propose l'opération césarienne pour substituer la symphyséotomie toutes les fois que des indications spéciales ne s'y opposent pas.

Par exemple: supposons une tête solidement appuyée au détroit supérieur, et qu'elle ne le peut pas franchir, par quelque rétrécissement léger, position viciée ou même inertie utérine, et supposons aussi que la main ne peut ni ne doit faire la version. En règle, l'application du forceps est aussi contre-indiquée. Si le rétrécissement est léger, voici réalisées les indications de la symphyséotomie.

Eh bien! voici de même un cas dans lequel, dans ma clinique, je préfère, comme je l'ai dit, la césarienne conservatrice, bien plus sûre pour la mère et l'enfant et aussi pour la conscience et les mérites du chirurgien. Opération très facile dans sa technique, digne de la plus grande confiance. Le cas fatal cité au commencement de cette communication ne milite pas en quelque façon contre cette manière de voir, parce qu'il a été observé chez une malade très infectée, qui se trouvait en état désespéré.

Je vais plus loin encore: je crois cette opération préférable à bien d'autres beaucoup plus graves qu'on fait journellement dans la pratique obstétrique.

S'agit-il d'une présentation de plan latéral avec ou sans procidence du bras, s'il y a parallèlement tétanisation utérine, en ordre de rendre impossible la version, et que le fœtus est encore vivant, je crois très clairement indiquée l'opération césarienne. Et, si le fœtus est mort, pourvu qu'il n'y ait pas un commencement de putréfaction ou, à plus forte raison, putréfaction avancée ou quelque autre cause d'infection, je me prononce encore franchement pour l'ouverture de l'utérus et l'extraction prompte du fœtus, au lieu de faire subir à la mère les lésions plus ou moins graves qui accompagnent presque toujours cette variété d'embryotomie.

Une autre circonstance dans laquelle je crois l'ouverture

franche de l'utérus très préférable à toute autre intervention opératoire est celle de l'éclampsie, lorsque cette maladie éclate soudainement et d'une manière effrayante, pendant que le travail n'est pas commencé, c'est-à-dire avec le col plus ou moins rigide et encore fermé. L'arsenal chirurgical vient d'être enrichi d'un nouvel instrument destiné à cet effet, le dilatateur Bossi, pas si nouveau qu'il n'ait déjà sa statistique heureuse; et je l'accepte très volontiers, l'excellent instrument, pour les cas où le col n'est pas tout à fait fermé, dans le sens obstétrique, et lorsqu'il y a déjà un peu d'effacement. Hors de cette circonstance, l'accouchement forcé est bien plus dangereux que l'utérotomie classique.

La dilatation instrumentale d'emblée étant faite sur un col pas encore dilatable, on court le risque de produire des lacérations, soit même des ruptures. Le nouvel instrument est aussi aveugle ou plus encore que les autres similaires.

La coupe médiane de la matrice offre bien plus de garanties vis-à-vis du danger des effractions cervicales. De plus, la césarienne étant toujours faite avec quelques flots de sang, cette circonstance n'est pas à mépriser lorsqu'on combat l'éclampsie.

Conclusions

1. — Je propose l'opération césarienne conservatrice pour substituer la symphyséotomie, toutes les fois qu'il n'y a pas de contre-indications spéciales provenant d'infection locale ou d'autre complication pareillement grave.

2. — Je propose la même opération pour substituer l'embryotomie dans les présentations de plan latéral avec ou sans procidence, lorsqu'il y a tétanisation et qu'on ne peut pas faire la version; et, dans ces conditions, je la propose non seulement si le fœtus est vivant mais encore s'il est mort, pourvu qu'il n'existe pas un état remarqué d'infection.

3. — Je pratique encore la césarienne conservatrice, au lieu de la dilatation instrumentale rapide du col, dans l'éclampsie, quand cette maladie a éclaté d'une manière effrayante pendant que le col était encore fermé, le fœtus étant vivant ou mort, – à condition qu'il n'y ait pas en ce moment quelque autre infection locale remarquable.

4. — Outre cela, j'accepte pour l'opération césarienne conservatrice toutes les indications classiques.

DISCUSSION

M. COSTA SACADURA. J'ai écouté avec intérêt la communication de mon confrère, le dr Maia Mendes. Je suis d'accord avec lui sur ce point que l'opération césarienne peut et doit substituer le plus souvent la symphyséotomie. Mais je ne peux m'empêcher de manifester ma surprise de ne pas voir cité dans sa communication l'opération de Gigli de préférence à la symphyséotomie. En effet, je pense que cette opération est une opération d'avenir. Je n'ai jamais eu occasion de la pratiquer sur le vivant. J'ai fait mes essais sur les cadavres et elle m'a paru une opération très simple. Mais j'ai assisté à deux opérations de Gigli pratiquées par mon maître, le prof. Alfredo da Costa, et je l'ai aidé dans ces deux circonstances. J'ai pu constater la réussite complète de cette opération, au point que la première femme, quinze jours après, s'est levée et a pu marcher très facilement; la seconde a été opérée il y a huit jours et se porte très bien. Il me parait prématuré de porter un jugement définitif sur la valeur de cette opération. Cependant, nous pouvons la considérer comme ayant déjà acquis droits de cité, et comme supérieure à la symphyséotomie.

Il est encore un autre point sur lequel je suis en divergence avec M. Maia Mendes. C'est lorsqu'il avance qu'on doit faire la césarienne conservatrice au lieu de la dilatation instrumentale rapide du col, dans l'éclampsie, quand cette maladie a éclaté d'une manière effrayante pendant que le col était encore fermé, le fœtus étant vivant ou mort.

Il parait indiquer que l'évidement de l'utérus suffirait pour faire disparaître l'éclampsie. Or cela n'est pas prouvé. On voit souvent l'éclampsie éclater après l'accouchement; d'autres fois, on voit l'éclampsie s'aggraver après l'accouchement.

Dans ces conditions, il me parait hasardé de soumettre la femme à une opération plus ou moins grave avec la grande incertitude de la sauver. D'autant plus que l'évacuation utérine a une influence dont l'importance est mise en évidence par la statistique de M. Porak. Sur 20 cas d'éclampsie on constate 4 cas de mort; par conséquent une proportion de 20 %. Ce qui veut dire que le séjour du fœtus in utero n'aggrave guère le pronostic, étant donné que telle est la proportion de la mortalité dans les cas d'éclampsie puerpérale.

D'autre part, l'anesthésie si prolongée que la césarienne réclame doit encore aggraver l'intoxication déjà provoquée par l'éclampsie elle-même. De plus, pour l'opération césarienne, dans ces conditions, il existe deux statistiques, qui accusent, l'une 36 %, l'autre 50 %, de mortalité maternelle.

C'est là un résultat peu encourageant et qui n'engage guère à pratiquer l'opération césarienne dans les cas d'éclampsie.

M. FRITZ FRANK. Ich stimme mit Collegen Maia Mendes überein wenn er die Sectio cæsarea machen will anstatt der Symphyseotomie, ausgenommen die geburtshalfen Fälle, aber die Grenze ist schwer zu ziehen. Die Symptome der Infection sind oft nicht da und die Frau ist doch inficirt od. z hat Erhöhung der Temperatur, ohne grosse Bedeutung. Bacteriologische Untersuchungen können wir bei der Operation nicht machen. Deshalb müssen wir die Methode der Sect. cæs. verbessern.

Im zweiten Punkt stimme ich nicht überein, wenn das Becken nicht verengt ist, weil wir in dem vaginalen Kaiserschnitt nach Dührssen ein besseres und ungefährlicheres Mittel haben, die Geburt zu vollenden. Bei todtem Kinde halte ich die Sect. cæsarea für contra-indicirt.

Betreffend Punkt 3, wenn das Becken nicht verengt, halte ich auch die Sect.

césarea bei Eklampsie nicht angezeigt, da die bekannten Methoden die Geburt durch die natürlichen Wege vollenden ohne besondere Gefahr für die Mutter. Bei schwerer Eklampsie ist das Kind krank und stirbt bald ab.

M. ALFREDO DA COSTA: Je suis tout à fait d'accord avec M. le docteur Sacadura. Pour très partisan que je sois de l'opération césarienne, je pense qu'il ne faut pas exagérer les choses. La tétanie utérine n'est pas en général une indication de la césarienne. Si l'on a un peu de patience, la tétanie est toujours remédiable, avec le temps.

Il faut éviter les touchers constants et répétés ; on pourra encore employer le chloroforme ; nous possédons mille manières enfin pour obvier à la tétanie sans recourir à la césarienne.

Et si l'enfant est mort, je tiens la césarienne comme moins indiquée encore, puisqu'il est permis de faire l'embryotomie. Sauf les cas où il existe un grand rétrécissement du bassin, qui gène extraordinairement l'application de l'embryotome, je ne crois pas qu'il soit nécessaire de faire la césarienne dans ces cas.

Quant à l'éclampsie, je ne la crois pas aussi en général une indication de la césarienne sauf des circonstances vraiment exceptionnelles. Si le col est encore fermé, il y a des moyens de l'ouvrir par des dilatateurs. Je me suis toujours très bien trouvé avec le dilatateur de Bossi. Du reste, en supposant que nous n'obtenons pas une dilatation rapide, vaut-il la peine de soumettre la personne à une césarienne pour la débarrasser vite? Il est encore à démontrer que l'extraction de l'enfant met un terme, dans tous les cas, aux manifestations éclamptiques. Je crois, en conséquence, que si le fœtus est mort, il faut ne pas faire la césarienne. S'il est vivant, on pourra la tenter en quelques circonstances exceptionnelles si d'autres moyens nous échappent.

M. DANIEL DE MATTOS: Dans l'intéressante communication de M. Maia Mendes je n'accepte pas la conclusion 2 où il propose la césarienne en remplacement de l'embryotomie dans les présentations du plan latéral quand le fœtus est mort, pourvu qu'il n'existe pas un état remarqué d'infection. En effet, dans le cas de fœtus mort, quand même l'infection *ne fût pas remarquée*, je n'ai jamais fait la césarienne, et je fais toujours l'embryotomie employant les différents procédés embryotomiques, selon les cas.

M. BECASENS: Je ne peux pas accepter toutes les conclusions de la communication de M. Maia Mendes, parce que dans les cas de présentation transversale, s'il n'y a pas de rétrécissement pelvien, l'embryotomie, dans les cas de fœtus mort, donne beaucoup plus de chances de guérison que la césarienne. Dans le cas d'embryotomie très difficile à cause d'un grand rétrécissement, s'il n'y a pas d'infection, je crois la césarienne moins grave et je l'accepte. Dans les cas d'infection, je préfère l'hébaotomie ou encore l'opération subpéritonéale proposée par M. Frank.

Dans l'éclampsie je crois tous les moyens préférables à la césarienne dont l'éclamptique meurt par son empoisonnement, non de l'opération, et par conséquent moins grave est l'opération, plus de chances de guérison ont les femmes éclamptiques.

M. CANDIDO DE PINHO: On ne peut pas mettre en doute que la section césarienne soit indiquée dans certains cas, dans lesquels le fœtus est mort. Je l'ai pratiquée dans une femme qui se trouvait en travail depuis 15 heures : elle présentait un bassin pseudo-ostéomalacique à tel point rétréci que l'étroit supérieur admettait à peine trois doigts. Il serait tout à fait impossible de travailler avec on instrument quelconque. Le fœtus était mort. J'ai pratiqué l'opération de Porro. Vingt jours après la femme est sortie, tout à fait guérie, en me laissant tranquille sur l'opportunité de cette intervention.

En résumé: dans des rétrécissements extrêmes, la section césarienne est indiquée, lors même que le fœtus est mort.

M. JUAN SAU: Je crois que l'embryotomie sera très rarement indiquée dans les présentations latérales, peut-être exceptionnellement dans les rétrécissements très prononcés; mais voilà six années que je fais le service de la Maternité à Barcelone, je n'ai vu aucun rétrécissement et partant je le crois très rare.

Dans l'éclampsie je crois très exceptionnelle l'indication de l'embryotomie, puisque j'ai réussi dans tous les cas avec la dilatation manuelle ou instrumentale.

M. MAIA MENDES: A l'égard de l'embryotomie, je trouve cette opération, plusieurs fois bien plus périlleuse que la césarienne. On peut faire des lésions utérines plus ou moins graves qui peuvent être le commencement d'infections très dangereuses, soit même de ruptures. Certainement, ce n'est pas la règle, mais dans les conditions mentionnées dans ma communication, l'embryotomie sera toujours difficile et pour cette raison hasardée.

1° Quant à l'éclampsie, cette maladie éclate souvent aux six, sept ou huit mois de la grossesse, pendant que le col est encore rigide et les dilatateurs métalliques appliqués dans cette circonstance peuvent faire des lacérations très graves, soit même des ruptures.

2° En ce qui concerne la section latérale du pubis, j'y trouve les mêmes risques que dans la symphyséotomie que j'ai décrits par ces mots: «Elle se fera dans un bassin mou pas encore préparé, inextensible, lequel, pour laisser sortir le fœtus, se déchire maintes fois au hasard en pouvant léser plus ou moins gravement les organes voisins; les précautions prises pour que l'écartement des os n'outrepasse pas de beaucoup la juste mesure ... on ne peut pas toujours les prendre, etc.»

Cependant, malgré mon peu de confiance, je vais expérimenter la section latérale du pubis qui est préconisée par des savants aussi distingués.

Quelques considérations obstétriques basées sur l'examen d'une coupe sagittale pratiquée sur une primipare morte en pleine période d'expulsion

Par M. RECASENS GIROL, Madrid.

Au mois de janvier dernier, j'ai pu pratiquer une coupe sagittale d'un cadavre de femme morte en pleine période d'expulsion et faire une étude anatomique et histologique assez soigneuse des conditions dans lesquelles se trouve l'utérus au moment de l'accouchement, et encore que ce soit une affaire très discutée, l'accord n'est pas tout à fait unanime dans l'appréciation des faits observés, et pourtant les déductions qu'on en a tirées ne sont pas semblables dans l'aspect physiologique, pas plus que dans le pathologique.

L'examen de la coupe que j'ai l'honneur de vous présenter dans cette communication m'a fait voir quelques différences entre quelques-unes des publiées et la mienne, et par conséquent l'interprétation de quelques-uns des phénomènes pathologiques qu'on observe dans la pratique ne peuvent être les mêmes. Voilà le motif qui m'a conduit à revenir sur une affaire tant discutée auparavant, et qui malgré son ancienneté, n'a pu réunir dans une opinion unique celles de tous les obstétriciens.

Comme on peut voir dans les figures ci-jointes, qui reproduisent exactement la section sagittale pratiquée, il s'agit du cadavre d'une femme morte en pleine période d'expulsion avec l'utérus complètement effacé et dilaté de même que la partie supérieure du vagin. La tête remplit complètement l'excavation et l'épanchement séro-sanguin se trouve à deux travers de doigt de la vulve.

Cette femme était morte quatorze heures après le commencement du travail d'une attaque d'asystolie. Je fus averti de l'existence de ce cadavre au département anatomique de la Faculté de médecine, et grâce à la bonté du prof. Castro, chef du dit département, j'ai pu m'en emparer. J'ignore les circonstances qui ont empêché de délivrer cette femme de son enfant pendant sa vie pas plus qu'après sa mort; ce que j'ai pu savoir c'est qu'il s'agissait d'une primipare, cardiaque et que son travail avait duré quatorze heures.

Le cadavre fut congelé avec un mélange frigorifique de glace et sel de cuisine, et après 48 heures, nous pûmes pratiquer une section parfaitement nette qui divisait exactement le corps de la femme et du fœtus par le milieu.

Ce qui nous frappa d'abord en examinant la coupe, fut la différente grosseur des parois de l'utérus; en arrière, dans le point qui correspond au promontoire, et en relation aussi avec le col du fœtus, il y avait un épaississement très remarquable qui n'est autre chose que ce qu'on a appelé anneau de contraction; en haut et en bas de ce point, la paroi de l'utérus s'amincit d'une façon progressive, surtout inférieurement jusqu'à l'orifice externe du col, où il atteint le maximum de minceur.

Le point de plus grande grosseur présente une disposition circulaire parfaitement reconnaissable au toucher, mais, encore qu'il soit tout à fait circulaire, la différence entre l'épaississement de la partie postérieure et le reste de la circonférence est si accentuée qu'à peine si on peut le distinguer dans la paroi antérieure de la coupe.

Quelle signification anatomique et physiologique a cet anneau de contraction? Se trouve-t-il toujours au même niveau? Cette for-

mation est-elle un fait purement fonctionnel, où marque la limite
entre le corps et le col de l'utérus? Voilà les motifs des discussions et des plus grandes divergences d'interprétation qu'ont sou-
levées ces interrogations, et que nous essayerons de résoudre en
nous fixant sur l'examen des coupes que nous présentons et sur
l'examen histologique de la structure de la paroi utérine.

Un fait qui appelle grandement l'attention, tant dans notre
coupe que dans la première présentée par Braune, est que l'anneau
de contraction correspond par sa partie plus épaisse d'une manière exacte au point maximum de flexion que font la tête et le
corps du fœtus dans la région du col, c'est-à-dire, dans l'angle ren-
trant qui laisse un vide dans la continuité de l'ovoïde fœtal.
Cette observation, sur laquelle ne s'est pas assez fixé l'attention des
auteurs, a, selon nous, une importance extraordinaire, surtout si
l'on compare ce fait avec ce qu'on trouve dans les présentations
anormales, spécialement dans celles du tronc, où quand en introduisant la main pour pratiquer une version, nous trouvons le
cercle contractile à une hauteur plus grande, correspondant aussi
au point où le fœtus laisse un vide dans lequel peuvent s'introduire les fibres utérines qui accumulées forment cet anneau.

Il se forme aussi des anneaux de contraction dans quelques
cas, pendant la délivrance, quand on a tamponné l'utérus pour arrêter une hémorrhagie; là où la gaze ne forme pas un corps bien
serré, s'accumule une grande quantité de fibres musculaires, qui forment des anneaux de contraction très semblables à celui qui se
voit dans notre coupe.

Il est évident que ce cercle contractile est un phénomène qui
appartient à la période du travail, donc si bien avant le commencement de celui-ci la grosseur des parois de l'utérus n'est pas uniforme, les différences sont si peu remarquables qu'exception faite
du point d'insertion du placenta, à peine si on peut les distinguer
à l'œil nu. Si vous jetez un regard sur le dessin des coupes sagittales
publiées par Pinard, Varnier, Barbour, Waldeyer, 2° de Braune,
Bayer, Canton, Winter, etc., de femmes mortes avant le commencement du travail, vous verrez qu'il est impossible de signaler le
point où devrait exister le cercle contractile. C'est pour cela qu'on
a cru que l'anneau de contraction marque la limite précise entre
la portion corporelle et la cervicale de l'utérus. En analysant soigneusement les faits et avec le regard fixé sur les coupes publiées, nous ne pouvons accepter cette interprétation des faits, au
moins dans un certain nombre des cas.

Les mensurations pratiquées par Müller et Pinard ont démontré jusqu'à l'évidence que le col de l'utérus ne disparaît pas avant que le travail soit commencé et les coupes sagittales très nombreuses qu'on a pratiquées pour démontrer la persistance du col jusqu'à ce moment ne laissent aucun doute à cet égard. Accepté, si nous nous rappelons la situation très élevée où nous trouvons l'anneau de contraction dans les cas de présentation transversale, abandonnée, lorsque nous introduisons la main pour pratiquer une version ou une embryotomie, il nous est impossible d'accepter qu'une distension aussi énorme soit le résultat exclusif du tiraillement des fibres du col. Dans un cas, nous avons mesuré la distance entre l'orifice externe de l'utérus et l'anneau de contraction situé au-dessus de la tête du fœtus placée en présentation transverse céphalo-gauche, ayant plus de 20 centimètres (la femme supportait deux jours de travail).

D'autre part, la disposition anatomique de la veine circulaire, parfaitement reconnaissable dans la plupart des cas publiés, n'occupe pas la même situation en relation avez l'anneau de contraction; dans la coupe première de Braune elle est située immédiatement par dessus le point plus culminant du cercle contractile, pendant que dans notre préparation elle est placée très au-dessous de lui. Cette différence d'emplacement nous oblige à penser que, si dans quelques cas l'anneau de contraction marque le point correspondant à l'orifice interne de l'utérus, il n'est pas nécessaire qu'il en soit toujours ainsi.

Nous croyons que la signification de cet anneau de contraction n'est pas d'ordre anatomique mais bien physiologique, résultat de l'action mécanique que l'ovoïde fœtal détermine. Dans l'accouchement complètement physiologique, la pression uniforme transmise par le liquide amniotique premièrement et en second lieu la pression axielle quand la poche des eaux est ouverte agissent sur l'unique point de l'utérus qui ne présente pas de résistance contractile et détermine la progression du fœtus et en conséquence le tiraillement de la portion cervicale, sans former l'anneau contractile jusqu'à ce que les fibres circulaires de l'isthmus, qui ont souffert une énorme distension, trouvent dans l'angle de flexion, que font la tête et l'épaule correspondantes du fœtus, un espace vide où s'insinuer; alors elles commencent leur rétraction et s'agroupent en grande quantité formant un épaississement qui en se contractant de nouveau détermine l'apparition du cercle contractile. Dans ces conditions de physiologisme absolu, il est très probable que l'anneau de contraction et la limite inférieure du corps de l'utérus se correspondent exactement.

C'est tout à fait différent quand par quelque irrégularité de présentation ou par faute d'équilibre entre la résistance du col et l'amoindrissement de la cavité de l'utérus produite par exagération de la rétractilité du muscle, commencée aussitôt la sortie du liquide amniotique, l'organe gestateur doit prendre par sa distension des éléments de la même substance corporelle; alors les parties plus voisines de l'isthmus, en vertu d'être celles qui reçoivent plus directement la pression axiale, perdent leur résistance et se laissent distendre et consécutivement l'anneau de contraction s'établit immédiatement par dessus le point où terminent les fibres du corps distendu; dans ces cas, le point où correspond l'orifice interne est très éloigné de l'anneau contractile.

Dans les cas de présentation transversale, la quantité d'éléments contractiles du corps de l'utérus qui prennent part à la distension de la cavité est augmentée en proportion progressive à la durée du travail et l'anneau de contraction remonte très en haut; dans ces conditions, la situation de l'anneau n'est pas parallèle aux plans pelviens mais bien oblique, avec le point plus élevé correspondant à l'angle de flexion que forment la tête et le tronc.

Dans ces cas, la disposition de la veine coronaire est aussi complètement oblique au plan que forme le dit anneau musculaire.

Dans les cas de présentation de siège, le cercle de contraction doit correspondre au point du tronc du fœtus situé immédiatement par dessus les ailes des iliaques.

Quelquefois l'isthmus n'est pas celui qui reçoit les pressions du pôle fœtal qui se présente, sinon les parties voisines du même; alors il se produit une dilatation sacciforme du segment inférieur de l'utérus sans que dans sa formation prennent part les fibres du col; ces dilatations sacciformes occupent quelquefois la face postérieure du segment inférieur, mais beaucoup plus fréquemment elles se font aux dépens de la face antérieure de l'organe. Les causes de ces dilatations sont toujours des anomalies dans la direction des pressions ovulaires: l'antéversion et la rétroversion de l'utérus, la disposition irrégulière de l'axe utérin par l'effet d'une ventro ou vagino-fixation; les anormalités de présentation du fœtus, etc., sont cause de ce changement de direction des pressions ovulaires et les déterminantes des dilatations sacciformes dont nous parlons.

Nous avons tiré la conviction que le col ne prend pas part dans la dilatation sacciforme dont nous parlons, par la mensuration soigneusement faite, dans un cas, de la longueur du col utérin dans les derniers mois de la grossesse avant et après de se produire une énorme dilatation sacciforme de la paroi postérieure de l'utérus en conséquence d'une hystéropexie abdominale.

Dans ces cas, de même que dans les présentations vicieuses, l'anneau de contraction se trouve placé très en haut de l'orifice interne de l'utérus et présente aussi une disposition oblique en relation avec les plans du pelvis.

Si de l'examen macroscopique que nous avons fait nous passons à l'examen microscopique des portions extraites des parois de l'utérus au point correspondant à l'anneau de contraction et à la portion très amincie située immédiatement au-dessous, nous obtenons la conviction que les termes «orifice interne» et «anneau de contraction» ne représentent pas toujours la même chose.

Nous avons coupé trois petits morceaux de la paroi de l'utérus aux endroits correspondant à l'anneau de Bandl et à deux centimètres au-dessus et au-dessous du même; après les avoir fixés avec une faible solution de formaline, et bien endurcis dans l'alcool, nous les avons placés dans la celloïdine pendant huit jours; puis nous avons fait les coupes et employé les moyens les plus divers de coloration. À l'examen microscopique de ces coupes on ne voyait aucune différence entre celles qui appartenaient au morceau supérieur et celles qui sont tirées des morceaux moyen et inférieur; la même disposition cellulaire de la tunique interne, la même disposition des fibres musculaires dans la couche moyenne dont les plus internes et les plus externes ont une direction longitudinale, et les intermédiaires, en plus grande nombre, ont une direction transversale et oblique; la partie plus extérieure de la coupe était bordée par une assise de cellules plates appartenant au péritoine qui forme l'enveloppe la plus externe de l'utérus.

Cette disposition égale des coupes faites avec ces trois morceaux contraste d'une façon très remarquable avec celle que présentaient les coupes faites avec un morceau tiré de la portion très amincie du col, située deux travers de doigt au-dessous de l'anneau de Bandl. Dans ce dernier, on voyait seulement des fibres musculaires coupées en travers et en quantité beaucoup moindre; la couche de cellules correspondant à la muqueuse était très amincie, mais on n'y voyait plus les grosses cellules décidua-

les qui étaient très abondantes dans les autres coupes; la différence entre les coupes du col et celles qui appartiennent aux parois du corps est évidente, mais cette différence, on ne la voit pas
établie entre les portions supérieures et inférieures de l'anneau
de Bandl, mais dans des endroits beaucoup plus éloignés.

Pour éclaircir ce point, il vaudrait mieux examiner des préparations fraîches après dissociation des éléments musculaires,
mais nous n'avons pu jusqu'à présent faire ces investigations.

Nous devons parler maintenant d'un autre fait anatomique
que nous avons observé dans notre coupe, qui se trouve en oppo-
sition avec les descriptions qu'on fait généralement du phénomène
de la disparition du col utérin. En parlant de ceci, on dit: Quand
l'orifice externe de l'utérus arrive au maximum de dilatation, il
forme un petit bourrelet qui continue avec le vagin distendu.
Cette description a son fondement dans l'examen de la première
coupe sagittale publiée par Braune; on voit seulement un tout petit bourrelet circulaire marquant la limite entre le vagin et l'utérus; on ne voit là aucune trace du museau de tanche. Si vous
examinez avec attention notre 2ª figure, vous verrez que la partie
vaginale du col n'a pas disparu; ce n'est pas un simple bourrelet
ce qu'il y a là, mais toute la portion vaginale du col très amincie
et parfaitement appliquée aux parois du vagin avec ses culs-de-
sac parfaitement reconnaissables, le postérieur très profond et l'antérieur beaucoup moins.

Quand nous sortîmes le fœtus de son lit utérin après la section sagittale, l'aspect qu'offrit cette partie était celui qu'on décrit
généralement; une petite élévation marquait la limite entre le vagin et l'utérus, mais en examinant soigneusement les parties nous
vîmes que ce qui nous a paru d'abord une simple élévation était
constitué par une très mince lame appliquée exactement sur les
parois vaginales avec une largeur de deux centimètres et demi
dans sa portion postérieure, qui devenait plus étroite à mesure
qu'elle s'approchait de la partie antérieure, jusqu'à avoir seulement huit millimètres. En soulevant cette lame amincie, on voit
bien que les culs-de-sac ne disparaissent pas tout à fait; ils restent toujours formant une gouttière profonde, qui par l'application
exacte de ses parois forme pendant le passage du fœtus une cavité virtuelle.

Cette persistance de la partie vaginale du col de l'utérus nous
explique bien clairement pourquoi immédiatement après la sortie
du fœtus nous trouvons commencée la réfection du museau de

tanche; comme cette partie ne disparaît pas et est seulement l'application exacte à la paroi vaginale, ce qui donne la sensation de son complet effacement, sitôt que la pression du fœtus a disparu, les deux parois s'écartent et on peut tout de suite suivre le contour du col.

En examinant les coupes sagittales de von Seaxinger, celle de Tibone et une de celles de Pinard, on voit déjà que les choses arrivent telles que nous les décrivons, encore que, vu qu'elles se réfèrent à des coupes pratiquées sur des femmes chez lesquelles la dilatation du col et de la partie supérieure du vagin n'était pas complète, elles n'ont pas la clarté de celle que nous présentons.

En examinant les faits avec attention, on voit bien qu'il ne peut pas en être autrement; les contractions utérines amoindrissent la capacité de cet organe et font pression sur l'ovule; comme celui-ci par son contenu liquide ne peut se réduire en proportion de l'amoindrissement de la cavité, l'utérus doit prendre des éléments de la région cervicale par sa distension, et par conséquent la cavité utérine s'agrandit inférieurement en proportion de l'amoindrissement souffert dans sa portion corporelle.

Aussitôt que la distension du col arrive aux insertions vaginales, cet organe commence à se distendre, et, en s'écartant, la portion du col qui n'est pas effacée, c'est-à-dire le museau de tanche, est tiraillée en dehors et devient horizontale, donnant au doigt qui pratique le toucher la sensation d'une disparition complète. À ce moment, la poche des eaux commence à s'insinuer en dedans de l'orifice externe et, agissant comme un coin, approche cette partie premièrement horizontale aux parois vaginales et lui fait reprendre sa position verticale.

Il n'y a pas, dans aucun moment de l'accouchement, disparition complète du museau de tanche; il y a seulement changement de position et dilatation extrême du même. Ces phénomènes ne sont pas tout à fait égaux dans la partie antérieure et dans la postérieure; dans cette dernière, le plan résistant qui forme le sacrum permet l'application exacte de la partie correspondante du col à la paroi vaginale, tandis que dans la partie antérieure l'absence d'un plan osseux permet à la paroi vaginale sa distension exagérée en avant et alors la portion du col correspondant à elle forme une petite saillie peu prononcée.

La persistance de la gouttière qui ferme le col de l'utérus et le vagin, dans l'accouchement physiologique, n'a aucune importance; sa connaissance devient très intéressante dans quelques cas

d'intervention obstétricale; l'existence de ce canal profond dans
les limites du vagin et de l'utérus peut expliquer certaines difficultés qu'on trouve quand (avec infraction de toutes les règles d'application du forceps) on veut appliquer une cuillère du forceps
sans être guidé par la main ou par l'extrémité de deux doigts.
Quelques déchirures cervicales consécutives à l'application du forceps, qui ont été considérées comme ayant leur cause en une application du forceps avec le col incomplètement dilaté, ont indubitablement leur explication dans l'introduction d'une cuillère dans
ce cul-de-sac que nous venons de décrire.

De l'étude anatomique et histologique que nous avons faite,
nous avons tiré la conviction que la dilatation et l'effacement du
col est un phénomène exclusivement mécanique, résultat de l'action de la poche des eaux et du pôle fœtal qui se présente; nous
ne pouvons accepter aucune action active des fibres longitudinales du corps de l'utérus comme déterminante de ces phénomènes.
La dilatation et l'effacement sont deux phénomènes complètement
passifs; le coin qui forme la poche des eaux et l'ovoïde fœtal déterminent l'agrandissement intérieur qui a besoin de se produire
à mesure que la capacité utérine s'amoindrit par l'action des contractions utérines.

Dans l'accouchement, aussitôt que les contractions du muscle
utérin commencent, il se produit une diminution de la capacité totale de l'organe; cette diminution de la capacité détermine une
compression sur l'œuf qui par action réflexe agit sur tous les
points des parois de l'utérus comme pression endocavitaire;
les parois utérines résistent de façon différente selon leur constitution anatomique; dans le corps, l'existence de fibres longitudinales et obliques renforce considérablement les parois,
tandis que dans le col la presque totalité des éléments contractiles ont une disposition transversale et, par conséquent, offrent une
résistance beaucoup moindre à l'action de pression que l'ovoïde
fœtal détermine sur eux. Le raccourcissement des fibres se fait dans
le corps en tout sens et la résistance est à peu près égale dans
toute l'extension du corps de l'utérus, tandis que dans le voisinage de l'isthmus il y a presque exclusivement des fibres trans-
versales.

L'existence d'un trou dans cette région l'affaiblit encore plus
et, en conséquence, la pression endocavitaire, que l'ovoïde fœtal
détermine par le fait des contractions utérines, trouve un point
de moindre résistance dans la partie inférieure de l'organe, et la

continuation des pressions finit par faire tomber en inertie ces
éléments musculaires; alors l'isthmus donne des éléments pour la
distension de l'utérus, mais seulement quand ils sont tombés en
inertie; l'action des fibres longitudinales du corps ne contribue en
rien à cet effet; son action est purement d'augmenter la résistance des parois et d'amoindrir la capacité totale de l'organe par son
raccourcissement.

Si nous examinons les différentes coupes publiées, nous pourrons observer que la partie postérieure du col donne beaucoup
plus d'éléments de distension que la paroi antérieure. Ce phénomène est dû au fait anatomique bien connu de la plus petite longueur du fascicule ansiforme dans la paroi postérieure de l'utérus
que dans l'antérieure, par conséquent la résistance est moindre
dans celle-là.

À mesure que les fibres supérieures du col sont vaincues en
leur résistance, elles entrent à former part de la cavité totale de
l'utérus, recevant alors les immédiates inférieures les pressions ve-
nues d'en haut; quand toutes les fibres du col jusqu'à ses insertions vaginales ont contribué à la formation de la cavité utérine,
l'œuf, ayant besoin d'un espace plus grand (donc la diminution de
la capacité utérine continue), s'insinue dans l'orifice du col et la
poche des eaux commence à se former.

Dans les cas complètement normaux, la poche des eaux fait
complètement la dilatation; mais quand les membranes se déchirent prématurément, c'est la pression transmise par le fœtus qui
fait cette dilatation. Toute diminution de la cavité utérine prend
le caractère définitif par effet de la rétraction du muscle; la place
perdue par le fœtus ne peut pas être recouvrée; la rétraction augmente continuellement et l'effet final doit être l'expulsion totale
du fœtus en dehors de la cavité utérine; dans le cas d'obstacles
extra-utérins à la progression du fœtus (présentations transverses,
bassins viciés, etc.), l'effet de la rétraction et celui des contractions
sont les mêmes, mais, le fœtus ne pouvant pas agir comme un coin
dilatateur par sa situation élevée, le mécanisme de la dilatation se
produit en sens inverse; dans ces cas, c'est l'utérus qui remonte
et glissant sur la présentation fœtale détermine l'ouverture de
l'orifice du col. Ce mécanisme doit être considéré comme pathologique et réclame une longueur de temps beaucoup plus grande.

D'après les considérations précédentes, je crois pouvoir tirer
les suivantes

CONCLUSIONS

1. L'épaisseur du muscle utérin est différente dans les divers endroits; la plus grande minceur correspond au point d'insertion du placenta et au segment inférieur, tandis que la plus grande épaisseur appartient au cercle contractile.

2. L'anneau de contraction se trouve à hauteur différente selon les conditions de l'accouchement; dans l'accouchement complètement physiologique, sa situation correspond à peu près au même niveau que l'orifice interne, mais, quand il se présente des obstacles à la progression du fœtus, la partie inférieure du corps de l'utérus donne des éléments à la distension de la cavité utérine et la hauteur du cercle contractile remonte et par conséquent s'éloigne du point correspondant à l'orifice interne.

3. La veine coronaire est le seul indice qui marque la limite entre le corps et le col de l'utérus pendant l'accouchement.

4. Le museau de tanche ne disparaît jamais totalement pendant le passage du fœtus et le bourrelet qui marque la limite entre le vagin et l'utérus est constitué par une lame très mince d'une largeur supérieure à deux centimètres dans la partie postérieure qui s'applique exactement aux parois vaginales.

5. L'existence de cette lame donne comme conséquence la persistance des culs-de-sac, où peuvent s'introduire les cuillères du forceps, si on fait son introduction sans être guidé par les doigts.

6. Dans l'accouchement physiologique la portion très amincie de la partie inférieure de l'utérus appartient presque en sa totalité au canal cervical.

7. La dilatation du col utérin se fait dans l'accouchement physiologique par l'action mécanique de la poche des eaux et par le fœtus; dans les cas d'existence d'un obstacle à la progression du fœtus, le mécanisme de la dilatation se fait d'une manière inverse; dans ce cas, c'est l'utérus qui par effet de la diminution de sa cavité, déterminée par la rétraction du muscle, remonte sur le fœtus et glissant sur la présentation détermine l'ouverture de l'orifice externe.

DISCUSSION

M. DANIEL DE MATTOS : La communication de M. Recasens, avec des planches d'un cadavre congelé, est très intéressante au point de vue clinique et mérite d'être considérée à côté d'autres observations classiques dans la science.

Mais en ce qui concerne le bourrelet (conclusions 4 et 5) de séparation entre le vagin et l'utérus, formé par une lame très mince d'une largeur supérieure à deux centimètres dans la partie postérieure, et adossé aux parois vaginales, je rappelle que cette lame est plus nette dans la plupart des cas dans la *partie anté-rieure* et j'ajoute encore que la persistance d'un tel relief, quelque petit qu'il soit, ne doit jamais empêcher l'accoucheur de guider l'introduction du forceps avec les doigts.

M. ALFREDO DA COSTA : Je suis d'accord sur presque toutes les conclusions de M. Recasens, seulement je crois que la septième condition n'est pas conforme à ce qui se passe. Le col se dilate même quand il n'y a rien dans l'utérus, comme par exemple dans une grossesse extra-utérine. Alors, si le col peut se dilater, dans ces conditions, il y a lieu de croire que le col se dilate par l'effet des contractions du segment supérieur qui tirent les fibres plus faibles du segment inférieur sans qu'il soit indispensable, en toutes circonstances, l'existence de la poche des eaux ou d'une partie fœtale qui se présente.

M. RECASENS: Dans les cas publiés jusqu'aujourd'hui, il y a seulement celui de Braune qui soit d'une femme morte avec la dilatation du vagin par le fœtus; les autres appartiennent à des femmes mortes par éclampsie, hémorrhagie, etc., avec le col plus ou moins dilaté, mais pas surpris dans le passage à travers le vagin. Dans l'état actuel de la science il est très difficile de trouver dans une clinique un cas semblable, vu que avant ou après la mort on délivre la femme de son enfant pour voir si on peut sauver sa vie. L'existence de cette lame dont je parle n'est pas un fait tout à fait nouveau, mais on ne l'explique pas avec clarté dans les livres classiques et il me semble très intéressant de le faire connaître.

Deux cas d'embolie d'origine puerpérale

Par M. JEAN SAU, Camprodón.

1. — Le sujet de la première observation est une femme primipare de 22 an-nées qui accouche à terme d'une fille venant en présentation de tête (O. I. D. P.); la durée du travail a été de vingt heures.

Pendant la nuit du premier jour, la femme est prise d'une syncope et, celle-ci vaincue, elle reste frappée d'aphasie et hémiplégie double. Je m'attendais à un mauvais dénouement, mais à ma grande surprise tout se dissipa 19 heures après; la sensibilité générale resta intacte par tout le corps; ni avant, ni pendant, ni après l'attaque nous n'avons rien constaté au cœur qui pût nous fournir une explication des phénomènes, pourtant je me formai l'opinion d'un thrombus utérin transporté à la tête par le courant sanguin et disparaissant, ainsi que les dits phénomènes, sans suites funestes. L'évolution postérieure des couches fut absolument apyréti-que, le sujet étant sorti de la clinique de la Maternité (de Barcelone) le dixième jour après l'accouchement.

2. — Dans ma clientèle, j'ai eu très récemment un cas d'embolie mortelle. C'est une pluripare qui, quatre jours avant l'accouchement, est prise de frissons, courbature et fièvre. Je l'examine et je note une petite fluxion de poitrine; en même temps, elle accuse un violent point de côté (38° de température); ni crachats rouillés, ni souffle n'apparaissent les jours suivants; la température ne monte point; seule la douleur de côté persiste; vient l'accouchement un peu prématuré, mais rien de particulier; le point de côté disparaît et tout semble rentrer dans

l'ordre. Deux jours après, apparaît dans le mollet gauche un point douloureux qui gêne beaucoup la malade; le jour suivant, réapparaît le point de côté et disparaît celui de la jambe. La femme, très nerveuse, manifeste une vive agitation, elle veut à tout instant se jeter hors du lit, sa poitrine n'accuse rien d'anormal; jusqu'à ce moment elle n'a pas de fièvre et sa température est de 37°,4. Tout paraît dissipé le jour suivant; elle se croit rétablie, toute douleur a disparu. Mais l'après-midi elle a une attaque de nerfs, apparemment, que j'attribue en réalité à une embolie cérébrale. Elle est frappée de paralysie faciale et parésie, seulement de la moitié du corps; impossible d'enregistrer un trouble quelconque de la sensibilité, qui ne reprend plus le dessus; elle reste comme une masse; le râle de l'agonie ne tarde pas à apparaître; la température s'élève fortement (40°,5) et tout est fini 8 ou 9 heures après. J'avais visité maintes fois cette femme (âgée de 37 ans) et je n'avais rien noté du côté du cœur. L'autopsie n'a pas été faite.

Ce qui différencie ce cas de l'antérieur, à part le résultat final, c'est la date de l'apparition de l'embolie: le premier jour dans le premier cas, le quatrième dans le second. Je crois cette dernière éventualité très rare.

L'orientation fœtale et la loi de Pajot

Par M. ALFREDO DA COSTA, Lisbonne.

> *L'expérience journalière a montré que, le plus souvent le fœtus est placé, in utero, la tête en bas et le siège en haut; cette disposition est d'autant plus fréquente que la grossesse est plus avancée. On a proposé de nombreuses théories pour expliquer ce fait. La plupart n'ont plus qu'un intérêt historique: Aristote invoquait la loi de la pesanteur (la tête étant plus lourde que le siège) Hippocrate parlait d'une culbute par laquelle le fœtus cherchait à se faire agent actif de son expulsion? A. Paré invoquait l'instinct, l'enfant prenant naturellement la position la plus propre à sa sortie. Actuellement tous les accoucheurs se rallient à la théorie de l'accommodation.*
>
> L. Dubrysay et C. Jeannin — Accouchement — Deuxième édition, 1905, p. 89.

Un grand nombre des hypothèses qui règnent encore en l'obstétrique, faute d'explication claire, avérée et convaincante sur certains points douteux de l'art des accouchements, a sa source et même son esquisse bien définie dans les temps nébuleux des premières étapes des sciences médicales.

Il paraît que dans les temps reculés de la médecine, quand l'observation grossière ne permettait pas les assertions positives et donnait peu de solidité aux théorisations les plus élémentaires, il s'était déjà présenté à l'esprit des médecins hindous l'idée que le fœtus n'occupait pas dans le ventre de la mère la même orientation depuis le commencement jusqu'à la fin de la grossesse. L'Ajur-Vedda, réfléchissant naturellement les idées du temps (9 à 10 siècles avant l'ère chrétienne), affirme que dans les premiers mois le fœtus occupe une orientation telle que sa tête est en haut tandis que le siège est placé en bas. Ce serait seulement plus tard, aux approches du terme de la grossesse, que le fœtus exécuterait une évolution, une vraie culbute, de façon à prendre une orientation inverse, c'est-à-dire la tête en bas et le siège en haut.

L'observation personnelle ou la suggestion éveillées par les écrits veddiques a porté Hippocrate à soutenir la même doctrine. On sait bien qu'Hippocrate soutenait que le fœtus se développait pendant les 7 premiers mois de la vie intra-utérine au-dessus du détroit supérieur, en appuyant le siège sur le promontoire sur lequel il restait comme assis. Puis, quand le septième mois serait terminé, le fœtus ferait une culbute, puisque, les liens qui le tenaient suspendu s'étant rompus, il n'y avait rien qui puisse contrarier la descente de la tête, qui était la partie la plus lourde du corps fœtal.

Mettant de côté l'explication d'Hippocrate et la conception de la situation fœtale en regard du promontoire, il y a du vrai en ce qui concerne le fait incontestable de l'évolution. On sait bien que le fœtus ne conserve pas pendant tout le cours de la grossesse la même orientation. La plupart des fois il fait une évolution lente par laquelle la tête vient se placer en bas tandis que le siège se porte en haut. Souvent, cette évolution se fait rapidement, dans quelques heures, et d'une manière si évidente qu'on peut la surprendre, comme il m'est déjà arrivé plus d'une fois.

Du reste, quand même on n'aurait jamais eu l'occasion d'assister à des faits semblables, il serait facile de conclure que ce devait être ainsi, du fait, cité par tous les auteurs, de la plus grande fréquence des avortements et même des accouchements prématurés en présentation de siège. A moins qu'on n'avance, ce qui serait évidemment faux, que les fœtus placés la tête en haut seraient destinés, dans leur grande majorité, à être avortés, il faut admettre qu'un certain nombre de ces fœtus, le plus grand nombre même, doit faire une évolution intra-utérine qui change la présentation primitive de siège en une présentation céphalique, qui est, celle-ci, énormément plus fréquente (1).

---

(1) Du premier janvier 1899 au 31 décembre 1901, on a enregistré à la Maternité de Lourcine 5073 accouchements, dont 4975 furent des accouchements simples, 94 gemellaires et 4 triple. Bien fois

S'il en est ainsi, quelle est la raison déterminante de cette évolution? Je laisse de côté les suppositions assez fantaisistes des Arantius, des Ambroise Paré et d'autres que la science de nos jours signale exclusivement à titre de curiosité historique. Mais malgré sa nature presque seulement spéculative, le problème, en soi, n'est pas tellement à dédaigner qu'il n'ait mérité l'attention soutenue d'auteurs modernes, de Pajot, par exemple, le grand maître de l'école française, cité à tout propos et en toute justice, sur tous les points de l'obstétrique actuelle.

Pajot a formulé une loi qui est connue aujourd'hui de tous les accoucheurs comme la loi de l'accommodation du célèbre professeur. «Quand un corps solide est contenu dans un autre, si le contenant est le siège d'alternatives de mouvements et repos, si les surfaces sont glissantes et peu anguleuses, le contenu tendra sans cesse à *accommoder* sa forme et ses dimensions aux formes et à la capacité du contenant.» (Professeur Pajot — *Travaux d'obstétrique et de gynécologie*, 2ᵉ édition, 1889, p. 79).

Cette trouvaille suscita un tel enthousiasme de la part des sectaires de sa doctrine qu'on a failli envelopper dans cette affirmation presque tout le mécanisme de l'accouchement. Si le fœtus se présente, le plus souvent, par son extrémité céphalique, c'est en vertu de la loi de l'accommodation; s'il s'oriente en général dans le sens du diamètre oblique du bassin, c'est encore par l'effet de la loi de l'accommodation; s'il se fléchit, s'il se défléchit, s'il descend synclitiquement ou asynclitiquement, s'il tourne à droite ou à gauche, s'il fait la grande ou la petite rotation, tout serait dû à la loi d'accommodation; et en vérité il n'y a aucun argument raisonnable à y opposer parce que la formule de Pajot n'est plus que la traduction d'un fait tocologique [1]. Il existe pourtant une certaine distance entre l'affirmation d'un fait et son explication scientifique et quant à ce point il me semble que la loi de l'accommodation est de nature à laisser subsister les doutes.

Tâchons de nous expliquer à l'aide d'un schéma. En supposant que *A* est l'utérus, ayant à peu près la forme représentée

---

sur 1 000 accouchements se sont présentés par la tête, 169 par le siège et 67 par l'épaule; ce qui donne les pourcentages suivants — présentations céphaliques, 96, 43 %; — de siège, 5, 27 %; — à l'épaule, 1, 26 %.

[1] La nouvelle loi de Pajot ne peut être considérée comme une affirmation, jusqu'à un certain point exacte que sous le point de vue exclusif de l'obstétrique. Si on voulait la considérer seulement dans le sens large de sa rédaction, en la généralisant à tous les phénomènes du monde physique, elle serait absolument fausse. Il serait oiseux de le démontrer.

dans le schéma, et B le fœtus, avec une forme semblable à celle
de la cavité utérine mais placé en sens inverse, celui-ci tendra
d'après Pajot à prendre la position C.

Mais remarquons que B ne pourra parvenir à la situation C
sans passer par la position intermédiaire D. Cette position est évidemment moins commode pour le fœtus que celle qu'il occupait
primitivement, parce que l'utérus, plus étroit dans le sens trans-
versal que dans le longitudinal, présentera une plus grande résistance de ses parois contre le corps qu'il contient que si ce
même corps avait conservé la position longitudinale occupée d'a-
bord. Et, si le fait s'accomplit, comme il arrive réellement, il faut
admettre une des trois hypothèses suivantes : — 1. — le fœtus peut
évoluer dans l'œuf sans recevoir la pres-
sion des parois utérines. Dans ce cas, le
corps contenant ne peut avoir aucune influence sur le contenu, ni par sa forme,
ni par sa mobilité. 2. — le fœtus fait in-
tentionnellement son évolution prévoyant
que cela vaut la peine de passer, pour
quelques instants, par une situation gênée, pour jouir ensuite des délices d'une
situation commode et aisée. Pour plus
qu'il existe d'accoucheurs qui croyent à
l'influence de l'instinct du fœtus, je ne
pense pas que cette idée eût jamais pris
place dans l'esprit de Pajot ou de quelqu'un qui cultive les sciences modernes.
3. — il y a des causes étrangères aux

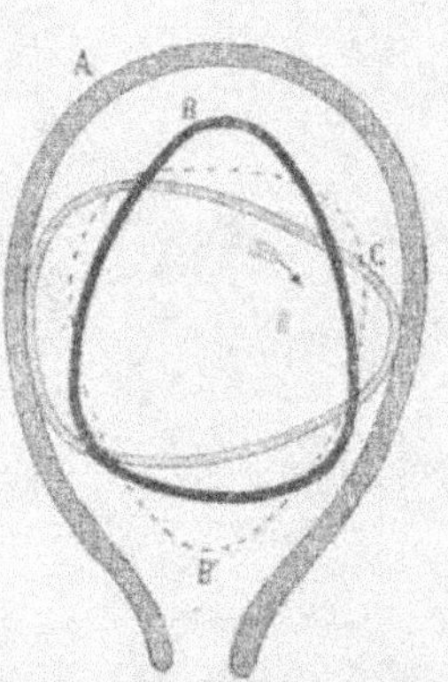

simples conditions de mobilité et de glissement du fœtus et de
l'utérus qui déterminent le mouvement, malgré l'embarras qui
doit advenir pour quelques moments, pendant le passage du plus
grand diamètre fœtal par le plus petit des diamètres utérins.
Dans ce cas, la loi de Pajot est une loi qui n'explique ni traduit
aucun fait, puisque pour l'accommodation définitive du fœtus il
faut qu'il se désaccommode d'abord en forçant un passage de
grandeur moindre que celle de son propre corps.

Que la mémoire de Pajot me pardonne, en échange de tout
le respect que je lui porte sur d'autres points de l'obstétrique, l'a-
doption que je fais pour moi et pour mes élèves de la troisième
hypothèse. Dans le cas où le fœtus, primitivement placé sur le
siège, évolue de manière à se présenter ultérieurement par la tête,

les causes de ce mouvement doivent résider sur des faits indépendants des simples conditions de glissement du fœtus et de l'utérus, que néanmoins je tiens comme des auxiliaires de premier ordre. Et, s'il m'est permis d'avancer une conjecture, je suppose que cette cause doit dépendre, la plupart des fois, de la différence des poids spécifiques des deux grandes sections du corps du fœtus, le siège et la tête. Certes, cette cause n'est pas unique, mais je pense qu'elle sera au moins une des plus fréquentes.

L'idée n'est pas neuve; elle vient de très loin, puisqu'elle a été présentée par Hippocrate et a mérité d'être défendue par Aristote. Faute de démonstration, elle tomba dans l'oubli et les célèbres expériences de Paul Dubois eurent même pour résultat son abandon complet. Comme on le sait, Dubois, en plongeant nombre de fœtus dans une baignoire remplie d'eau, remarqua qu'ils arrivaient tous au fond l'atteignant par une de leurs épaules ou par le dos, jamais par la tête ou par le siège. Malgré les conditions peu délicates dans lesquelles ces expériences furent entreprises, elles firent le tour du monde et il resta admis qu'il n'existait pas de différence sensible de poids spécifique entre la tête et le siège du fœtus, ou que, dans le cas où elle existerait, elle ne pourrait être jugée comme un facteur de son orientation, parce que, si on devait prendre ceci en considération, tous les fœtus devraient se présenter par l'épaule, puisque c'était la partie qui se montrait la plus lourde.

Voici le texte du rapport dans lequel Paul Dubois fait l'exposition de ses expériences: — «Lorsqu'on plonge dans de l'eau tiède des fœtus morts de divers âges depuis le quatrième jusqu'au neuvième mois de la gestation, soit immédiatement après la naissance, et par conséquent avant qu'ils aient rien perdu de la chaleur et de leur souplesse naturelle; soit après avoir pris la précaution de les réchauffer et de les assouplir, s'ils étaient déjà morts depuis quelque temps, et leur avoir artificiellement donné, dans tous les cas, au moyen de liens convenablement adaptés, l'attitude qu'ils avaient dans le sein maternel; on ne remarque pas que la tête descende plus rapidement que les autres parties, et qu'entraînée par la prépondérance de son développement, elle gagne la première le fond du vase dans lequel l'expérience se fait. Voilà ce que l'on peut observer ordinairement lorsqu'on choisit pour ces épreuves des vases dont la capacité représente autant que possible celle de l'utérus à divers époques de la gestation. Ajoutons que si pour rendre l'expérience beaucoup plus probante on plonge les fœtus dans une masse de liquide considérable celle que peut contenir une baignoire ordinaire, par exemple, afin que la chute étant plus lente et le trajet plus long, la tête ait tout le temps d'être entraînée la première par la supériorité de son poids, si elle est réelle, cette expérience qui devait être si favorable à l'opinion généralement admise démontre, de même, que toutes les parties du fœtus descendent avec une égale rapidité, que le tronc conserve dans cette chute la position horizontale qu'on a dû lui donner au moment où on le plonge, que le dos ou une des épaules sont les points qui arrivent ordinairement les premiers au terme de la course.

«Nous avons aussi très souvent répété ces épreuves, et constamment nous avons obtenu les mêmes résultats. Quoiqu'ils soyent en contradiction avec ce que l'opinion générale devait faire attendre, nous essaierons de démontrer qu'ils sont d'accord avec l'examen attentif de la structure du fœtus, et que le raisonnement aurait dû les faire pressentir» (1).

J'ai cherché à reproduire les expériences de Paul Dubois, mais de manière à rendre le phénomène plus visible. Pour cela, j'ai choisi un certain nombre de fœtus conservant autant que possible les conditions intra-utérines. Ainsi, j'ai pris des fœtus mortsnés qui n'eussent pas encore respiré, qui n'eussent souffert aucun traumatisme opératoire, qui n'eussent aucun indice de macération ou d'accumulation de gaz dans l'abdomen. J'ai recomposé l'attitude des membres et de la tête au moyen de liens adaptés aux avant-bras, aux cuisses et aux jambes, de même qu'avec un point de suture j'ai fixé le menton au thorax pour conserver la position fléchie de la tête. Ceci fait, j'ai plongé chaque fœtus dans de l'eau tiède, en quantité suffisante pour lui permettre l'immersion ou la fluctuation complètes. Ensuite, j'ai ajouté du sel ordinaire, jusqu'à donner à l'eau une densité supérieure à celle des fœtus de manière à les faire nager franchement. Puis ayant eu le soin d'ôter l'excédant de sel qui n'était pas dissous, j'ai ajouté peu à peu de l'eau tiède, et j'ai remarqué qu'à mesure que la densité de l'eau diminuait les fœtus commençaient à plonger par une de leurs extrémités. Il y en avait qui plongeaient la tête tandis que le siège restait à fleur d'eau; à d'autres, il arrivait positivement le contraire, c'était le siège qui plongeait, la tête restant flottante.

---

(1) Mémoires de l'Académie Royale de Médecine — t. II — 1833, p. 263.

Et, s'il est vrai que les choses ne se sont pas toujours passées avec une netteté telle que les fœtus aient pris une position parfaitement verticale, en trois cas cette position fut nettement acquise, deux fois la tête en bas et le siège franchement en haut, une fois la position diamétralement opposée. Dans tous les essais, j'ai eu le soin de choisir une baignoire assez vaste et assez profonde pour laisser aux fœtus la possibilité de tous les mouvements de fluctuation sans atteindre le fond ou être gênés par les parois.

En comparant, après, les résultats obtenus avec les présentations lors de la naissance de chaque fœtus soumis aux expériences, j'ai vérifié que ceux qui plongeaient par la tête étaient précisément, en général, ceux qui étaient nés par la tête et que ceux qui plongeaient par le siège étaient justement ceux qui étaient nés par le siège.

Ces résultats n'ont pas été toujours absolument constants. J'ai trouvé, l'une ou l'autre fois, des fœtus qui malgré leur naissance par la tête plongeaient le siège et vice-versa. Ces cas constituèrent la grande minorité, mais ils existèrent pourtant. Je ne pense pas que ceci puisse détruire sans un examen plus approfondi l'hypothèse de l'influence de la pesanteur dans l'accommodation fœtale.

En essayant avec des fœtus de différents âges, j'ai remarqué que les fœtus de 5 et 6 mois flottaient toujours par la tête tandis qu'ils plongeaient le siège. Alors on peut croire, comme il est affirmé, du reste, par plus d'un accoucheur, que la relation des poids spécifiques de la tête et du siège n'est pas la même pendant toute la durée de la vie intra-utérine. Le volume proportionnellement plus grand de la tête aux premiers mois de la grossesse fait que son poids spécifique est d'abord moindre. Il y a lieu de croire que peu à peu, à mesure que le fœtus grandit, les proportions pondérales de la tête et du siège s'intervertissent de façon qu'en général c'est la tête qui acquiert, à la fin de la grossesse, un plus grand poids. C'est probablement au cours du 6ᵉ et du 7ᵉ mois que ce changement de proportions détermine la descente céphalique, mais on peut concevoir que ceci peut bien arriver plutôt ou plus tard. Dans le premier cas, le fœtus s'orientera dans le sens de sa plus grande lourdeur, depuis les premiers temps de la grossesse, l'ampleur relative de l'utérus lui permettant encore tous les mouvements. Mais, s'il arrive le contraire, si la proportion pondérale s'invertit très tard, alors il se peut bien que la sollicitation déterminée par le poids soit empêchée par d'utérus, dont la capacité relativement moindre, par rapport aux proportions du fœtus, ne pourra plus permettre l'évolution.

Ainsi il est admissible que malgré sa supériorité spécifique la partie fœtale qui s'est primitivement établie en haut reste toujours en haut.

N'arriverait-on pas aux mêmes conclusions en prenant pour base la théorie de l'accommodation? N'est-il pas fréquent de voir des femmes dont le premier fils est né par le siège qui accouchent d'un second présenté par la tête? C'est toujours le même utérus qui, ayant par sa forme promu, la première fois, une présentation de siège, a déterminé une seconde fois une présentation céphalique. Quelle serait la raison de ce changement si ce n'est l'impossibilité de l'évolution accommodatrice, ou dans le premier, ou dans le second, ou dans les accouchements ultérieurs? Du reste, le professeur Pajot n'a jamais voulu faire de son postulat une loi fatale. Il a bien en le soin de dire que le corps contenu *tend* à adapter sa forme à la forme du contenant, ce qui ne signifie point qu'il arrivera toujours, et quand même, à atteindre son but.

Quoique mes essais se rapportent, pour le moment, à un nombre de fœtus assez réduit (une dizaine) pour permettre une conclusion définitive, il me semble qu'ils pourront justifier les suppositions suivantes:

1 — que les fœtus ont une densité différente à chacun de leurs deux pôles (tête et siège);

2 — que cette différence de densité est variable d'un fœtus à l'autre;

3 — qu'en général les fœtus nés en présentation céphalique ont un plus grand poids spécifique à la tête, en comparaison de celui du siège, et qu'il arrive tout à fait le contraire pour les fœtus qui naissent par le siège;

4 — que la plus grande densité de la tête fœtale s'accroît probablement avec l'approche du terme de la grossesse, car dans les essais faits sur des fœtus de 5 ou 6 mois c'est toujours la tête qui a flotté tandis que dans les fœtus nés à terme c'est tout au contraire le siège qui flotte le plus souvent;

5 — qu'il est probable que l'évolution fœtale dans les cas où elle s'exécute est due, le plus souvent, à cette inversion de la proportion des valeurs relatives des poids spécifiques de la tête et du siège.

L'argument de Simpson contre l'hypothèse de l'influence de la pesanteur dans l'orientation fœtale souffre, quant à moi, d'un certain défaut de solidité. Pour que cette influence puisse exister, dit Simpson, il faudrait que la femme soit toujours debout, ce qui est contraire à la réalité.

Premièrement, il est courant que, sauf des cas exceptionnels, sur lesquels l'observation n'est pas suffisamment grande pour donner droit à quelque conclusion, les femmes passent la plus grande partie de leur vie debout ou assises, c'est-à-dire avec le corps dans la position verticale. Puis il faut penser que les quelques heures pendant lesquelles elles restent couchées n'impliquent pas forcément le retour du fœtus à la position primitive, puisque l'horizontalité de la femme n'apporte qu'exceptionnellement l'horizontalité de l'utérus, qui reste presque toujours, même dans le décubitus, avec le fond plus élevé que le col. Pour détruire l'effet de la pesanteur pendant la verticalité il faudrait que la femme se mît en une position diamétralement opposée, les pieds en l'air, ou qu'elle prenne l'habitude de se coucher ventre à terre ce qui représenterait, dans le premier cas, un acrobatisme exquis et, dans le second, une position gênante et pour ainsi dire incompatible avec la proéminence du ventre d'une femme grosse de plus de 6 mois.

Il est naturel que l'horizontalité fasse arrêter le mouvement descentionnel de la partie la plus lourde du fœtus, mais ceci ne pourra jamais déterminer un mouvement en sens inverse. Et comme après une période de repos horizontal il doit s'ensuivre une nouvelle période de position verticale, il est à croire que la descente continuera, à partir du point où le mouvement a été arrêté, toujours par petites étapes et graduellement, sans secousses et sans aucune culbute, comme c'était l'idée d'Hippocrate?

Comment expliquer alors certaines évolutions rapides qui malgré leur peu de fréquence sont tout de même observées quelquefois? Il est possible que dans ces cas il y ait une place pour l'hypothèse de Fritsch qui pense que la tête étant plus solide donnera un plus grand appui à l'énergie de l'utérus. Il est naturel, en effet, que, si la tête reste près du fond de l'utérus, mais un peu à côté de la ligne médiane, elle soit plus fortement pressée, quand, aux approches du travail, les contractions utérines sont plus fortes. Alors la tête, obligée d'un côté à descendre tandis que le siège reçoit l'impulsion faible du segment inférieur en sens inverse, fera basculer tout le fœtus jusqu'à ce qu'il atteigne l'équateur utérin, après quoi l'accommodation sera facile.

Évidemment, il sera indispensable, pour que l'hypothèse de

Fritsch soit possible, que les proportions utérines et fœtales soient telles qu'elles puissent permettre un mouvement facile du fœtus dans la cavité utérine. C'est justement dans ces conditions que j'ai plus d'une fois observé le phénomène; ou bien un utérus grand, avec de très fortes contractions, contenant un fœtus de grandeur normale, ou bien un utérus de grandeur et force normales, contenant un fœtus de dimensions réduites.

On voit de suite, en présence de ce qui vient d'être dit, qu'il serait erroné de tirer des essais sur la pesanteur spécifique des pôles fœtaux (qui ont du reste besoin d'être soumis à de nouvelles et nombreuses vérifications) la conclusion que la différence des poids des deux pôles est la cause *unique* de l'évolution fœtale. Tel fœtus, de plus grand poids spécifique céphalique, n'évoluera jamais parce que la tension des parois utérines s'oppose à l'inversion de sa position primitive. Tel autre n'aura besoin de faire aucun mouvement d'évolution parce que dès le commencement il sera formé et développé dans l'orientation qui est plus en harmonie avec sa forme et son poids.

En conclusion de tout ce que nous venons de dire, il nous semble que pour le moment et tandis que les expériences ne sont pas plus nombreuses, on pourra établir:

1 — qu'il existe souvent dans le cours de la grossesse une évolution fœtale démontrée et très facilement démontrable;

2 — que cette évolution est due à des causes multiples;

3 — que les déterminantes principales de cette évolution fœtale doivent résider: (a) — dans la tendance du fœtus à s'accommoder à la forme de l'utérus, quand il n'y aura rien qui s'y oppose; (b) — dans la simultanéité des conditions; de la situation de la tête, en haut et à côté de la ligne médiane; de la grande énergie des contractions du fond de l'utérus, et des grandes dimensions du contenant par rapport à celles du contenu; (c) — dans la différence des poids spécifiques des deux pôles fœtaux qui est, à ce qu'il paraît, la déterminante la plus effective.

Peuvent-elles s'aider, ces déterminantes, les unes les autres, en agissant simultanément? Il y a lieu de l'affirmer. Et ce sera probablement le cas de beaucoup le plus fréquent.

DISCUSSION

M. DANIEL DE MATTOS: Je suppose que les expériences de M. le prof. Alfredo da Costa, rapportées dans cette excellente communication, deviendraient plus rigoureuses, si elles étaient faites avec du liquide de densité égale à celle du liquide amniotique. Dans l'orientation de la tête fœtale, je pense qu'un des éléments de valeur, outre ce qui concerne le fœtus et les annexes, est la considération de la forme de l'utérus et de son développement.

M. Alfredo da Costa : Je n'ai pas voulu examiner les conditions d'un fœtus dans le liquide amniotique. J'ai eu tout simplement l'intention de voir s'il existait une différence entre les poids spécifiques de deux extrémités de l'ovoïde fœtal, et pour ce faire je crois qu'il n'y a rien de préférable à l'eau. Je conviens cependant qu'on se rapprochera plus des conditions normales en trouvant un liquide de densité égale à celle du liquide amniotique.

Gynécologie

Présidence : MM. Faure et Frank

L'hystérectomie abdominale dans le cancer du col de l'utérus

Par M. J. L. Faure, Paris.

Je suis de plus en plus convaincu que, dans la cure du cancer du col de l'utérus, nous n'obtiendrons des résultats durables qu'à condition de n'opérer que les cas qui ne sont que peu étendus.

Le seul signe clinique de quelque valeur qui puisse nous fixer sur cette extension c'est la mobilité utérine et, pour ma part, sauf des cas tout à fait exceptionnels, je suis bien décidé à ne plus tenter l'opération radicale que dans des cas où la mobilité utérine est bien conservée.

Dans ces conditions, j'estime que c'est à l'hystérectomie abdominale qu'il faut avoir recours. Elle permet une extirpation beaucoup plus parfaite du col et de la région péricervicale, et comme c'est là, pour ainsi dire, toute l'opération, il faudra de parti pris avoir recours à la voie haute. Je n'accepte l'hystérectomie vaginale qu'à titre exceptionnel, lorsqu'il s'agit d'un cancer tout à fait petit, entamant à peine une lèvre du col chez une femme très épuisée, ou encore chez une femme très malade, à titre seulement d'opération palliative lorsqu'il s'agit d'améliorer une situation que rien ne peut guérir.

Mais en règle générale, si l'on veut s'attaquer à un cancer du col utérin avec l'espérance de le guérir, c'est à l'hystérectomie abdominale qu'il faut avoir recours.

Il n'y a qu'une façon de pratiquer cette hystérectomie abdominale; c'est de descendre peu à peu à travers les ligaments larges, de haut en bas, et d'isoler le col jusqu'à ce qu'on soit parvenu sur le vagin qu'on sectionne aussi bas que possible, entre des pinces courbes.

Je n'insiste pas sur cette technique connue de tous. Je tiens seulement à dire quels sont les points qui me paraissent particulièrement importants.

Et d'abord, je fais systématiquement la ligature de l'hypogastrique. Cette opération préliminaire, qui demande à peine quelques minutes, épargne beaucoup de temps et beaucoup de sang. Elle permet surtout, à cause de l'absence de suintement sanguin, de disséquer soigneusement et sérieusement la région péricervicale et d'évoluer sans trop de risques autour des uretères qu'il faut voir au cours de toute extirpation de l'utérus pour cancer, et qu'on doit au besoin rechercher afin d'être sûr de leur intégrité et de leur parfaite libération.

C'est là le temps capital de l'opération. La région péricervicale n'est bien disséquée, le néoplasme n'est enlevé d'une façon satisfaisante qu'à condition d'avoir bien vu et bien dégagé les deux uretères.

Je ne fais plus l'évidement pelvien qui d'ailleurs ne saurait jamais être fait d'une façon parfaite. J'accepte moins encore la recherche des ganglions lombaires, pensant que, s'ils sont pris, nous ne saurions tout enlever et que, s'ils sont indemnes, il est plus inutile encore d'aller les chercher. Le résultat le plus clair de ces grands délabrements pelviens est l'inoculation certaine des espaces celluleux sous-péritonéaux et l'aggravation formidable d'une opération déjà très sérieuse. Je me borne à enlever les ganglions latéraux s'ils peuvent être découverts sans de trop longues recherches et sans qu'il soit nécessaire d'ouvrir des espaces celluleux de quelque importance.

Dans ces conditions, j'ai l'impression que l'hystérectomie pour cancer du col donne des résultats, sinon très bons, en tous cas beaucoup moins décourageants qu'on n'a coutume de le dire.

Je pense d'ailleurs que ces résultats peuvent s'améliorer encore si l'on modifie la technique de l'opération en commençant dans un premier temps périnéal par inciser circulairement le vagin à deux ou trois centimètres au-dessous du néoplasme et en terminant l'opération par l'abdomen. Cette façon de faire, en supprimant les attaches inférieures de l'utérus, permet, dans le temps abdominal, d'élever l'utérus, de le rapprocher de la plaie abdominale et de pratiquer beaucoup plus vite et beaucoup plus facilement cette dissection péricervicale qui constitue le temps le plus

important, mais aussi le plus difficile de l'opération toute entière.
Je crois que cette technique, qui paraît la plus compliquée, mais
qui en réalité est la plus simple, est la technique de l'avenir.

DISCUSSION

M. SEBASTIAN RECASENS : Je suis tout à fait d'accord avec M. Faure sur les
conclusions présentées dans sa communication. Il y a plus de deux ans que je ne
fais plus l'évidement pelvien ; depuis mes investigations nécroscopiques présentées au Congrès de Madrid, je suis convaincu que cette opération est illusoire.

L'opération vagino-abdominale, je la fais depuis deux ans avec une petite modification : après avoir suctionné le vagin et décollé le rectum et la vessie je fais
la suture de cette collerette vaginale en faisant une espèce de casquet qui isole le
col et empêche les sécrétions utérines de salir le péritoine quand on fait la partie
abdominale de l'opération. Je préfère la voie abdominale à la vaginale à l'exception
des cas de femmes grasses qui supportent très mal l'opération de Trendelenburg.

M. DE BOUVILLE attire l'attention sur les ligatures artérielles comme méthode palliative dans le cancer de l'utérus inopérable. Il insiste sur les dangers de
la position de Trendelenburg chez les femmes grasses. Il insiste enfin sur la possibilité de l'immobilisation de l'utérus cancéreux par de simples adhérences inflammatoires n'ayant rien à faire avec les propagations néoplasiques.

M. J. L. FAURE : Je suis très heureux d'être d'accord avec MM. de Bouville
et Recasens sur la plupart des points et je n'ai qu'à les remercier d'avoir bien
voulu prendre la parole au sujet de ma communication.

SÉANCE DU 25 AVRIL

Obstétrique

Présidence : M. MARTIN

Sur l'embolie pulmonaire précédant la phlegmatia des membres
pendant les suites de couches

Par MM. CH. ACHARD et A. RIBOT, Paris.

L'apparition des symptômes de la phlébite puerpérale aux
membres inférieurs est quelquefois précédée par ceux d'une embolie pulmonaire. Cet inversion de l'ordre habituel des accidents
a été signalée par M. Vaquez, en 1894, et plusieurs cas en ont été
publiés depuis. L'un de nous en a déjà rapporté deux avec M.
Paisseau (¹). Nous allons en faire connaître deux nouveaux exemples.

Il nous paraît probable que les faits de ce genre sont loin

(¹) Ch. Achard et G. Paisseau, *Tribune médicale*, 15 oct. 1904, p. [illegible].

d'être exceptionnels. Pourtant ils sont encore peu connus du public médical. Mais ils passent, sans doute, assez facilement inaperçus ou du moins ne sont pas toujours rapportés à leur véritable cause. L'erreur paraît surtout venir de ce que l'embolie se traduit alors par des symptômes fort atténués, par exemple un simple point de côté qui dure peu et fait croire à une simple névralgie intercostale. Il peut arriver aussi que la phlébite se manifeste seulement par une douleur modérée et circonscrite sur le trajet veineux, avec une légère tuméfaction du vaisseau, mais sans œdème, comme dans une des observations suivantes.

Obs. i. Femme de 37 ans, entrée à l'hôpital Tenon le 12 novembre 1905. Accouchement normal le 15 octobre. 12 jours après, elle éprouve des douleurs abdominales qui durent quelques jours; elle avait, avant ses couches, des pertes blanches qui ont persisté depuis.

Le 23e jour, elle est prise subitement, vers 2 h. du matin, d'une douleur assez vive dans le côté droit, en bas et en arrière du thorax. Cette douleur ne s'accompagne pas de toux. Le lendemain, après un repas, elle crache quelques filets de sang. Quelques jours plus tard, la douleur et la dyspnée avaient disparu, lorsque le 11 novembre, c'est-à-dire 27 jours après l'accouchement, elle ressent des douleurs dans la jambe gauche qui devient œdémateuse.

À son entrée à l'hôpital, on constate tous les signes de la phlegmatia alba dolens. Il n'y a aucun signe thoracique. La température se tient entre 38° et 38°4.

Le 4 décembre, la température qui se maintenait depuis une dizaine de jours au-dessous de 37°, monte passagèrement à 37°6, et le membre inférieur droit devient aussi le siège de douleur et d'œdème.

L'œdème atteint aux deux membres inférieurs des proportions assez considérables et devient rapidement très dur. Sa résolution se fait avec une extrême lenteur.

Obs. ii. Femme de 19 ans, entrée à l'hôpital Tenon le 16 janvier 1906 pour une dyspnée intense qui est survenue la veille. Accouchée normalement le 22 décembre, elle ressentit le 6 janvier, c'est-à-dire au 15e jour après ses couches, un point de côté à droite. Elle peut continuer d'abord à s'occuper de son ménage, malgré la gêne de la respiration. Mais le 15 janvier, c'est-à-dire le 24e jour après l'accouchement, elle fut prise d'une dyspnée intense qui l'immobilisa tout à fait.

À son entrée on constate que la respiration est fréquente et difficile, le pouls un peu accéléré et petit, la température à 38°6. Il n'y a guère de signes physiques. Les sommets présentent une légère submatité, la respiration est un peu soufflante à gauche. Pas d'expectoration.

La malade a une leucorrhée assez fétide. Le palper de l'abdomen révèle une douleur à la pression dans la fosse iliaque du côté gauche. La malade est aussitôt immobilisée au lit.

Les jours suivants, la respiration est moins gênée. Mais le 19 janvier, le 28e jour de l'accouchement, la malade se plaint d'une douleur dans l'aine gauche. Au toucher, l'on sent un petit cordon légèrement induré, douloureux à la pression, long de 2 ou 3 cm. seulement, sur le trajet des vaisseaux fémoraux. Le 21 janvier, la température s'élève à 39°6.

Le 23 janvier, le mollet gauche est douloureux à la pression en son milieu, sur le trajet des vaisseaux tibiaux postérieurs. La jambe est le siège d'un œdème à peine visible.

Le 25 janvier, la douleur du mollet a disparu, mais celle de l'aine persiste encore et l'on trouve aussi un peu de douleur le long de la saphène interne. Le volume de la cuisse gauche paraît aussi un peu supérieur à celui de la droite.

Tous ces symptômes disparaissent quelques jours plus tard.

Pour expliquer le mécanisme de l'embolie pulmonaire qui précède la phlébite des membres inférieurs, on a proposé deux interprétations qui, d'ailleurs, ne s'excluent pas et dont chacune paraît applicable à certains cas. L'embolie proviendrait soit d'une phlébite purement pariétale, soit d'une lésion des veines utérines. On sait que la phlébite des membres peut rester latente tant que la lésion de la paroi veineuse laisse le vaisseau perméable, et qu'elle peut ne devenir manifeste qu'une fois l'oblitération complète. L'embolie serait alors contemporaine de la phase préoblitérante. Cette interprétation paraît légitime chez certaines malades qui ont ressenti des douleurs plus ou moins vagues dans le membre avant l'embolie. D'autre part, il est bien vraisemblable qu'une phlébite utérine puisse provoquer d'abord une embolie pulmonaire et s'étendre ensuite aux veines iliaques. Les douleurs dans le flanc gauche qui précédèrent l'embolie chez l'une de nos malades semblent motiver cette explication.

Il est à remarquer que, dans la plupart des cas, l'embolie pulmonaire qui devance la phlegmatia est bénigne. Elle peut, il est vrai, donner lieu à des hémoptysies, à des signes physiques d'infarctus, à un épanchement pleural. Mais elle ne prend pas en général la forme d'asphyxie rapide et mortelle qui caractérise trop souvent les embolies consécutives à la phlegmatia puerpérale. En effet, que le caillot provienne d'un thrombus utérin ou d'une lésion simplement pariétale d'une veine des membres, ce caillot migrateur n'est pas assez volumineux pour oblitérer une des branches principales de l'artère pulmonaire.

La bénignité habituelle du pronostic de ces embolies pulmonaires qui précèdent la phlébite des membres n'est pas le seul motif d'intérêt que le praticien puisse trouver à les connaître. La thérapeutique doit aussi tirer profit de leur notion. Car l'apparition des signes d'embolie impose, en prévision de la phlegmatia qui suivra presque toujours, l'obligation d'immobiliser la malade au lit et de surveiller attentivement les membres inférieurs. C'est ce que nous avons pu faire chez notre deuxième malade, entrée à l'hôpital dès le lendemain de l'embolie, et elle s'en est bien trouvée, car la phlébite du membre inférieur est restée réduite, en quelque sorte, à sa plus simple expression. Au contraire, chez notre première malade, immobilisée seulement 8 jours après l'embolie, la phlébite fut intense et bilatérale. Il est à remarquer, d'ailleurs, que si l'embolie qui précède la phlegmatia est le plus souvent bénigne, par contre, la phlegmatia qui suit l'embolie ne l'est pas toujours. Mais peut-être le serait-elle plus souvent si le diagnostic était toujours fait d'une façon précoce et l'immobilisation réalisée en temps voulu.

L'alcoolisme dans la grossesse et l'allaitement

Par M. Antonio Muñoz Ruiz de Pasanis, Cazorla.

L'usage excessif des boissons spiritueuses a été toujours l'objet de préoccupations sérieuses dans toutes les contrées du monde, et maintenant l'alcoolisme, sous ses formes variées, ainsi que l'étude de ses causes et les moyens de les combattre, est un des plus puissants et universels soucis.

Parmi les erreurs qui existent sur les vertus du vin, une des plus répandues est sans doute celle de croire qu'il convient à la femme pendant la grossesse et l'allaitement, parce qu'il lui épargne des forces et sert à augmenter le lait. Mais, comme nous sommes convaincus qu'il lui est très nuisible et que l'erreur conduit à des résultats très dangereux, j'ose adresser cette communication au Congrès croyant que son but est d'une assez grande importance, d'autant plus que toute erreur populaire est bien difficile à déraciner, surtout lorsque toutes les classes sociales partagent la fausse croyance.

Il n'y a pas de maison, soit riche, soit modeste, dans laquelle on ne donne pas de vin aux nourrices même quand elles ne l'aiment pas; pour corriger une habitude tellement établie il faut que la lumière soit faite dans ces assemblées de savants qui composent les académies ou les congrès de médecine.

L'usage du vin pendant la grossesse et l'allaitement peut nuire à la femme dans plusieurs cas, et à l'enfant toujours. A la femme, parce que si elle a déjà l'habitude de boire elle peut l'exagérer d'autant plus, et si elle ne l'a pas, elle peut l'acquérir. De plus, les effets de l'alcool sur les reins peuvent produire des altérations épithéliales et par conséquent l'albuminurie suivie d'urémie, maladies auxquelles toute femme est exposée pendant la grossesse et qui déterminent, fort souvent, des fausses-couches. Dans ma pratique, j'ai pu constater que la plupart des femmes qui ont souffert d'albuminurie, précédant leurs fausses-couches, buvaient du vin, dans des proportions qui surpassaient ce que l'état physiologique permet. Je citerai deux cas qui servent, il me semble, à soutenir mon opinion.

Il s'agit d'abord d'une dame qui depuis l'âge de cinq ans faisait usage du vin dans les repas par prescription de médecin, au commencement d'une bien petite quantité, mais peu à peu elle augmenta la dose jusqu'à la rendre excessive.

Elle fit trois fausses-couches à la suite de phénomènes d'albuminurie et d'urémie, ayant eu, après avoir perdu l'habitude de boire, quatre enfants en bonne santé sans avoir éprouvé elle-même le moindre accident pendant le temps de sa grossesse.

L'autre femme, fille d'un père alcoolique, buvait beaucoup elle aussi fit deux fausses-couches et souffrit des troubles rénaux dans ses deux premières grossesses; mais, une fois corrigée de son penchant pour les boissons spiritueuses, auxquelles elle renonça tout à fait, elle eut 16 enfants dont 14 vivent encore ayant quelques-uns des descendants, et les deux décédés ne moururent qu'après... jeunesse.

L'alcool introduit dans notre organisme se comb... e à quelques éléments de celui-ci... se change en eau et acide carbonique... une certaine chaleur qui emp... e la combustion des substances hydro-carboniques: graisse, sucre,..., nécessaires à la thermogenèse animale, mais, malgré tout, je cr... que son introduction dans notre organisme n'est point un gain, moins encore une épargne, mais une dépense.

Pour qu'elle fût un gain, il faudrait que l'alcool n'eût d'influence que sur la chaleur vitale, mais comme il n'en est pas ainsi parce qu'il excite tous les éléments cellulaires, surtout les glandulaires nerveux et vasculaires, que cette excitation va suivie d'une augmentation de ses fonctions et cette augmentation des fonctions impose une plus grande dépense des éléments dont se servent les organes pour agir, lesquels sont différents dans chacun d'eux et l'alcool ne peut les leur fournir; je répète, encore une fois, qu'il n'est pas une épargne dans notre organisme.

Précisément à cause de ses qualités, il doit être compté parmi les remèdes et non parmi les aliments. C'est un remède, excitant à petites doses, affaiblissant et même un anesthésique à grandes doses.

L'usage modéré du vin, mêlé à l'eau, dans les repas, peut augmenter certainement la sécrétion lactée. Mais cette augmentation est-elle convenable au nourrisson? Pas le moins du monde,

L'alcool, que l'enfant suce avec le lait et qui selon les remarquables travaux de Nicloux est d'une qualité plus que médiocre, peut produire des troubles gastriques et nerveux, d'autant plus que tous les enfants à l'époque de la dentition en sont fréquemment atteints. Nous devons remarquer que l'alcool produit ces mêmes troubles sur des sujets qui, sans autre cause, ne sont pas disposés à souffrir ces maladies.

L'enfant qui reçoit avec le lait une certaine dose d'alcool, d'autant plus forte encore si sa mère boit pendant la grossesse, et transmet par son sang l'alcool au fœtus, est fort exposé à devenir alcoolique en grandissant, car l'alcoolisme est un besoin de la nature créé par l'habitude.

Tous ces raisonnements sont d'accord avec les exemples journaliers que notre pratique et la physiologie nous offrent.

J'avais à peine songé aux effets de l'alcool pendant l'allaitement, jusqu'à ce qu'un cas dont je vais faire le récit et qui fut pour moi un très utile enseignement, me décida à faire le petit travail statistique que je vais exposer.

Il y a quelques années, je fus appelé pour voir un petit de six mois, fort robuste, fils d'un homme très distingué dans les sciences, qui souffrait de grandes excitations nerveuses, surtout pendant la nuit, ayant quelquefois des accidents convulsifs.

J'avais beaucoup étudié le cas et mis en œuvre toutes les ressources que la science et mon intelligence m'inspiraient, mais, voyant échouer mes efforts, j'ai conseillé aux parents d'amener l'enfant à Madrid et de le confier aux soins d'un spécialiste.

Le conseil fut suivi et le docteur lui traça un régime fort discret, mais qui n'eut pas plus de chance que le mien dont il différait bien peu. Heureusement, un jour je fus invité à dîner chez le petit malade, et voyant sur la table de la nourrice, placée tout près de la maman, un litre de vin qu'elle boit à elle seule, je dis à la grande surprise de tout le monde : "Maintenant je sais ce dont souffre votre enfant et nous allons bientôt le voir guérir sans médication. Le petit n'est atteint que d'accidents alcooliques, le vin que la nourrice vient de boire m'a tout dévoilé".

Immédiatement la nourrice fut remplacée par une autre, à laquelle, il va sans dire, on ne donna pas de vin et l'enfant guérit.

Plus tard, j'ai fait des observations sur des petits de familles riches et pauvres dont voici les résultats :

Sur 20 enfants nourris par des femmes bien soignées, mais qui buvaient du vin à tous les repas, j'en ai observé 18 souffrant de troubles gastriques, dont 5 moururent pendant l'évolution dentaire ; trois autres devinrent alcooliques dans leur jeunesse quoique leurs parents ne le fussent pas.

Sur un même nombre d'enfants nourris par des femmes bien soignées et qui ne buvaient pas du tout de vin, je n'eus que deux malades de diarrhée pendant l'évolution dentaire, guéris tous les deux; l'un fut alcoolique comme son père qui l'était excessivement, et l'autre mourut encore enfant d'une fluxion de poitrine.

Sur 16 enfants pauvres nourris par des femmes mal soignées, mais buvant du vin même en abondance, 5 moururent pendant l'allaitement, 2 avant d'avoir accompli leur quatrième année, de méningite tuberculeuse, et parmi tous les autres il n'y en eut que trois de maladifs; l'un atteint d'épilepsie et un autre d'albuminurie. Du même nombre d'enfants nourris dans les mêmes conditions, c'est-à-dire par des femmes mal soignées, mais ne faisant usage d'aucune boisson spiritueuse, deux seulement moururent avant d'avoir trois ans, les autres jouissent d'une bonne santé, quoiqu'ils ne soient pas tous robustes.

Dans toutes ces expériences, les enfants et leurs parents étaient, autant que possible, du même âge, de la même complexion et des mêmes antécédents pathologiques.

Il est vrai que tous ces faits, sont trop peu nombreux pour fonder sur eux une opinion définitive; mais, comme ils sont tout à fait d'accord avec ce que les grands maîtres nous enseignent des effets que les boissons spiritueuses produisent dans l'organisme, j'ose conclure que l'usage des spiritueux dans les repas, et beaucoup plus encore hors de table, doit être défendu aux femmes pendant la grossesse et l'allaitement. Comme l'éminent dr. Calatraveño l'a déjà proposé en parlant de la tuberculose à l'Académie royale de médecine espagnole, non seulement les spiritueux sont toujours très nuisibles aux enfants et très souvent aux femmes, mais parce que par ce moyen on frapperait peut-être l'alcoolisme dans ses fondements les plus solides.

Sur le traitement des infections puerpérales

Par M. A. Aurelio da Costa Ferreira, Coimbre.

Chargé par notre cher maître et ami, M. le dr. Bonnaire illustre médecin accoucheur de l'Hôpital Lariboisière de Paris, d'exposer en son nom au Congrès la pratique qu'il a coutume de suivre dans le traitement curatif des infections puerpérales, et désireux de nous acquitter promptement de la mission dont il a bien voulu nous honorer, nous nous sommes empressé de rédiger sommairement la présente notice.

N'ayant point ici de chiffres qui pourraient élucider et confirmer une grande partie de ce que nous avançons, et notre peu d'expérience ne nous permettant pas encore de présenter un nombre suffisant d'observations personnelles, nous sommes presque obligé de nous en tenir à *lever le rideau*, à mettre à découvert cette importante question encore si débattue du traitement des infections puerpérales; nous sommes réduits, pour ainsi dire, au rôle du héraut venant proclamer les pratiques thérapeutiques qui, entre les mains de l'un des plus illustres accoucheurs parisiens, ont donné de si brillants résultats, résultats que bien souvent nous avons pu observer par nous-même pendant le stage que nous avons fait dans l'excellent service d'accouchements de l'Hôpital Lariboisière.

On n'y adopte pas un procédé *unique* de traitement des infections puerpérales. En principe, les moyens employés sont: les *injections intra-utérines*, *le curettage*, *l'écouvillonnage*, *et les injections intra-veineuses de collargol*.

Aux diverses formes cliniques d'infection puerpérale on oppose différents moyens curatifs. Et selon la manière dont se comporte le cas clinique, on remonte rationnellement les degrés de l'échelle thérapeutique.

L'origine génitale d'une fièvre *post-partum* une fois avérée on commence par les lavages, ou les injections antiseptiques, à moins qu'il ne s'agisse d'un de ces cas dont la gravité se présente *d'emblée*; car alors, on recourt immédiatement au collargol. Les *lavages* se font soit avec une solution iodée à 3 ⁰/₀₀, soit avec l'eau oxygénée à 5 vol., soit enfin avec la liqueur Labarraque (3 cuillerées de liqueur par litre d'eau).

S'il y a des escarres ou des fausses membranes, on emploie comme topique la poudre de *perborate de soude* (préparée dans le service par un procédé spécial et économique) ou bien on pratique des attouchements avec le perhydrol dilué en ½ vol. d'eau (eau oxygénée à 50 vol.).

Puis vient le *curettage* qui s'exécute avec des instruments spéciaux (*pince à dents molaires* du dr. Bonnaire, pour l'abaissement de l'utérus, et *pince-curette* du même praticien, pour l'évacuation utérine et le raclage consécutif).

Ce *curettage d'accoucheur* rend d'importants services, et n'offre pas les dangers que l'on impute à d'autres procédés de curettage d'utérus puerpéral.

Ici, l'on a égard, et avec le soin le plus méticuleux, à la fragilité de cet utérus susceptible, et même, peut-on dire, *perfide*, et c'est d'une main savante et habituée à la mollesse des «utérus stupéfiés par l'infection intrinsèque de leur musculature» (Bonnaire) que l'on manie la large curette spéciale.

Le curage ne se répète point, et il est toujours précédé d'un attouchement iodé fait avec une solution alcoolique d'iode à 16°/° (au lieu de 12 °/°), obtenu au moyen de l'iodure de sodium.

Grâce à cet attouchement préalable, on parvient à éviter la réinfection ou l'aggravement de l'infection que l'on attribue au curettage.

Après le curettage vient *l'écouvillonnage* avec la glycérine créosotée au tiers; cet écouvillonnage se répète en certains cas, jusqu'à 2 ou 3 fois, avec attouchements d'iode dans l'intervalle.

L'écouvillonnage est suivi du tamponnement, et pendant cette opération, on fait constamment des irrigations vaginales. Si, cependant, ce traitement local (¹) ne réussit pas, on a alors recours au *collargol* (²), à propos duquel nous ne saurions résister au désir de rappeler ici ce qui, tout récemment encore, a été dit en notre nom et au nom du dr. Bonnaire, dans le *Movimento Médico*, de Coïmbre:

On a fréquemment parlé dans diverses publications, en Allemagne surtout, de cas de guérison d'infections puerpérales, même alors qu'elles se présentent sous une forme grave, par les injections intra-veineuses de collargol.

Malgré tout, et contre ce qu'il était à supposer, cette méthode de traitement ne s'est point généralisée. Cette abstention, toutefois, peut être justifiée. On a attribué au collargol la formation d'embolies; on cite des cas d'insuccès observés chez certaines malades, insuccès auquel, dans leur état, on ne devait nullement s'attendre; on a même dit qu'en employant le collargol en même temps que d'autres moyens thérapeutiques, on peut en arriver à lui attribuer des bénéfices dont il n'est pas la cause; enfin, on est allé jusqu'à invoquer, pour justifier l'abstention, ce fait incontestable, que l'on ignore encore le mécanisme de l'action de ce médicament.

Il ne nous semble cependant pas que cela suffise pour faire abandonner une thérapeutique sur laquelle on avait fondé tant d'espoir.

Il faut la juger plus mûrement.

(¹) On peut ajouter à ce que nous avons dit sur le traitement local que l'on procède actuellement à l'Hôpital Lariboisière, et, paraît-il, avec d'excellents résultats, à des expériences sur l'application, comme topique intra-utérin, d'un sérum de Raymond Petit, que nous ne pouvons nous-même énumérer ici, et dont les résultats, de le dr. Bonnaire, ont déjà fait l'objet d'une communication à la Société d'obstétrique.

(²) Le collargol est également employé à la Maternité de Lariboisière, et avec le plus grand succès, dans le traitement des ophtalmies des nouveau-nés. La solution préparée à cet effet est titrée à 1 %, et s'applique localement au moyen d'un pinceau.

1º — Les injections intra-veineuses du collargol sont-elles, en réalité, dangereuses ?

2º — Ne faudrait-il pas attribuer à l'insuffisance d'*indications*, ou même à un défaut de technique, ces insuccès dont parlent ceux qui se montrent contraires ou *indifférents* au traitement des infections puerpérales par les injections collargoliques ?

3º — N'obtiendrait-on pas des résultats favorables en employant *isolément* le collargol ?

Depuis quatre ans déjà, on emploie à la Maternité Lariboisière les injections intra-veineuses de collargol dans le traitement de *quelques* cas d'infection puerpérale, et, il faut l'avouer, ce n'est pas sans crainte et même sans une certaine défiance que l'on a commencé à les mettre en pratique. Cependant on n'a pu encore observer un seul cas qui permît d'affirmer que l'injection eût été dangereuse ; on n'en peut tout au plus signaler que quelques-uns où elle a été difficile, les veines ne se trouvant pas toujours bien accessibles. Du reste, les cas de mort que nous présente notre statistique étaient, pour ainsi dire, des cas prévus.

On a appliqué les frictions et les injections sous-cutanées et intra-veineuses. Les frictions sont en général peu actives, et dans les injections sous-cuta néés, qui ne sont ordinairement que de simples *accidents* des injections intra-veineuses, l'observation a démontré que l'absorption est difficile et lente.

Il y a peu de temps, au mois de novembre dernier, nous avons eu un cas intéressant de guérison par les frictions appliquées à une malade chez laquelle, par suite de la difficulté d'atteindre les veines, l'injection *intra-veineuse* était restée sans effet. Mais ces frictions furent *soigneusement* faites par l'interne de service, et se sont prolongées, chaque fois, pendant quinze à vingt minutes. Il ne suffit pas de faire des frictions ni à *petite dose*, ni de *peu de durée*.

Le collargol n'a pas été employé au hasard. Ce n'est qu'après que le curettage et le traitement local, tel qu'on le pratique ordinairement à la Maternité Lariboisière, sont restés sans résultat que l'on a eu et que l'on a encore recours à ce médicament. Lorsque le microbe a déjà pénétré dans le sang, lorsqu'il circule dans l'organisme qu'il a déjà envahi, ce n'est plus dans l'utérus qu'il faut lui livrer bataille ; c'est dans le sang lui-même, sans racler toujours, systématiquement, comme si on voulait le poursuivre dans sa marche envahissante, en perforant, en traversant, en franchissant la paroi utérine.

Sur 31 observations (¹), consignées dans les notes que nous avons sous les yeux, observations concernant les cas où furent pratiquées les injections collargoliques, nous en trouvons 14 se rapportant à des malades sorties complètement guéries, et 2 relatives à des malades encore en traitement, mais déjà en voie de guérison.

On peut dire que l'on compte 50 °/₀ de cas favorables, c'est-à-dire de guérison complète; cette proportion coïncide avec celle qu'a obtenue Osterloh. Il convient toutefois de faire remarquer que, parmi les malades chez lesquelles le collargol n'a pas donné de bons résultats, il en figure quelques-unes qui sont sorties de l'hôpital contre la volonté du chef de service, et d'autres auxquelles le collargol a été administré dans de fort mauvaises conditions (parfois, à la veille de la mort), ce qui en somme constitue des cas véritablement désespérés.

Devant les faits que nous venons d'exposer, il est impossible de soutenir que le collargol n'a pas été appliqué à des malades chez lesquelles le traitement local ne s'est pas montré impuissant (²), non plus que d'affirmer qu'il n'a pas été administré *indépendamment* d'autres agents thérapeutiques.

Si, à présent, nous comparons l'action du collargol à celle du curettage, nous verrons que l'un et l'autre se comportent d'une façon diverse.

L'abaissement thermique déterminé par le curettage est plus rapide, et parfois immédiat, mais la durée en est toujours moindre que celle que produit le collargol. Le médicament dont nous nous occupons donne lieu, en général, à une élévation thermique le jour même de l'injection, mais le lendemain la température descend et d'une façon fort sensible. Du reste, l'ascension de la courbe ne se reproduit pas, ou, si elle reparaît, ce n'est que *plusieurs jours* après l'injection.

Les observations recueillies dans la clinique d'accouchements de l'Hôpital Lariboisière nous donnent la conviction que le collargol est un *remède puissant* contre les infections puerpérales en voie de généralisation, et dont l'action doit être soigneusement étudiée et réglée.

(¹) Les observations auxquelles nous nous rapportons comprennent celles qui ont déjà été publiées par Legrand « Du collargol en obstétrique; Thèse de Paris 1904), et celles qui ont été enregistrées de juillet 1904 à novembre 1906.

(²) Il faut excepter les cas où, de propos délibéré, on a fait des injections précoces, ou pour mieux dire, des injections à titre préventif.

Les faits que nous avons rapportés, et les observations que nous avons pu heureusement recueillir, suggèrent quelques questions intéressantes sur l'action si mystérieuse du collargol; nous allons présenter et commenter rapidement ces observations.

Premier fait curieux: l'injection de collargol a été, en général, suivie (le plus souvent deux heures après) d'un *frisson* et d'une élévation thermique. Toutefois, cette *réaction* ne s'est pas produite dans les cas qui se sont terminés par la mort, ou dans ceux où le collargol a été employé à titre prophylactique.

Le collargol rappelle beaucoup l'action de la tuberculine et celle de quelques serums. Un organisme indemne ou profondément atteint ne réagit pas. L'injection collargolique arrive presque à constituer un bon procédé pour reconnaître si une infection puerpérale est ou non en voie de généralisation, et elle peut même, jusqu'à un certain point, servir à formuler un pronostic. Ces faits, d'observation purement clinique, sont d'accord avec les observations expérimentales de A. Pinto et Marques dos Santos (*A prata colloidal*, 1905. — Travail du Laboratoire de microbiologie de l'Université de Coïmbre), qui, ayant injecté du collargol à des lapins *sains*, n'ont remarqué aucune élévation thermique à la suite de l'injection de cette substance. Le frisson et l'élévation thermique après l'injection du collargol ne nous semblent pas pouvoir être attribués à des *impuretés* de la solution, comme le prétendent Credé et quelques auteurs. S'il en était ainsi, cette *réaction* aurait dû être observée dans tous nos cas; mais à part cela même cette réaction ne se manifesterait pas sous la forme et selon la loi que nous avons observées. Elle semble liée à la présence des microbes. Le collargol, en contact avec les microbes, déterminerait-il, en les fouettant, si l'on peut dire ainsi, une excrétion et une accumulation transitoire de principes pyrétogènes? Est-ce une conséquence d'un certain degré de bactérolyse? Est-ce parce que les centres nerveux, récemment et encore faiblement intoxiqués, sont facilement excitables? Le collargol commencerait-il par exalter le microbe en terminant par empêcher son développement comme *in vitro*?

Le collargol ne produirait-il, ne causerait-il pas la *réaction* dans les cas avancés parce que les centres nerveux, profondément intoxiqués, ne peuvent plus réagir? Limitons-nous à poser le problème et à formuler les questions. Quant à présent les faits. Pour les discuter et les interpréter il faut d'abord les recueillir.

Il est également intéressant de faire remarquer que, dans les cas où l'on n'a pas observé le frisson, mais simplement une élévation thermique, les malades présentent généralement un état plus grave le lendemain de l'injection. L'élévation thermique semble, dans ce cas, n'avoir pas de rapport avec le collargol.

L'intensité de la réaction, de même que le degré d'abaissement de la température, ne sont pas proportionnels à la quantité de collargol injecté. Quelquefois une petite dose a déterminé une réaction plus intense et un abaissement thermique plus accentué qu'une dose élevée.

Il y a encore un autre fait intéressant: toute malade qui n'a point réagi à la première injection ne réagit ni à la seconde, ni à la troisième, et toute malade qui a réagi à la première, ne réagit plus, en général, à la seconde. Il semble que l'organisme ne peut réagir de nouveau, avant de s'être débarrassé du premier collargol.

Un autre fait: les petites doses sont parfois suffisantes pour une guérison; mais, quand il nous faut répéter les injections, les intervalles qui les séparent sont courts, soit lorsque les cas sont fort graves, soit lorsque les doses employées sont faibles (4 à 5 gr). Le collargol à forte dose donne des résultats, sinon plus nets, du moins plus durables.

Les observations que nous avons faites, en étudiant l'action du collargol sur la formule hémoleucocytaire, ne manquent pas non plus d'intérêt. Les cas ne sont encore, quant à présent, qu'en nombre fort restreint (5 observ.), mais cela vaut, malgré tout, la peine de les relater (¹).

L'injection intra-veineuse du collargol produit une augmentation des polynucléaires. Cette augmentation a été surtout remarquable et accentuée dans les cas les plus favorables que nous avons observés; elle a été au contraire beaucoup moins marquée dans un autre cas où l'état de la malade s'est aggravé quelques jours après la première injection, et dans un autre cas encore où la première injection de collargol fut pratiquée à titre prophylactique. Le nombre des mononucléaires a diminué et presque toujours parallèlement au nombre des lymphocytes; les éosinophiles ne paraissent pas énormément influencés. Mais ce qu'il y a de plus remarquable c'est surtout ce fait, que la polynucléose (ordinairement d'une assez longue durée, puisque l'on peut encore l'observer 48 heures même après l'injection) se montre moins intense

---

(¹) Les préparations que nous avons faites se trouvent encore au Laboratoire de la Maternité Lariboisière.

dans les cas les moins favorables, et aussi dans un autre cas où le collargol fut administré à titre préventif.

Cette observation rappelle beaucoup celle que nous avons faite en étudiant le *frisson* et *l'élévation thermique*; elle est encore d'accord avec les observations expérimentales d'Affonso Pinto et Marques dos Santos, dont nous avons déjà cité les noms et les travaux; en effet ces expérimentateurs n'ont point trouvé de variations de la formule hémoleucocytaire en injectant le collargol à des lapins sains; et, chose curieuse, elle se rapproche encore des observations faites par Levaditi (*Le globule blanc et ses granulations*), qui a remarqué que la polynucléose déterminée par une substance injectée dans les veines d'un lapin est plus grande lorsqu'on y a préalablement pratiqué une injection de toxine.

Nous supposons que ce phénomène de la *polynucléose* post-collargolique est plutôt en rapport avec le microbe, et d'une manière générale avec l'infection qu'avec le collargol injecté. Peut-être cette substance, en contact avec les microbes, donne-t-elle lieu à une décharge de toxines qui, d'un côté, excitant les centres nerveux, déterminent le frisson et la thermogenèse, et, de l'autre, agissant sur les leucocytes, produisent, par chimiotonie, une polynucléose; peut-être, aussi, cette polynucléose résulte-t-elle d'une plus grande *excitabilité* des polynucléaires impressionnés, déjà *préparés*, pour ainsi dire, par l'influence des toxines.

Le degré de la polynucléose n'est pas toujours proportionnel au degré d'élévation thermique, ni à l'intensité du frisson, ce qui n'est pas étonnant, et du reste, se rapproche aussi jusqu'à un certain point des observations de Brünner, qui a constaté que l'hyperleucocytose collargolique ne coïncide pas avec l'élévation de température.

Enfin, le collargol donne des résultats véritablement favorables, lorsqu'il est employé à temps, dans le traitement des infections puerpérales.

La température monte-t-elle après l'accouchement? La cause en est-elle dans les organes génitaux ?

Faites un bon traitement local. La température ne descend pas? Injectez alors le collargol en *dose suffisante* (habituellement on injecte chaque fois 10 c. c. d'une solution à 1 %, et on répète cette injection jusqu'à ce que l'on obtienne un abaissement de température [1]).

---

[1] La technique adoptée dans le service de la Maternité Lariboisière se trouve minutieusement décrite dans la Thèse de Legrand — *Du collargol en obstétrique*, Paris, 1906.

Le collargol, nous le répétons, doit être employé lorsque l'on soupçonne que la généralisation va commencer. Quant à son action, nous supposons qu'en réalité il agit sur l'organisme, presque comme *in vitro*: en empêchant simplement le développement du microbe. Il est possible aussi que, en se fixant dans les tissus (ceux du foie, par exemple), il détermine la production de substances qui s'opposent également à ce développement. La polynucléose peut concourir et aider à la défense, mais, pour nous, il n'y a aucune *finalité* dans ce phénomène. Polynucléose avec frisson et élévation thermique sont des phénomènes dépendant plutôt de l'infection que du collargol. Ces idées théoriques nous amènent, du reste, à établir une règle de conduite qui coïncide avec celle que nous indique l'observation clinique: *du collargol à temps et au commencement de la généralisation, et de plus, maintenir toujours la malade sous l'action de ce médicament*. Si l'organisme est profondément intoxiqué et déjà épuisé, il n'est pas étonnant que l'on n'obtienne aucun résultat, puisque le collargol ne fait que s'opposer au développement de l'infection.

Quoiqu'il en soit, les faits ont plus de valeur que les mots. Quatre ans d'expérience et d'observation soigneuse n'ont point découragé de l'emploi du collargol dans le traitement des infections puerpérales en voie de généralisation. Et tous ceux que à la Maternité Lariboisière ont vu employer ce médicament ont observé clairement les heureux résultats qu'on en obtient généralement.

Et à présent, pour terminer, il nous semble que nous pouvons grouper et exposer les conclusions de cette légère et brève notice sur le traitement des infections puerpérales, en disant:

CONCLUSIONS

1° Aux diverses formes d'infection puerpérale on oppose diverses formes de traitement, chacune ayant sa valeur et ses indications spéciales;

2° — Il faut signaler comme étant les meilleurs procédés de traitement de ces infections: les injections intra-utérines, le curettage, l'écouvillonnage, et les injections intra-veineuses de collargol;

3° — Le curettage de l'utérus puerpéral peut être une opération dangereuse, cependant il ne faut pas l'abandonner. Tout dépend d'une bonne technique;

4° — On peut répéter un écouvillonnage, mais, en principe, on ne doit pas répéter un curettage;

5° — Le collargol est un puissant remède contre les infections puerpérales en voie de généralisation;

6° — L'injection intra-veineuse constitue la meilleure manière d'administrer ce médicament;

7° — Ce mode d'administration du collargol peut être considéré comme inoffensif;

8° — Le collargol, par son action physiologique, rappelle beaucoup la tuberculine et certains sérums.

Quelques considérations sur les dimensions de la tête du fœtus à terme

Par M. Costa Sacadura, Lisbonne.

La connaissance exacte des dimensions de la tête du fœtus à terme, c'est-à-dire de ses diamètres, est d'une importance capitale pour l'étude du mécanisme de l'accouchement normal, des opérations obstétricales et de l'exercice de la médecine légale. C'est ce qui justifie les nombreuses investigations dont cette partie du fœtus a fait l'objet.

En effet, la tête étant la partie la plus volumineuse du fœtus, il est logique qu'elle attire plus particulièrement l'attention du médecin accoucheur, aussi bien dans l'accouchement normal que dans l'accouchement dystocique, où le médecin accoucheur a le devoir de ramener à la normalité, ou de l'en rapprocher le plus possible, tout accident qui tend à s'en éloigner.

Et nous ne pourrons bien comprendre le mécanisme de l'accouchement normal qu'en notant soigneusement les diamètres de la tête du fœtus afin de pouvoir les comparer avec ceux du bassin et évaluer ainsi les mouvements qui constituent les temps principaux du travail de l'accouchement.

Malgré l'importance que présente cette étude et quoique de nombreux médecins accoucheurs s'en soient occupés, il est difficile de rencontrer deux auteurs qui soient d'accord soit sur les dimensions attribuées aux différents diamètres, soit sur le nombre et les qualités de ces diamètres qui doivent être considérés pour le mécanisme de l'accouchement.

Je me suis efforcé, profitant d'une partie du matériel offert par la Maternité de Lisbonne, de déterminer les dimensions des principaux diamètres de la tête du fœtus à terme.

Des 800 accouchements qui se sont effectués à la Maternité en 1904, année où j'ai commencé mon service de chef de clinique dans cet établissement, j'ai pu observer 529 fœtus à terme nés vivants, en se présentant par le sommet, et dont les mensurations ont été faites le plus rigoureusement possible. J'ai exclu du nombre des fœtus observés tous ceux qui se sont présentés par la face, par le siège ou qui sont nés morts.

Il est facile de comprendre combien ces dernières conditions auraient vicié le but que je me proposais : le mécanisme du travail de l'accouchement en présentation du sommet. Enfin ces mesures ont été prises quelques minutes après l'expulsion du fœtus, c'est-à-dire aussitôt après que le fœtus eût été lavé et débarrassé de son enduit sébacé.

Pour apprécier la différence des divers diamètres dans les deux sexes et la relation qui existe entre eux et le poids du fœtus, j'ai formé deux groupes, l'un constitué par les individus de sexe masculin, l'autre par les individus de sexe féminin. Dans chacun de ces groupes, j'ai encore établi trois subdivisions : la première comprenant les fœtus d'un poids supérieur à 3.500 gr., la deuxième, les fœtus pesant de 3.000 gr. à 3.500 gr.; et la troisième, ceux d'un poids inférieur à 3.000 gr.

Voici les diamètres et circonférences examinés et les points de références respectifs :

a) Le diamètre occipito-mentonnier (O. M.) va de la pointe du menton à la bosse occipitale.

b) Le diamètre occipito-frontal (O. F.) s'étend de la pointe de l'occipital au milieu de la glabelle.

c) Le diamètre sous-occipito-bregmatique (S. O. B.), mesuré de l'angle de réunion du cou et de l'occiput au milieu du bregma, au niveau du point où se croiseraient les sutures sagittale et coronale.

d) Le diamètre sous-occipito-frontal (S. O. F.) s'étend de l'angle de réunion du cou et de l'occiput au milieu de la glabelle.

e) Le diamètre sous-mento-bregmatique (S. M. B.) s'étendant du point de rencontre du menton avec le cou, au milieu du bregma.

f) Le diamètre bi-pariétal (B. P.), la plus grande distance qui réunit transversalement les deux bosses pariétales.

g) Le diamètre bi-temporal (B. T.), distance entre les deux fontanelles temporales.

h) Le diamètre mento-sincipital, sous-occipito-mentonnier ou diamètre maximum de Budin (M. S.), s'étend du menton à la partie la plus éloignée de la suture sagittale, en un point variable plus ou moins au-dessus de l'occiput.

i) La circonférence sous-occipito-bregmatique (S. O. B.) passant par les extrémités du diamètre correspondant.

j) La circonférence sous-mento-bregmatique (S. M. B.), qui passe par les extrémités du diamètre sous-mento-bregmatique.

k) La circonférence sous-occipito-frontale (S. O. F.), passant par le sous-occiput et par les bosses frontales.

Voici les tableaux résumant les résultats moyens (voir pag. suivantes):

Par le tableau I, nous voyons que les diamètres de la tête du fœtus à terme du sexe masculin augmentent avec la longueur et le poids du fœtus.

Par le tableau II, nous voyons que les diamètres de la tête du fœtus à terme du sexe féminin augmentent avec la longueur et le poids du fœtus.

En comparant les tableaux III, IV et V, nous constatons que les sexes n'ont presque aucune influence sur les dimensions des diamètres céphaliques, c'est-à-dire, que le volume de la tête du nouveau-né est sensiblement le même pour le même poids, quel que soit le sexe.

C'est ce que nous voyons encore plus clairement par le tableau VI, qui résume les moyennes des diamètres des deux sexes. Cette conclusion vient confirmer les résultats obtenus par MM. Ribemont et Budin

Nous pourrons encore conclure que, en général, les garçons sont plus longs que les filles, puisque ceux-là ont en moyenne 49,96 (tableau VI) tandis que celles-ci mesurent 48,70.

Enfin, ne séparant pas les sexes, nous obtenons (tableau VII), pour les diamètres céphaliques, les dimensions suivantes:

O. M. 12,13 — O. F. 11,09 — S. O. B. 9,29 — S. O. F. 10,47 — S. M. B. 9,98 — B. P. 8,89 ou 9c. — B. T. 7,86 — M. S. 13,19; — et pour les circonférences: S. O. B. 31,32 — S. M. B. 31,27 — S. O. F. 32,42.

Ces dimensions sont inférieures à celles que Budin a obtenues; ce que j'attribue à ce fait que j'ai exclu tous les enfants qui, bien qu'à terme, sont nés soit en présentation de la face soit du siège, soit morts.

Je suis convaincu que la prise en considération des dimensions de la tête du fœtus né dans ces conditions vient vicier les résultats en vue du but que je me propose: le mécanisme du travail de l'accouchement en présentation du sommet.

Un autre facteur encore peut expliquer cette différence, et sur lequel j'insisterai plus loin, c'est le moment où ces observations sont faites.

TABLEAU I — Enfants du sexe masculin à terme

Nombre d'observations	Poids	Moyenne des poids	Moyenne des longueurs	Diamètres céphaliques								Circonférences			Observations
				O.M.	O.F.	S.O.B.	S.O.F.	S.M.B.	B.P.	B.T.	M.S.	S.O.B.	S.M.B.	S.O.F.	
60	Supérieur à 3500 grs	3758grs,66	51,51	12,72	11,63	9,50	10,85	10,18	9,15	8,17	13,69	32,52	32,47	33,63	Poids maximum 4650 grs
128	Entre 3000 grs et 3500 grs	3209grs,43	50,30	12,26	11,21	9,37	10,58	10,07	8,97	7,93	13,38	31,39	31,36	32,60	
73	Inférieur à 3000 grs	2658grs,35	48,17	11,62	10,82	9,01	10,09	9,61	8,65	7,69	12,81	30,25	29,94	31,02	Poids minimum 1820 grs

TABLEAU II — Enfants du sexe féminin à terme

Nombre d'observations	Poids	Moyenne des poids	Moyenne des longueurs	Diamètres céphaliques								Circonférences			Observations
				O.M.	O.F.	S.O.B.	S.O.F.	S.M.B.	B.P.	B.T.	M.S.	S.O.B.	S.M.B.	S.O.F.	
41	Supérieur à 3500 grs	3696grs,82	51,14	12,45	11,27	9,60	10,83	10,40	9,11	8,05	13,43	31,82	32,27	33,32	Poids maximum 4200 grs
122	Entre 3000 grs et 3500 grs	3195grs,65	49,10	12,03	10,97	9,27	10,38	9,89	8,90	7,86	13,22	31,15	31,07	32,21	
110	Inférieur à 3000 grs	2684grs,27	47,86	11,60	10,65	9,01	10,13	9,75	8,60	7,58	12,55	30,20	30,40	31,47	Poids minimum 1320 grs

TABLEAU III — Enfants des deux sexes d'un poids supérieur à 3500 grs

Nombre d'observations	Moyenne des poids	Moyenne des longueurs	Sexe	Diamètres céphaliques								Circonférences		
				O.M.	O.F.	S.O.B.	S.O.F.	S.M.B.	B.P.	B.T.	M.S.	S.O.B.	S.M.B.	S.O.F.
60	3758grs	51,51	M.	12,72	11,63	9,50	10,85	10,18	9,15	8,17	13,69	32,52	32,47	33,63
41	3696grs	51,14	F.	12,45	11,27	9,60	10,83	10,40	9,11	8,03	13,43	31,82	32,27	33,32

TABLEAU IV — Enfants des deux sexes d'un poids entre 3000 grs et 3500 grs

Nombre d'observations	Moyenne des poids	Moyenne des longueurs	Sexe	Diamètres céphaliques								Circonférences		
				O.M.	O.F.	S.O.B.	S.O.F.	S.M.B.	B.P.	B.T.	M.S.	S.O.B.	S.M.B.	S.O.F.
123	3209grs	50,30	M.	12,28	11,21	9,37	10,58	10,07	8,97	7,93	13,38	31,39	31,36	32,60
122	3195grs	49,10	F.	12,03	10,97	9,27	10,38	9,89	8,90	7,86	13,22	31,15	31,07	32,21

TABLEAU V — Enfants des deux sexes d'un poids inférieur à 3000 grs

Nombre d'observations	Moyenne des poids	Moyenne des longueurs	Sexe	Diamètres céphaliques								Circonférences		
				O.M.	O.F.	S.O.B.	S.O.F.	S.M.B.	B.P.	B.T.	M.S.	S.O.B.	S.M.B.	S.O.F.
73	2658grs	48,17	M.	11,62	10,82	9,01	10,09	9,61	8,66	7,63	12,81	31,25	29,94	31,32
110	2684grs	47,86	F.	11,69	10,65	9,04	10,13	9,75	8,60	7,58	12,65	30,20	30,40	31,47

TABLEAU VI — *Tableau résumant les moyennes obtenues pour les deux sexes*

Nombre d'observations	Moyenne des poids	Moyenne des longueurs	Sexe	Diamètres céphaliques								Circonférences			Observations
				O.M.	O.F.	S.O.B.	S.O.F.	S.M.F.	B.P.	B.T.	M.S.	S.O.B.	S.M.B.	S.O.F.	
256	3205grs	49,96	M.	12,26	11,22	9,29	10,50	9,95	8,92	7,91	13,29	31,38	31,25	32,51	Poids maximum 4550grs
273	3192grs	48,70	F.	12,05	10,96	9,30	10,44	10,01	8,87	7,82	13,10	31,05	31,24	32,33	Poids minimum 1820grs

TABLEAU VII — *Tableau résumant les moyennes obtenues pour les enfants nés à terme en présentation du sommet*

Nombre d'observations	Moyenne des poids	Moyenne des longueurs	Diamètres céphaliques								Circonférences		
			O.M.	O.F.	S.O.B.	S.O.F.	S.M.B.	B.P.	B.T.	M.S.	S.O.B.	S.M.B.	S.O.F.
329	3200grs	49,33	13,13	11,09	9,29	10,42	9,98	8,80 8	7,86 8	13,19	31,22	31,27	32,42

Je le répète, pour l'étude du volume de la tête du fœtus à terme dans le mécanisme de l'accouchement normal en présentation du sommet, il faut mesurer les diamètres céphaliques des fœtus nés exclusivement en présentation céphalique, par le sommet, et faire ces mensurations immédiatement après l'accouchement. Je justifierai plus loin mon assertion.

Quant aux diamètres et circonférences à mesurer, je crois que ceux qui sont indiqués dans les tableaux qui précèdent sont indispensables, et leurs points de références suffisamment clairs dans la pratique.

Le fait que les divers observateurs n'ont pas suivi les mêmes règles dans leurs recherches explique les divergences qui existent entre eux et que le tableau suivant met bien en évidence.

Un simple coup d'œil jeté sur ce tableau suffit pour permettre de constater immédiatement la plus complète confusion entre les divers auteurs et la divergence absolue qui existe dans les résultats obtenus.

Comme nous le constatons, certains auteurs mesurent un nombre considérable de diamètres, tandis qu'il en est d'autres qui en prennent seulement en considération un nombre restreint.

Le même diamètre a des dimensions diverses, quelquefois avec des différences considérables, suivant les divers auteurs.

Ainsi, pour ne citer qu'un exemple, tandis que le diamètre bipariétal, l'un des plus importants à considérer pour le mécanisme du travail de l'accouchement, mesure pour Leishmann 8,75, pour Hubert (de Louvain) 9, pour Schroeder et Cuzzi 9,5, pour Playfair il atteindrait 10 cm.

Quelquefois, nous voyons le même diamètre prendre des noms différents, suivant les différents auteurs, ce qui contribue beaucoup à augmenter la confusion.

Quels sont les points extrêmes des divers diamètres?

Chaque auteur adopte des points de référence très différents. Comme le fait remarquer M. Budin:

Le diamètre occipito-mentonnier, par exemple, pour la plupart des auteurs, pour Nægele, Jacquemier, Cazeaux, Leishmann, Verrier, s'étend de la petite fontanelle au menton, tandis que pour d'autres, Chailly-Honoré et Joulin, il va du menton à la protubérance occipitale; enfin, pour Schroeder et Stadtfeld, il va du menton à la partie la plus élevée du crâne au voisinage de la petite fontanelle.

Nous pourrions faire des constatations identiques pour les autres diamètres.

DIAMÈTRES

NOM DES AUTEURS	Mento-maximum	Mento-occipital	Occipito-frontal	Occipito-fronto-basilaire	Occipito-bregmatique	Inio-nasal	Inio-bregmatique	Inio-fregmatique	Fronto-mastoïdien	Sous-occipito-frontal	Sous-occipito-bregmatique	Sus-auriculo-bregmatique	Sus-auriculo-maximum	
Alfredo da Costa (Lisbonne)......	13,43		11,58		11,95					10,85		9,03		
Asvad (Paris)......	13,5					11,15				9,5	10,5	9,5	11	
Ballantyne	13		11,5		12,5					10,3				
Budin (Paris)	13,5		11,5		13					10				
Buma (Halle)	13,5		11 ¾							9 ¾				
Cazeaux (Paris)			11,3		13,5					9,5				
Charles (Liège)	13,5	13	11,3		13			10	11	10		10		
Charpentier (Paris)	13,3 / 13,3					113,3 / 113,6	113,6 / 110,6	93,6 / 97,6		96,8 / 100,1	105,3 / 105,2	95,1 / 90,3	110 / 111	
Cuzzi (Pavia)......	13,5		110	100	130					9,5		9,5	10	
Hubert (de Louvain)			11		13,5					9,5				
Leishmann			12,9		13,75									
Naegele et Grenser (Heidelberg)			11,5 à 12,2		13 à 13,3									
Olshausen und Veit (Berlin)			11 ¾		13,5					9,3				
Playfair (Londres)			11,3 à 13,5		13 à 13,5					8,3				
Ribemont-Dessaignes (Paris)	13,5	10	13							11	9,3	9,3		
Sacadura (Lisbonne)	13,16		11,06		12,17					10,47	9,19	9,98		
Schrader (Berlin)			11,75		13,5					9,3				
Spiegelberg			11,75		13,3					9,3				

| | | | | | | | | | | | | | CIRCONFÉRENCES | | | | | | | | | |
[illegible]	[illegible]	Sous-occipito-mastoïdien	Transverso-pariétal	L'pariétal (B)	Bipariétal (obv.)	Bitemporal	Prosterno-occipital	Bifrontal	Biastérique	Bimalaire	Bimastoïdien	Trachélo-bregmatique	Grande circonférence	Petite circonférence	Circ. occipito-frontale	Ino-nasale	Ino-maxima	Sous-ino-maxima	Mento-bregmatique	Mento-maxima	Sous-mento-maxima	Sous-mento-bregmatique
				9,35	8,01									31,21	32,78							31,42
				9,5	8,5			7,5	6,3													
				10	8,7																	
				9,5	8					7,5			28	31,5								
				9 1/4	8								35	32	34							
				9 à 9,5	8,5								37 à 38	32 à 33								
12	11		10	9,3	8		13,5					7,5										
				9,3 / 9,8												337 / 341,3	339,2 / 343,4	322,2 / 327	304 / 308	369 / 370,6	343,2 / 344,5	
10,5				9	8 à 9				7,3	7,5												
				9	7																	
				8,75																		
				9,5								38 à 45										
				9 1/4	8							9,5 à 10		34,5								
				9	8,5																	
				9,5	8																	
				8,8 / 9	7,80								34,22	32,42								31,37
				9,25	8							9,5 à 10		34,5								
				9,25	8							9,5 à 10	34	28 à 30	33 à 34							

Le plus souvent les diamètres énoncés dans le texte ne concordent pas avec ceux qui sont marqués sur les figures qui l'accompagnent.

A quel moment devons-nous prendre les mesures des diamètres de la tête du fœtus? Devons-nous les prendre aussitôt après la naissance de l'enfant ou bien attendre 48 ou 72 heures, comme le prétendent M. Budin et quelques autres auteurs?

C'est un point sur lequel je tiens à insister, parce qu'il me paraît d'une importance capitale.

A mon avis, le moment propice pour prendre ces mesures est celui qui suit immédiatement le moment de la naissance. C'est alors que la tête, avec ses déformations déterminées par les pressions subies durant le travail de l'accouchement, traduit, avec exactitude, la forme du canal auquel elle a dû s'adapter pour sortir à l'extérieur. Elle nous donne même la forme de cette adaptation. Elle est, pour ainsi dire, la forme, le moule de la filière par laquelle elle a dû passer.

Et après 48 ou 72 heures, la tête, ayant perdu ses déformations, aura-t-elle repris sa forme primitive? La position dans laquelle l'enfant sera couché ne suffirait-elle pas à modifier cette forme? Le fait que les mères enveloppent de langes et serrent la tête du nouveau-né ne peut-il contribuer à altérer cette forme? Et il n'est certes pas facile, dans une maternité de grand mouvement, de veiller sur les mères, afin de corriger leurs préjugés.

Il me semble que 48 heures après la naissance, la tête du fœtus n'a pas sa forme primitive, qu'elle ne conserve pas non plus les modifications que le travail de l'accouchement lui a imprimées, et qu'elle n'a pas encore sa forme définitive; c'est-à-dire, qu'elle ne présente pas le rapport entre ses diamètres que plus tard elle maintiendra.

Mais, quoi qu'il en soit, ce que je veux bien faire sentir, c'est que, sous le point de vue obstétrical auquel je me place actuellement, pour le mécanisme du travail de l'accouchement, le moment le plus propice pour effectuer les mensurations est celui qui suit immédiatement la naissance de l'enfant et que ce sont les diamètres de cette tête déformée qu'il est important de connaître.

Obéissant aux conditions que j'ai déjà exposées et éliminant toutes les causes d'erreur qui pourraient vicier les conclusions, j'ai obtenu des résultats que je juge rigoureusement exacts.

Cependant, pour que les recherches faites dans toutes les maternités soient homogènes et comparables, il est indispensable d'établir certaines règles qui soient fixées par un congrès afin qu'elles aient la sanction des maîtres.

Ces règles, ou bien ces principes auxquels il serait convenable de subordonner tout ce qui a rapport à cette étude des dimensions céphaliques, devraient, selon mon opinion, reposer sur les bases suivantes:

a) Uniformiser la nomenclature des diamètres de la tête du fœtus;

b) Adopter les mêmes points extrêmes de ces mêmes diamètres.

c) Déterminer les diamètres qui doivent être mesurés pour l'étude du mécanisme de l'accouchement.

d) Choisir le moment le plus propice pour pratiquer les dites mensurations.

e) Fixer les règles à suivre.

Ainsi, et seulement ainsi, nous pourrons recueillir, dans les diverses maternités, des résultats précis et comparables et nous pourrons établir avec précision l'indice de la grandeur céphalique du nouveau-né selon les races et les peuples.

DISCUSSION

M. COSTA FERREIRA félicite M. Sacadura pour son travail qu'il classifie d'intéressant et solide. Il est très content de voir que dans ce travail sont très bien mises au point deux questions. D'un côté le besoin de reviser la nomenclature obstétricale. Dans cette révision on doit, comme disait dans la première séance M. le prof. Alfredo da Costa, *fixer surtout des idées plutôt que des mots*. Il faut fixer non seulement les dénominations des diamètres, il faut surtout s'accorder sur la signification, la valeur et la façon de mesurer ces diamètres. Dans le travail de M. Sacadura, il est mis aussi au point une autre question intéressante: le besoin d'établir l'indice de la grandeur céphalique du nouveau-né selon les *races et les peuples*. L'accoucheur peut rendre un grand service à la science en introduisant dans sa liste de mensurations sur le nouveau-né quelques *mesures des anthropologistes*.

Il veut surtout qu'on fasse aussi dans les maternités quelques mensurations utiles à l'anthropologie et il assure que dans un futur congrès serait mise en considération la question dont on vient de parler. La question de la période pour la mensuration anthropologique du nouveau-né serait discutée après. D'abord il faut s'accorder si l'on doit ou non faire ces mensurations.

M. ALFREDO DA COSTA: Je félicite M. Sacadura pour son travail. Les numéros trouvés par M. Sacadura concordent parfaitement avec les miens. Mes moyennes reposent sur 2800 cas et les différences sont à peine de décimillimètres. Mes mensurations, qui sont du reste les mêmes que celles de M. Sacadura, ont été faites immédiatement après la naissance, parce que nous avons voulu tout simplement étudier la tête fœtale en vue du travail de l'accouchement. Nous pensons toutefois à reproduire cette étude dans un but anthropologique. Alors nous ferons les mesures 24 ou 48 heures après la naissance.

M. DANIEL DE MATTOS : Je félicite M. Costa Sacadura dont l'ouvrage est une belle contribution à l'étude des dimensions de la tête du fœtus à terme, et je pense qu'il serait très utile à la rigueur des résultats une entente de tous les accoucheurs pour l'organisation de séries de mensurations de la tête fœtale, quand elle perte la poche des eaux en état de parfaite intégrité jusqu'à la vulve, sans déformations plastiques. La moyenne de ces mesures doit présenter à la rigueur possible le type normal.

M. COSTA SACADURA : Je remercie mes collègues des paroles aimables qu'ils ont bien voulu m'adresser.

Je n'ai pas eu en vue de faire une étude complète de cette question. J'ai voulu seulement mettre en évidence l'importance de l'unification des bases sur lesquelles doit s'appuyer l'observation du fœtus né à terme, et établir les dimensions céphaliques qui ont été constatées à la Maternité de Lisbonne et qui peuvent traduire approximativement la grandeur céphalique du nouveau-né portugais. Ce travail, qui n'avait pas encore été entrepris jusqu'à ce jour, est maintenant rendu facile grâce à la direction éclairée et pleine de soin que mon maître, le professeur Alfredo da Costa, imprime à sa clinique.

Quant aux mesures à prendre, et qui peuvent intéresser soit l'obstétrique, soit l'anthropologie, soit la médecine légale, elles resteront à l'appréciation de qui, à l'avenir, sera chargé d'approfondir cette étude. Et, à ce sujet, il serait à souhaiter que, au prochain Congrès, des rapporteurs spéciaux fussent désignés pour étudier la question.

Gynécologie

Présidence : M. CANDIDO DE PINHO

VŒUX

Sur la proposition de M. Alfredo da Costa, la section émet le vœu que le Comité exécutif du Congrès actuel propose au Comité du prochain Congrès, comme question destinée à être l'objet d'un rapport spécial, l'unification de la nomenclature obstétricale et la détermination des points de repère des mesures les plus ordinairement employées en obstétrique.

CLÔTURE

M. CANDIDO DE PINHO : C'est à mon grand regret que je dois vous annoncer que les travaux de notre section sont terminés. J'ai à vous présenter des remerciements très chaleureux parce que, dans les jours qui se sont écoulés depuis l'ouverture du Congrès, votre zèle et votre insurmontable bonté ne se sont jamais démentis. Votre jugement éclairé s'est arrêté sur les questions les plus intéressantes de notre profession ; vous les avez envisagées sous tous leurs rapports et, si pour quelques unes vous n'avez pas assuré une solution définitive, il est certain que toutes ont été mises au point pour en obtenir bientôt. Enfin nous avons vécu pendant ces peu de jours dans le seul intérêt de notre profession et rien ne peut égaler la fraternelle entente qui nous a toujours animés.

Voilà pourquoi le souvenir de ces jours ne s'évanouira jamais de notre mémoire. Au moment de rentrer chez vous, je puis vous assurer que vous emportez toute notre affection, les sentiments les plus sincères d'attachement et de reconnaissance.

M. MARTIN, au nom des membres étrangers de la XIII Section, remercie le bureau de cette Section des attentions dont les congressistes faisant partie de cette Section ont été l'objet et fait l'éloge de la manière dont les travaux ont été conduits.

TABLE DES MATIÈRES

Première partie — Rapports officiels

Deuxième partie — Comptes rendus des séances

XV Congrès International de Médecine

Lisbonne—19-26 Avril 1906

Section XIII

Obstétrique et Gynécologie

1.er FASCICULE

LISBONNE
IMPRIMERIE ADOLPHO DE MENDONÇA
1907

9 782329 244426